死後も生きる〈意識〉

ここではないどこかへの旅

ピーター・フェンウィック
エリザベス・フェンウィック［著］
松田和也［訳］

創元社

死後も生きる〈意識〉

ここではないどこかへの旅

---

*—本文及び引用文中の〔　〕内は本書の著者の注記である。

*—本文及び引用文中の［　］内は翻訳者の注記である。

*—第 3 章から第 13 章までの劈頭図版は割愛した。詳細は翻訳者あとがきを参照のこと。

目次

謝　辞

まず第一に、私どもに手紙を下さり、自らの極めて個人的な体験を共有して下さった方々に感謝します。彼らの物語は本書の核心を構成しており、私どもは彼らに極めて多くを負っています。全てのお手紙を収録することはできませんでしたが、全てが、私どもが描こうとした絵の一筆一筆となってくれました。また、私どもへのインタヴューを通じて、人々の耳目を集めて下さったジャーナリストの方々にも深甚な感謝を献げます。彼らなくしては、人々はこれらの体験をオープンに語ろうとも、私どもに連絡をしようとも思わなかったでしょう。特にダニー・ペンマンの「デイリー・メイル」の記事、リチャードとジュディによる好意的な放送には助けられました。

この研究を倫理的に承認して下さったサウサンプトン大学に感謝します。同大学の神経精神病学部のペヴェラー教授はこの研究のホストを務めて下さり、シャーリー・ファーストとトニー・ウォルターには助言と示唆《しさ》を戴きました。研究助手のスウ・ブレインとヒラリー・ラヴレイスはホスピス、老人ホーム、私立看護チームでの研究の成功の要《かなめ》であり、本書の洞察に不可欠であった実地体験の深みをもたらしてくれました。そしてこの研究を手伝ってくれたサム・パーニア博士には特別の感謝を。サムと私は長年この分野で共に仕事をし、その共同作業は常に幸福で生産的なものでした。

アラン・ケレハーには特に多くを負っています。まず、これらの体験が異なる文化と歴史において起こった際の社会的コンテクストの重要性を知らしめてくれたこと。また、カンファレンスのプレゼンの合間にサン・マリノのカフェで、私たちにこの旅の目的地としての「ここでないどこか」の概念を教えてくれたこと。

この分野におけるこれらの体験を研究する最初の機会を下さったロンドン自治区カムデン苦痛緩和医療チームに深甚な感謝を献げます。さらに、この研究に参加して下さった全ての看護師、介護人、司祭の皆様にも感謝を。フィリス・タックウェル・ホスピス、プリンセス・アリス・ホスピス、ノングスリー・ハウス老人ホームのお陰で、私どもはこの研究を続け、これらの体験が介護者と患者の双方に与えたインパクトに対するさらなる洞察を得ることができました。

第１章――旅の始まり

神話は常に臨終と死の周りに集まって来ました。歴史上のあらゆる文化には、それぞれの「死をもたらす者」がいます。戦場に美しきヴァルキュリア［北欧神話で戦死者の霊を天上へ導く乙女］を見た北欧の戦士は、自らの死すべき定めを知りました。オーストリア＝ハンガリー二重帝国のハプスブルク家にとっては、大鴉《おおがらす》と、家族の死の前に現れる〈白き淑女〉こそが差し迫った運命の予兆でした。黒馬、イングランド北部を彷徨《うろつ》いた〈ガブリエルの猟犬〉などの黒犬、フィリピンの黒蝶などはいずれも伝統的に死の前兆とされてきました。コーンウォールでは病人のいる家の上を舞うクロウタドリは死をもたらすと言われています。鳥――大鴉《レイヴン》や梟《フクロウ》、クロウタドリ、白いバタンインコ、そして特に鳥《クロウ》――は死の民俗には幅広く登場するので、どこかの国や文化において差し迫った死の予兆とされたことのない鳥を見つけ出すのは困難なほどです。荒廃と予兆の感覚に満ち満ちたファン・ゴッホの絵画『鳥のいる麦畑』は、しばしばこの画家自身の自殺の遺書と解釈されてきましたが、それはこれが彼の最後の作品と考えられたことと同時に、見る者の方へ向かって（あるいはその逆方向に――その飛行方向は曖昧《あいまい》です）飛ぶ黒い鳥の群れのせいでもあります。これは明解な説明ですが、実は単なる空想に過ぎません。というのも『鳥のいる麦畑』は実際にはファン・ゴッホの最後の作品ではないし、ここに烏が描かれているのも、単に彼が他のあらゆる自然物と同様、烏に対しても敬意を抱いていたことの証拠であって、それに何らかの象徴的な意味を与えていたのではないからです。

旅の道連れ

もうひとつの伝承群は、死後に——というか、この世とあの世との境目で起こることに焦点を当てるものです。これらの信仰は事実上、歴史上のあらゆる文化に何らかの形で見ることができます。先史時代ですら、死者は何らかの期待感を以て埋葬されていたようです(1)。実際、死後に何かが起こるという前提はあまりにも普遍的で、死ねば終わりだと固く信じているのはほぼ、西洋の還元主義的科学文化だけなのです。

これらの物語のほとんどは、存在の次の段階に至るために死者がたどらねばならない旅路に焦点を置いています。いくつかの文化では、臨終期に見える死者の姿——いわゆる「臨終期視像」——には二つの役割があるようです。つまり彼らは死をもたらす者であり、また安全にあの世へ行くことを保証する存在でもあるのです。

多くのネイティヴな文化では、死に行く者の案内人として彼らを生者の国から死者の国へと導くのはシャーマンの役割でした。いくつかのアフリカとネイティヴ・アメリカンの伝承では大鴉《おおがらす》が、その鋭い視覚ゆえに、死の現場に現れて死者を最後の旅へと導く案内人となります。ギリシア神話では当然ながら、魂をこの世から冥府《めいふ》のハデスのもとに導くのは旅行神ヘルメスの役割でした。ウェールズでは「屍体の蝋燭《コープス・キャンドル》」、アイルランドとイングランド北部では「末期の蝋燭《フェッチ・キャンドル》」と呼ばれる燐光《りんこう》は、死に逝《ゆ》く人のいる家の屋根の上や臨終者の身体の上などに現れるとされ、また地方によっては死者の魂に随行し、魂がこの世を離れた瞬間に消えるとも言われています。

今際《いまわ》の際の魂を導くための複雑な儀式を持つ宗教伝統もあります。エジプトの『死者の書』と古代エジプトの棺柩文《コフィン・テキスト》にはあの世への魂の旅が詳細に記されています。チベット仏教の伝統では、死せる魂を次の転生へと導くのは僧の役割。キリスト教徒の伝統では魂を天国へと導くのは守護天使で、アッシジの聖フランチェスコの墓にはこの聖人が死の瞬間、彼を迎えに来た天使の軍団に向かって両腕を広げる場面が描かれています。魂を天へと導くよう天使たちに呼びかける古《いにしえ》の聖歌「楽園歌《イン・パラディスム》」は、今もなおローマ・カトリックの葬儀で歌われています。

インドネシアの一部では複雑な儀式を含む豪華な葬儀が今も欠かせません。魂は埋葬後もしばらくの間、生者の周辺に留まっていて、家族が適切な儀式を執り行わないと死者は霊界へ行けないと信じられているのです。インドネシアの東スンバ県では、貴人の死の際に雄鶏と馬が生贄《いけにえ》にされます――雄鶏は死者の魂を目覚めさせて旅立たせ、馬は霊界への旅の間、魂に随行します。死者は豪奢《ごうしゃ》な衣装を着せられて蹲踞《そんきょ》の姿勢で固定され、目と口と胸は金と宝石で覆われます。死者と共に宝物を埋めるという風習のために、墓――特に王族や金持ちのそれ――は常に墓荒らしの標的となってきました。現存最古の金の宝飾は紀元前三〇〇〇年のもので、シュメールはウルの女王ゼルとプアビの墓から発見されたもの。世界最大かつ最も有名な黄金と宝飾品のコレクションは、紀元前二千年紀のツタンカーメンの墓から発見されたものです。ですがキリスト教がヨーロッパ大陸に広がると、人々は宝飾品と共に死者を埋葬することを止めてしまいました。とはいえ、二〇〇五年に教皇ヨハネ・パウロ二世が埋葬された時には、舌の下に金が置かれたと噂されています。

歴史上、西洋の臨終期視像は死者の復活というキリスト教の信仰、および「諸聖人の通効《つうこう》」という観念と固く結びついています――後者は、死者と生者の霊的交流が持続するという教えです。三世紀に作られた処女マリアの生涯の話によれば、死を目前にした彼女のもとにキリストが現れ、彼女を栄光へと導いたとされます。そしてさらに初期キリスト教の殉教者や聖人には、キリストやマリアや聖人が現れて死を告げ、天国へ導いたという話がふんだんにあります。このような視像に関する最古の記録のひとつは八世紀イングランドの歴史家ベーダによるもので、とある尼僧の死の床に、先頃他界したばかりの聖人が現れたそうです。彼は彼女が夜明けに死ぬと告げ、その通りになりました。一三世紀ドイツの修道士ハイステルバッハのカエサリウスの『奇蹟に関する対話』のような中世のテキストにも同様の話がありますが、それらは常に神学的枠組みの内に収まっています。

幽霊と霊の出現《アパリション》

霊の出現という現象は一七世紀には真剣な研究の対象となり、一九世紀にはこの現象のいくつかの類型が区別され記述されています。生きてぴんぴんしている人のところに死んだ人が出現する――つまり幽霊です――場合、通常は何らかの情報を報《しら》せるためです。たとえばハムレットの父の幽霊は、自分が不正に殺されたことを息子に報《しら》せました。一方で特に臨終者のもとに現れる霊は、その人に死が差し迫っていることを告げると共に、通常はあの世への旅を手伝うという特定の意図を持っています。

これらの霊の出現に関する最初の研究に着手したのは一九世紀末のガーニーやマイヤーズ、ポドモワなどの心霊研究家たちでした。一八八六年に出版された彼らの共著『生者の幻影』は異常な体験談を集めた魅力的なもので、ごく普通の正気の人々が見た死者の亡霊の事例が豊富に収録されています。中でも私のお気に入りはアルフレッド・フィッチ将軍の話。ある朝、インドで起床しようとした彼の所に旧友がやって来ました。予告もなしにやって来て驚かそうという魂胆《こんたん》だなと考えた彼はこの友人を暖かく迎え、ベランダに出て茶でも飲もうと言いました。茶を淹《い》れて友人の所へ行くと、彼は姿を消していました。家の中にいた者は誰も彼の姿を見ていないと言います。二週間後、その友人を見た時刻に、六〇〇マイル離れた場所で当人が死んでいたという報《しら》せが来ました(2)。

とはいえ、これらの奇妙な出現が科学者たちの真剣な興味の対象となるのは一九二〇年代のことです。この現象に対する最初の体系的な科学的研究を行ったのはダブリンは王立科学カレッジの物理学教授サー・ウィリアム・バーレット。彼がこの主題に興味を持ったきっかけは、産科医である妻の体験でした。バーレット夫人はドリスという名前の女（その姓は記録にはない）の子供を取り上げるために産室に呼ばれました。子供は健康な状態で生まれたのですが、ドリスは出血のために死んでしまいました。バーレット夫人によれば、この女は死の床で幻覚を見始めました――

> 突然、彼女は部屋の一部をじっと見詰めた、満面の笑みを浮かべて。「ああ、きれい、きれい」と彼女は言った。何を見たのかと問うと、彼女は答えた、「きれいな光、素晴らしいもの」。それから彼女は叫んだ、「どうして、あれはお父さん！　ああ、私に会えて嬉《うれ》しそう、とても嬉《うれ》しそう。W〔彼女の夫〕も来てくれれば良いのに」。

さらにドリスは父に向かって「今行くわ」と話しかけ、バーレット夫人に向き直って「ああ、父が今ここにいます」と言ってから、さらに不思議そうに付け加えました、「ヴィーダもいるわ。ヴィーダも一緒にいる」。

サー・ウィリアムがこの話を真剣に受け取らざるを得なくなったのは、この最後の部分でした。ヴィーダというのはドリスの姉で、とても仲が良かったのですが、三週間前に世を去っていました。けれども妊娠中のドリスにはそのことが伏せられていたのです。なのにドリスは、この時点ではまだ生きていると思っていたヴィーダが死んだ父と共に「向こう側」にいるのを見たのです。このことからサー・ウィリアムは、この出来事を戯言《たわごと》と一蹴《いっしゅう》するわけにはいかないと確信したのでした。

この話に感銘を受けた彼は類似の事例を集め始めました。一九二六年に出版された彼の著書『臨終期視像』は、これらの体験は死にかけの脳の副産物などではなく、末期の患者が明晰《めいせき》かつ理性的な時にも起こりうると結論づけました。彼はまた、医療従事者やその場にいた親族が末期患者の視像を共有した事例も数多く挙《あ》げています(3)。

これらの視像に関する最初の包括的かつ客観的な研究はカーリス・オシスとエルレンドゥール・ハラルドソンによるもので(4)、一九六一年、オシスは五〇〇〇人の医師と五〇〇〇人の看護師を対象に聞き取り調査を行い、看護に当たった終末期患者の幻覚についてたずねました。回答を得た六四〇の事例を分析した彼は、それらの幻覚を二つの類型に分けました。人間の登場しない自然や風景の幻覚と、人間の出現する幻覚です。後者では通常、すでに死んだ親族や友人たちが現れ、患者のあの世への旅を手助けします。

エルレンドゥール・ハラルドソン教授と共に、オシスはさらに二度の調査を実施しました。ひとつは合衆国で一九六一年から六四年まで、もうひとつはインドで一九七二年から七三年まで。彼らの発見の中でも最も興味深いものは、これらの幻覚において誰が「迎えに来る」のかという点に明らかな文化的バイアスがあったという事実です。合衆国の調査では、迎えに来るのは一般に死んだ親族や友人たちで、宗教上の存在であることはまれでした。一方インド人の体験では全く逆で、迎えに来るのは通常、ヤムドゥート――閻魔《えんま》大王の使者――のような宗教的存在で、死んだ友人や親族が来る事例ははるかに少なかったのです。

つまりこれらの視像は、その意味や目的が何であれ、そこに文化的要素が含まれていることは明らかです。特に西洋では、歴史の過程で視像に大きな変化が生じたようです。キリスト教の初期の時代にはキリストや処女マリア、あるいは何らかの聖人が死の床に現れるとされていましたが、一九世紀から二〇世紀の話ではそれが死んだ友人や家族になっています。誰が来るにせよ、これらの視像は常に臨終者にとっては圧倒的な安らぎの体験であると報告されています。

終末期体験の研究

私自身がこれらの終末期体験に興味を持ったきっかけは、ポーリーン・ドルーから送られてきた、彼女の母が他界する前日の話でした。

突然、彼女は窓の方を見上げ、熱心に外を見詰めているようでした……彼女は唐突に私に向き直って言いました、「お願いよポーリーン。絶対に死ぬことを恐れないでね。あたしはとてもきれいな光を見た、それに吸い込まれた……とても平和で、本当に戻って来るのが嫌になったくらい」。翌日、帰る時間になって、私は言いました、「さよならママ。また明日ね」。彼女は真っ直ぐ私を見詰め、そして言いました。「明日のことは何も心配していないから、あなたもしないでね。約束よ」。悲しいことに、彼女は翌朝亡くなりました……けれども私は知っています、あの日、彼女は慰《なぐさ》めと平安をもたらしてくれる何かを見たのです、あの時、あと数時間の命だとわかっていたんです。

何年も前から臨死体験に興味を持っていた私は、サム・パーニア博士と共に冠状動脈疾患集中治療病棟で、心停止を起こした患者を対象として臨死体験を研究してきました[5]。他の研究者たちと同様[6]、私たちの研究でも、心停止から生還した人々の一〇%ほどが臨死体験をしています。この人々はその時点では臨床上、実際に死んでいたわけですから、「臨」死体験ではなく「実」死体験と呼ぶのが適切だと思います。この実死体験には、光への参入、別の場所への移動（典型的にはイングランド様式の庭園）、死んだ親族の出迎え（時には送り返し）など、臨死体験と同じ特徴があります。けれども関係者にとって最も忘れがたくて重要な特徴はその時の平安と静けさで、さらには強烈な共感、愛、光を体験する場合もあります。当人には生命力の拡充、安心感、見守られている感覚があります。この時彼らは、もしもこの死んだ親族と一緒に行けば自分は死に、二度と戻って来ることはないと知っています。

私はこの話に魅了されました。まず第一に、そこに臨死体験の多くの要素が含まれていたこと――光の体験、平安の感覚、ポーリーンの母がもうひとつのリアリティの片鱗《へんりん》を見せられて帰りたくないと思ったこと、死への恐怖がなくなったこと——そして第二にこの体験の後、ポーリーンの母がどうしたわけか、自分が翌日死ぬことを知っていたことです。このことから私は、このような体験は生命がほとんど消えかけている瞬間のみに起こる孤立した体験ではなく、連続体——死というひとつのプロセス——の一部であり、このプロセスの準備段階は死の数時間から数日前に始まるのかもしれないと考えました。

こうして私はこれらの体験をより真剣に考えるようになりました。そしてスコットランドの新聞で終末期体験に関するインタヴューを受けたことがきっかけとなり、それらに対する更なるデータを集める機会がやって来ました。この記事に対する一般読者の反響から、臨終期現象は私が想像していたよりもはるかに一般的で、より多様であることが判明したのです。特に決定的だったのは、以下の体験です。かなり昔の話ですが、この体験は当人に深遠かつ永続的な印象を残しました。

一九五〇年頃、遠い親戚がインヴァネスの病院にいました。日曜日、父がジョンを訪ねると、彼はその日の朝に死んだと告げられたのです。病院の人が父に、このことを近親者に報《しら》せてくれと言いました。故人の姉妹であるケイトとその夫です。イースター・ロスの辺鄙《へんぴ》なところに住む羊飼いで、電話がないのです。父と私は二〇マイルほどの山道を、クルマで農家に向かいました。そこで出迎えたケイトはこう言ったのです、「なぜ来たかはわかってるわ——彼が死んだ時、『ケイト、ケイト』と呼ぶ声が聞えたの」。彼女はとても冷静に死の時間を告げました。それは病院の記録と正確に一致していました。すごい体験をしたものだと思い、忘れることはなかったし、今後もないでしょう。当時私は一七歳でした。

これは全く別の現象、すなわち「臨終期暗合」ともいうべきものの素晴らしい事例です。一一頁で述べたアルフレッド・フィッチ将軍の物語を彷彿《ほうふつ》とさせるこれらの暗合は、臨終の人に感情的に親しい誰かがその人の死に気づくというもので、距離的に遠く離れて、しかもその人が病気であることすら知らなかった場合にも起こります。これらの体験は長くは続かず、臨終者が「訪問」して暇《いとま》を告げる場合もあれば、単に何の合理的な理由もなく突然その人が死んだと確信できる場合もあります。ですが後者の場合も、相手が暇《いとま》を告げに来たという感覚はしばしばあります。訪問を受けた側は、相手が自分を訪ねる許可を得て来たような感じがします。訪ねて来た人は通常はすっかり元気になっていて、人生の盛りのような見た目になります。仮に話をする場合は、自分は死につつあるが何もかも大丈夫だと告げます。

体験したことのない人には信じがたい話かも知れませんが、親しい誰かが死んだという強い感覚はおそらくまれなことではありません。ただ信じてもらえないことを恐れて大っぴらに話したがらないだけなのです。これらの体験は死のプロセスと関係する極めて幅広い現象群の一部であり、その中でも最も起こりやすいのがこの感覚なのです。

臨終期視像

終末期体験の中でも最も一般的に報告されるのがこの「臨終期視像」です。通常、視像《ヴィジョン》として見えるのは死んだ親族で、たいていは臨終者が強い感情的結びつきを持っていた人、その目的は死のプロセスを手助けすることにあるようです。彼らはほとんど常に慰藉《いしゃ》をもたらし、死に対する霊《スピリチュアル》的な準備を提供します。終末期体験には文化的影響が顕著で、強い霊的／宗教的信仰を持つ人は自分自身の宗教と関連した霊的存在を「見」ます。キリスト教徒は時に天使やキリストのような人物、そしてヒンドゥ教徒ならヴィシュヌを見たりします。しかもこの視像は通常は意識がはっきりしている時に見えるのです(7)。

このプロセスがさらに進展すると、単に訪問者が室内に現れるだけでなく、臨終者と共に中間的なリアリティの世界に赴《おもむ》くことになります。その世界は現実世界よりもリアルで、光、愛、共感に満ち満ちています。この領域内で臨終者は霊的ヴィジョンの拡大を体験します。親族などの姿が見える場合、ほとんど常に彼らは慰藉《いしゃ》をもたらす存在で、死のプロセスを手助けし、死後の意識の持続の可能性を約束します。

乳癌で死の淵にあった三二歳の女性の母親が、娘の人生の最後の二・三日に起きたことを次のように報告してくれました。

娘は、頭の上に黒い天井と、明るい光があるのを認識していました。それから何かの待合わせ場所のようなところへ行ったそうです。そこでは娘の祖父を含む色々な人が、彼女を助け、何もかもOKだと言うために待っていました。彼女はこの領域に出入りし、そしてこれは夢じゃないと言い張りました。

肉体を離脱する何か

死亡時刻周辺で何かが肉体を離れるという現象はあまり論じられませんが、医療従事者や親族は一貫して報告しています。とはいえ、たいていは質問されない限り彼らの方から話すことはありません。話の内容は極めて多様ではありますが、基本的には何らかの形態のようなものが肉体を離脱するというものです。それは通常は口、胸、もしくは頭から出ていきますが、足から出たという報告、肉体の上に滞空してから上昇して天井を擦《す》り抜けて消えたという報告もあります。しばしば愛、光、共感、清浄、時には天界の音楽などを伴《ともな》います。室内の全員がその視像を見るというわけでもありません。それは透き通っており、何か邪魔が入るとすぐに見えなくなります――誰かが部屋に入ってきたり、話をするだけで消えてしまうのです。体験者は、特にそれが愛や光を伴《ともな》っていた場合には深い慰《なぐさ》めを感じます。この感覚は死の後も長く続き、この体験自体が何年にもわたって慰《なぐさ》めであり続けるのです。

突然、夫の胸から、この上もなく明るい光が輝き出ました。そしてその光が上昇するにつれ、この上なく美しい音楽と歌声が聞え、私自身の胸も無限の喜びで満たされ、私の心もこの光と音楽に溶け込んだかのように感じました。突然、私の肩に手が置かれ、看護師が言いました、「お気の毒ですが、たった今、ご臨終されました」。光も音楽もなくなりました。私は一人取り残され、先立たれたのだと実感しました。

光の体験は、時に医療従事者も共有します。通常は白く明るい光で、強烈な愛と共感の感情を伴い、その感情は死のプロセスを超えて持続します。

臨終期暗合

臨終者に感情的に近しい人が遠く離れた場所にいて、その人が病気であることすら知らないのに、その人の死に気づくという事例が多数報告されています。こうした体験は束《つか》の間で、いきなり当人が「訪問」して来たり、もしくは単に突然その人が死んだという強い確信が湧《わ》いたりしますが、後者の場合もしばしば当人が暇《いとま》を告げに来たという感覚が伴《ともな》います。訪問を受けた側は、相手が自分を訪ねる許可を得てからそこに来たような感じがします。当人が実際に出現した場合は、たとえ生前に何らかの傷を負っていたとしても完全に回復し、まるで人生の盛りのように感じられます。何か話す場合は、自分は死につつあるが、何もかも大丈夫だと告げます。

床に就くと……私はずっとこのように寝返りを打っていました。朝方、突然父が枕元に立っていたのです。彼は長患《ながわずら》いでしたが、確かにそこにいて、人生の盛りの姿で立っているのです。一言も喋《しゃべ》りません。私の不安は収まり、眠りに落ちました。朝になって私は知りました……前夜遅く父が死に、あの世へ行く道すがら、私を訪ねる許可を得たのです（個人的に聞いた話）。

死の時刻と関係するもうひとつの「暗合」は、時計が止まったという報告です――「大きな古時計」の歌のように。動物の奇妙な行動、あるいは臨終者にとって特別な動物や鳥が病室から見えたという報告もあります。

二〇〇七年二月、このような終末期体験が一般的なものなのかを確認するため、そして本書のための基礎調査として、ダニー・ペンマンと議論しました。彼はこのテーマに関する記事を執筆する予定だったジャーナリストです。その直後にチャンネル4の「リチャード&ジュディ・ショウ」に招かれ、終末期体験の話をしました。この番組に寄せられた反響は物凄《ものすご》く、それから二週か三週の内に、自らこのような体験をした人、あるいは親族が死ぬ際にそのような体験をするのに居合わせた人、はたまた家族の誰かにそんな話を聞いたという人から何百通というメールや手紙が寄せられました。多くの人はそれまでその話を誰にも打ち明けたことはなく、他の人々も同じ体験をしていることを知って大いに安心したといいます。さらに、私たち自身も個人的な友人や家族にこの話をすると、同じような話が必ず出て来るのです――娘の親友は、四〇〇〇マイル彼方《かなた》の父が死にかけていた時に突如として不吉な感覚を強烈に感じました。友人の猫は、懐《なつ》いてよく膝に乗っていた叔母が死んだ後、奇妙で不可解な行動をとるようになったといいます。

このような話は実に多様で魅力的ですが、聞いた範囲では三つのポイントがあります。まず第一に、これらの体験は臨終者と目撃者の双方にとって、深い慰《なぐさ》めとなるものだということ。第二に、そこで起こったことは夢でも希望的観測でもなければ、空想の産物でも薬物による幻覚でもないという確信。そして第三に、手紙をくれた方々が、自分にこれほどの影響を及ぼした体験について初めて自由に話すことができたという安堵感です。

シーナ・ハーデンの話は実に典型的です。それは一九六八年、シーナの母親が肺炎と肋膜炎《ろくまくえん》を併発して重篤《じゅうとく》な状態にあった時に始まりました。ある夜、これまでになく病状が悪化し、甚《はなは》だしい苦痛に苛《さいな》まれていたとき、彼女はベッドの足許《あしもと》に誰かが立っているのに気づいたのです。絶対的な平安の感覚が彼女を覆い、それは先頃亡くなった父であると気づきました。父親は彼女に微笑《ほほえ》みかけ、手をのばしています。彼女は彼に付いて行きたくて、身体《からだ》を置いていこうとしましたが、父は首を振り、まだその時ではない、家族はまだおまえを必要としていると告げました。彼女は父親に付いて行きたい、この苦痛から逃れたいと懇願しましたが、父親はその時が来たら必ずまたここに来て連れて行ってあげるよ、と言いました。

シーナは話を続けます——

一〇年後の一九七八年一月、母親は入院していて、手術を受けた後に危険な状態に陥っていました。ある日の午後、私が訪ねると、彼女は自分が逝《い》った後に私がすべきことや、家族の世話の仕方などを話し始めました。お母さんはどこへ行くのとたずねると、これから死ぬと言いました——その日の午後に家族全員が訪ねて来たの、と（彼女の母親、兄弟姉妹は全員、過去八年の間に死んでいました）。彼らは、天国で彼女を迎える準備をしてして、次は彼女の番なのだと。彼女の父親はまたしても、「すぐに」彼女を迎えに来ると約束しました。彼女によれば、彼らは半円形に並んで立ち、みんな本当に幸せそうだったと。彼女は彼らに会えることにとてもわくわくしていました。明らかに私は少し動揺していましたが、実際にはその時点ではあまり気に留《と》めていませんでした。ちょうど父が医師に容態はどうですかとたずねると、「快方に向かっています、回復は遅いかも知れませんが、峠は越えました」ということでした。なのに母は、翌朝の未明に唐突に息を引き取りました！

これらの体験について私は、母が死んでからも三〇年以上にわたってしばしば考えてきました。けれども、家族の中で話題に出したことはありません。当時、母の言っていたことを家族に報《しら》せると、父は私を信じてくれ、安心したようでしたが、兄や妹は明らかに疑っていました。長年の間に、親しい友人たちにも話してみましたが、その反応からして、そんなことを真に受けている私のことを少し頭がおかしくなったと思っているようでした。ほとんどの人は、どちらの場合も私の母は薬のせいでおかしくなっていて、そんな「明晰夢《めいせきむ》」を見たのだ、と言いました。私自身、自分でどう思っているのかわかりません。ただ、時々、自分が本当に死んだ家族が彼女のもとへ来て、彼女は平穏《へいおん》の内に旅立ったのだと信じている時もあるし、また時には、この「夢」のせいで母は、自分はもう死ぬんだと諦《あきら》めたのかしら、とも考えることもあります。

本書はこうした体験を研究し、合理的な説明が付くのかどうか、それともそれをありのままに受け入れて、臨終者とその家族にとっての慰藉《いしゃ》として評価すべきなのかを見ていきたいと思います。けれどもそれはまた、より大きな疑問へのきっかけともなります――つまり、死それ自体です。死とは何らかのプロセスなのか、それは私たちにとってどのような意味を持つのか、そして私たちは自らが良き死を迎える準備をしたり、愛する人々がそれを迎える手伝いをしたりすることができるのかどうか、という問題です。

多くの人は……半分しか話さないかもしれません。話してもOKな相手かどうか知りたがっているのです。それがわかってから、さらにもう少し話すかもしれません。
（面談相手）

終末期体験に関する講義をする度に、聴衆の中には必ず、自分自身の家族に起こった類似の体験を熱心に語りたがる人がいます。あまりにも頻繁にそうしたことに出くわすので、ホスピスや高齢者福祉施設の医師や看護師たちもまた同様のことを報告しているのか、それとも何らかの不思議な理由で、親族だけが気づくことなのかを確かめたくなりました。ＰｕｂＭｅｄという医療文献検索サービス（インターネットで利用可能）にはあらゆる主要な医学雑誌の記事がリスト化されていますが、当時の私が見つけ出すことのできた臨終期視像に言及した文献はわずか三点でした。明らかにこの現象はこれまで研究対象となっていないか、あるいは医療の専門家によってそのように分類されていないかのいずれかです。論文の二・三本も読めば誰でも理論面では世界的な専門家になれる数少ない分野のひとつのようです。苦痛緩和医療と疼痛《とうつう》管理に関しては大量の文献がありますが、死のプロセスにおける精神状態、あるいはその時に臨終者が見る視像については極めて少ないのが現実なのです。多分これは死が単なる脳の停止であるという前提のためで、またこの分野が医療の専門家にとってほとんど関心の埒外《らちがい》でもあるからです。彼らはこの点に関してはそのプロセスを制御できないので、もはや無関係な分野であると感じているようです。

死に際して起こると報告されている現象に関しては数多くの事例証拠が存在するにも関わらず、医療従事者はこれまで、あまりそれを認識してきませんでした。患者がこれらの現象について語ろうとした時の医療者の反応、あるいはこれらの終末期体験が医療者の仕事にどのように影響するかについての研究もほとんどありません。最近まで、終末期現象に関するほんのわずかな科学的論争は、主としてそれが死後存在に関する証拠を提供するか否かに集中していました。(1)何せ専《もっぱ》ら事例証拠・主観的証拠に依拠しているため、決着が付かないようです。その結果、これらの体験をより詳細に観察し、それがどれほど一般的なものであるか、どんな説明が付けられるか、あるいはそれが臨終者に対して、そして彼らの相談相手となる家族や医療従事者に対してどのような影響を及ぼすかといったことを明らかにするような科学的研究はほとんど為《な》されていません。とはいえ死後の生命の問題はさておき、これらの体験が患者にとって深遠な意味と個人的な重要性を持つという点で、実際に「霊的《スピリチュアル》」なものであるということは、今では一般に受け入れられるようになりました。(2)

せいぜい周縁的な重要性しかない分野だと思われている対象の調査研究の立ち上げは常に難しいものです。第一に研究には資金が必要です。でも死ぬとはどういうことかの研究に喜んでおカネを出してくれるところがあるでしょうか？　第二に倫理的な承認も必要です。臨終者に対してあれこれ質問することが倫理的かどうかという問題も考慮せねばなりません。この分野に関してはともかく前例がないので、臨終者本人よりも彼らをケアしている医療者に訊《き》くのがベストだと判断しました。結局のところプロの医療者は多くの臨終者と同席してきたわけで、もしもこのような体験が実際に起こっているのなら彼ら自身がそれに気づいたか、あるいは臨終者の親族からそれについて聞かされたはずです。このことはまたプロの医療者は臨終者の深い霊的な問題を認識し、それに答える訓練を受けているか否か、また終末期体験の知識はプロの医療者の通常の訓練の一部か否か、という副次的な問題を惹《ひ》き起こします。

終末期患者を扱うプロの医療者たちへの質問調査の実施に関して、倫理上の承認を得た後、いくつかの資金提供者への申し込みの返事を待っている間に、とてもシンプルな予備調査を行うことにしました。死別カウンセラーであり、この種の研究領域に興味を持っている同僚スウ・ブレインに、ちょうどロンドンの大学附属病院の苦痛緩和医療チームにいる友人がいたのですが、そのチームこそ、この種の研究に着手し、問題点に関する経験を積むのに最適の場所だったのです。そこでこのチームに連絡を取ると、私たちのやりたい研究のプレゼンを求められました。チームはとても物分りが良く、協力的で、チーム内で研究に参加したい人は誰でも参加させると同意してくれました。早速私たちは予備的研究を立ち上げました。プロフェッショナルであり、臨終者のケアに関して十分な経験を持つ人たちへの面談調査です。終末期体験に関するプロフェッショナルとしての彼らの所見を聞くことにしました——たとえば、これらは単に薬物によって惹《ひ》き起こされたものなのか、あるいは死のプロセスそのものに本質的に関わる何かなのか。同時にまた、これらの体験が個人的・職業的に面談対象者自身に及ぼした影響をも研究したいと考えていました。彼らの霊的・宗教的信仰に対するインパクトも含めてです。

九人の医療者と面談しましたが、その内の三人は医師でした。まずはさまざまなタイプの終末期体験に関する詳細な質問票を送付し、彼ら自身が過去五年以内に体験したものを記入してもらいました。それから一人当たり一時間ずつ、一対一の面談を実施しました。面談のタイプ原稿から抽出したデータに質問票を合わせて分析にかけました。

その結果、面談対象となった苦痛緩和医療チームのほとんどの者が、単に終末期体験が起こるということのみならず、それが比較的頻繁に起こるものであり、死のプロセスの本質的かつ移行的な一部であることまで信じている、ということがわかりました。終末期体験を説明したり、臨床的に定義したりすることの困難さには気づいているものの、対象者全員が、終末期体験は強烈に個人的な、そしてしばしば霊的な体験であり、患者が人生に起こったことに満足し、死を受け入れるのに役立つということを認めました。

このようなポジティヴな結果に励まされた私たちは、ホスピスや高齢者福祉施設で同じフォーマットを用いた調査を開始しました。今回対象者を集めてくれたのは二人目の面談者であるヒラリー・ラヴレイスです。国家公認看護師である彼女は、マクミラン・ナース〔在宅癌患者専門訪問看護師〕として終末期患者のケアに当たった豊富な経験を持っています。苦痛緩和医療に従事する人々はしばしば、毎日のように臨終者と接触するわけではなく、在宅訪問するだけです。ですから、彼らの臨終期現象の体験は、連日臨終者の看護に当たるホスピスや高齢者福祉施設の医療者よりも限定的かもしれません。

また、あらゆる主要な宗教に属する多くのホスピスの司祭にも面談も計画し、また面談対象者の終末期体験についてのプロフェッショナルな見解を査定しました。考え得る幻覚の原因、たとえば病気や脳の病変、あるいは薬物の影響なども考慮しました。また、終末期体験が個人的・職業的に面談対象者自身に及ぼした影響についてもたずねました。たとえば彼らの霊的・宗教的信仰へのインパクトなどです。これまでのところ、四〇名以上の医療者に面談しており、本章で言及されるデータは福祉施設とホスピスの両方によるものです。

最初の研究は回顧的なものでした。つまり過去を回顧する医療者の記憶に依拠するものだったので、終末期体験の頻度に関する正確な数字は得られませんでした。ホスピスと福祉施設のそれぞれの面談が完了して一年経った頃、その一年間に終末期体験が何度起こったかを調べました。しかし今回は状況が違います。医療者たちは全員、終末期体験に関する訓練を受けており、それについて話し合うことを許され、また記録することを奨励されていたからです。予備的な研究のお陰で、終末期体験の頻度について、はるかに正確なことがわかるようになったのです。

面談対象者の中には、終末期体験は近づく死の予後指標になるとか、患者の体験を認識するためには「死の言語」を修得する必要があるという人もいました。たとえば患者が「おばあちゃんが来ている」というような話を始めたら、最期が近いことがわかります。これは患者の霊的な欲求に注意を払う合図となります。「〈おばあちゃん〉なり何なりが来たら、ほぼ間違いなく、その人は平穏にこの物質世界を手放します。この平安は、あの世に対する期待ゆえに得られたものです」。

けれどもこのような元型的な「連行」の視像以外にも、患者の死と関連した、より幅広く些細な現象の多数の事例が寄せられました。とある面談対象者によれば、その体験とは「この物質世界を手放し、次に起こることの準備をするためのものなのです」。また別の者によれば「死の床で起こる霊的な変化というものがあると思います。ある患者は言いました、「とても暖かい。周りに何かいます。すごい安心感だ。上手く言えませんが、もうＯＫなのです。何もかもＯＫなのです」」。また別の者は、終末期体験は死に行く患者のベッドの周囲のエネルギーの変化であり、それが慰藉《いしゃ》の感情を生み出すと言いました。福祉施設での研究に協力してくれた四人の面談対象者は、死の瞬間もしくは直後に部屋の温度や空気が変わったことがあると言いました。「部屋が凍るように寒くなることもあれば、もう本当に暑くなることもあるんです」。そういう時は窓を開けます。「静けさのようなものが窓から出て行くのがわかります」とある者は言いました。別の者は、入所者が死んだばかりの部屋に入ったとき「暖かくて気持ちが良い」と感じ、その同僚もまた同じく暖かさを感じましたが、それは「誰かを愛する時のような感じ、暖かさと平安……それと繋がったかのように感じました……入棺の準備をしている時に、そこにあるのを感じる時もあります――彼らのために何かをしてあげているような感覚です」。

中にはネガティヴな反応をした者もいます。ある者は、入所者が死んだばかりの部屋に入った時、前腕の毛が逆立ったそうです。「その人がまだそこにいるような気がして恐かったです」。

福祉施設の入所者にとっても、霊を見ることはさほど珍しいことではありません。死の直前に子供の姿を見たという報告は数多くあります。面談対象者の内の三名が、病院で不慮の死を遂げた入所者について、同じ話を報告しました。「その数日後、彼の元同室者が、薬物投与も受けていないのに、彼がいつもの椅子に座っているのを見たのです。彼を見て、看護師に言いました、「あの男、生き返りましたよね！　いや、死んだことは知っていますよ。でもどうして、いつもの車椅子に座ってるんですか」」。

私たちが話を聞いた医療者たちは、終末期体験が薬物によるものではないことを確信していました。看護した患者の多く、おそらくほとんどは何らかの薬物を投与されており、中には幻覚を引き起こすものもあるということは重々承知していますが、薬物による幻覚は本物の臨終期視像とは質的にまるで異なるものであり、患者に及ぼす効果も全く異なるというのです。この違いについては、第6章で詳述します。

終末期体験を目撃したり、親族からそれについて聞かされたことによって、自分の個人的な信仰や霊的な信念が影響を受けた、あるいは変わったという者はいませんでした。

終末期体験を語る

このような体験について語るよう患者たちに促《うなが》すことの重要性は、面談の間に繰り返し登場したテーマでした。彼らは、患者が平穏な死を迎える上で終末期体験は極めて有益だと感じていたのです。これらの体験について、患者たちが医師ではなく看護師に話すことを好んだのは当然でしょう。けれども、医療者の多くは、患者たちの質問や懸念に十分に答える資格がないと感じているということもわかりました。苦痛緩和医療チームの研究では、全体的な発生率は患者の数に対して少ないものでしたが、ホスピスと高齢者福祉施設の医療者たちははるかに多くの事例を報告しています。たぶん彼らは臨終者と日常的に接しており、その現象が起こった時に目撃する可能性が高いからでしょう。

終末期体験の多くは報告もされないままで、それには多くの理由が考えられるということです――気まずさ、親族の心痛や頭がおかしいと思われることへの恐れ、終末期体験に関する一般的な理解の欠如、多文化共生社会における言葉の難しさ、そして病院内のプライヴァシーの欠如。患者の中にも自分の体験を話したがらない人もいる、ということでした。

医療者が報告する終末期体験の頻度は、少なくともある程度までは、医療者と患者がどのように接しているかに依存します。たとえば、ホスピスの夜勤では死の近づいた患者のほとんど全員が終末期体験を語ったという証言もあります。ところがこの証言者が訪問看護に異動し、患者の自宅を訪問するようになると、報告される終末期体験の頻度は低下しました。たぶん患者との関係性が変わったことと、彼女が必ずしも患者の死の直前に居合わせることがなくなったことによるのでしょう。

率直さと正直さ、話を聞く意志、終末期体験を特別視しないことなどが、患者に話をさせる上で特に重要なことと考えられています。「それに対しては心を開き、患者たちにはそれについて話すことはOK、と言っています」と面談対象者の一人。「彼らの中には、確信が持てず、モルヒネのせいかもしれないと考えている人もいます。これは全く正常なことで、多くの人に起こることだし、ほとんどの人にとっては慰《なぐさ》めになることですよと言ってあげると、安心できるようですね」。

また、患者から彼自身の信仰についてよく訊《き》かれるという人もいました。「訊《き》かれれば、僕自身の信仰について喜んで患者さんに話しますよ。時にはそれをきっかけに、死後の世界とか、そういうような話に発展することもあります。こうやって彼らは様子をうかがっているんですね」。また別の人も、患者にとって様子をうかがうことの必要性を繰り返しました。「多くの人は……半分しか話さないかもしれません。話してもOKな相手かどうか知りたがっているのです。それがわかってから、さらにもう少し話すかもしれません」。

苦痛緩和医療チームと高齢者福祉施設の興味深い違いのひとつは、苦痛緩和医療の人であの世の存在を仄《ほの》めかしたり、死に関する奇妙な超常現象を報告したりする人は皆無だった一方で、高齢者福祉施設の人はそうではなかったということです。彼らは、死んだ入所者を目撃したり、誰かが死んだばかりの部屋の状況が異常になったり、声や跫音《あしおと》を聞いたり、あるいは死者が出たばかりの部屋でベルが鳴ったり灯《あかり》が点《つ》いたり消えたりするというような奇妙なことが起こるということを疑問なく受け入れていました。これはおそらく、苦痛緩和医療チームの人はロンドンの大きな大学附属病院の人で、高齢者福祉施設のように日常的に、長期にわたって患者を世話するということがないからでしょう。一方福祉施設の人は、世話をする人と長い時間を過ごし、長期にわたる継続的な人間関係を築きます。その関係は患者の死後もしばらく続くのです。

医療従事者が患者の欲求に応えられるように

患者の中には、自分の体験をわかってもらえる人に聞いて欲しいという人がいる一方、起こったことに悩み、答えが欲しいという人も少数ながらいます。職員にとって彼らの欲求を満たすことは必ずしも容易ではありません。ある人が述べたように、「手助け」に取り組むよりも苦痛や嘔吐《おうと》に対処する方がはるかに簡単なのです。ある医療者によれば、まるで自分は新しい「枕辺《まくらべ》の司祭」のような役割を期待されているように感じるが、そのためにはこれまで受けてきた訓練はまるで役に立たないといいます。それは一種のタブーであり、提起しても真面目に受け取られなかったと言う人もたくさんいました。医療者は牧師的ケアの訓練はほとんど何も受けていないし、治療技術と霊性の理解の両方が不足していると感じたということです。後者があれば、起こっている終末期体験の基本的な特徴と範囲、そして患者にとっての重要性を特定できたでしょう。

死の霊的な側面について質問を受けた場合、どう答えれば良いのか彼らは知りません。そしてたとえ患者の言うことを聞いても、たいていは困惑したり恐れをなしたりするだけです。多くの人は、まるで自分が暗闇の中でもがいているように感じます。患者の疑問や懸念を「はぐらかさない」ためには何を言えばいいのか、そして死を恐れている、あるいは死と折り合いを付けられずに憤《いきどお》っている、攻撃的になっている患者をどう手助けすればよいのか、わからないのです。セラヴァリ(3)によれば、医師と看護師はしばしば死から悪影響を受けます。それは彼ら自身が死を恐れ、臨終者と自分を同一視してしまうからか、もしくは死と向かい合った際にプロとして無力感を感じるためです。けれども彼は、死ぬとはどういうことかについての理解を深めれば、このような感情は抑えられるだろうとも述べています。(4)医療者自身が「死の言語」を如何に認識するかについての助言を欲しており、患者が自らの差し迫った死について率直かつ正直に話すことのできる「安全な場」を作りたいと願っているのです。彼らは、地域の患者と医療従事者のための、病院専属の「多宗教」司祭が必要だと述べています。

簡単に言えば、こうした終末期体験は実際に起こっている、というのが私たちの研究の結論です。そして面談した医療者のほとんどは、それが臨終期の患者たちにとって極めて重要なものであることを周知させたいと願っています。それについてもっとオープンに論じ合い、その性質や霊的な意味についてもっと学べるような訓練が必要なのです。患者たちにこのような体験について話すことを奨励することが、彼らの死のプロセスをより良く手助けすることに繋がるのです。

第3章――臨終期視像

この研究をして下さっていることを嬉しく思います。思うに、たぶん多くの人がこういう体験をしていますが、気が狂ったのかと思われるのを恐れて人に話すことができないのです！

（面談相手）

臨終期視像は医学界からはほとんど無視されてきましたが、前章で見たように、実際に臨終者の看護に当たる看護師や親族にはよく知られ、報告されて来た事象です。

次に、バーバラ・ケインの魅力的で詳細な話を紹介します。ここには臨終者が現世と同時に存在することができる並行世界のことが明瞭に語られています。バーバラが語っているのは二〇〇五年のクリスマスに肺炎のために病院で息を引き取ろうとしていた九〇歳の母親のことです。家族が入れ替わり立ち替わりやって来ましたが、彼女はとても穏やかで明晰《めいせき》で、頭もしっかり《オン・ザ・ボール》しているようでした。孫には将来の計画についてたずね、おまえをとても誇りに思っているよ、それと早く身を固めておくれ、あたしみたいな素敵なお嫁さんをもらってねと言いました。この間、彼女の心臓と酸素レベルがモニターされていましたが、ずっと安定していました。

一時間かそこら、彼（孫）は彼女のもとにいましたが、時折彼女はあたしを見守ってる人がいるよ、病院を囲む庭にいるよ、と言いました。繁みの向こうにいるからどんな人かはわからないけど、「あたしの頭が前に倒れたら」支えるためにいてくれてるんだと。そして私の息子に、病室には「お父さん《ダッド》」がいるよ（彼女は私の父のことをそう呼んでいました）、と平然と言いました。息子は取り付けられた医療装置に目をやりましたが、機械のモニターに変動はありません。彼女はごく普通に話し続けました。

そのすぐ後に娘がやって来ました。彼女はまたも大変喜んでいました。モニターの反応は穏やかで安定しており、「あの人たち」の話をしたり見たりしている時にも、心臓と酸素レベルは変りませんでした。今回、「あの人たち」は病室の中、窓の内側のそばにいるそうです。彼女は落ち着き払って、お前には見えないだろうけどね──でも「お前の番が来れば」わかるよ、と言いました。彼女は「あの人たち」に静かに手を振って話しかけ、娘に紹介しました――まるで彼らが彼女に話しかけているかのように。それから、クリスマスとか日常の話題に戻りました。一時間ほど後に私も病院に到着し、娘と共に腰かけて母に話しかけました。彼女は私の人生について語り、昔の出来事などを鮮やかに思い出しました。それから私の将来について話しました――合間に、今やベッドの端にいる「あの人たち」の話が入ります。そしてもう明日にはここにはいないよ、「あの人たち」が「倒れたあたしを迎えに来て、旅に連れ出してくれるから」と言いました。それを聞いて私たちは少し驚きましたが、彼女は落ち着き払っていました。

その日の午後五時頃には、「あの人たち」はベッドの上の孫娘の隣に座っていて、彼女は三者間で会話をしていました。それから孫娘に、もうそろそろお帰り、楽しんでおいで、クリスマスイヴなんだから、と言いました。孫娘は病室を出ましたが、実際には駐車場で母親を待っていました。

四五分ほど後に私は到着しました。そして娘と一緒に病室に向かいました。ベッドの周囲にカーテンが張ってあります。モニターを見ると、血圧が極めて高く、酸素レベルは八〇％ほどでした。急いでナースステーションに取って返すと、まさに看護師たちは私に電話をかけている最中でした。母の容態が「急変」した、たぶん心臓発作だ、今は医師の到着を待っているというのです。病床に戻ると、一人の看護師が彼女の手を取って起こそうとしているところでした。彼女は目を開けて――けれど見えていないようです――言いました、「素晴らしい人生だったわ」、そして目を閉じました。私たちは夫と息子に電話し、すぐ病院に来るように言いました。私たち全員が見守る中、クリスマスイヴの午後九時五五分に、彼女は安らかに息を引き取りました。

私たちは彼女の穏やかさに――そして、彼女が迫り来る死を認識していたことに――慰《なぐさ》められました。そして彼女は完全にそれを受け入れていたと考えました。死に際《ぎわ》の幻覚にはたぶん医学的な理由があるのでしょうが――脳内の毒とか、薬物とか、血液中の何らかの化学物質の不足とか――それが全く普通の会話の最中に起きていたこと、それに彼女が差し迫った死についてよく知っていたことはとても不思議です――私の娘に、もう行くように告げたくらいです――だから母が「倒れた」時、娘はそこにいませんでした。

興味深いことに、「あの人たち」は死が近づくにつれてどんどん彼女の方へ近寄ってきています。最初は庭の藪の後にいて、最終的には実際に彼女のベッドに腰かけています。そして彼女が完全に理性的に家族と会話している「現実」世界は、彼女が「あの人たち」と共有している別のリアリティとそのままつながり、折り合わさっているのです。また、明らかに彼女は互いに隣り合って存在するこの二つのリアリティを完璧に区別できており、また彼女だけがあの人たちを見ることができるが、他の人もまた自分の時が来ればそれを理解するだろうということもわかっています。最後に、彼女は明らかに訪問者から信頼しうる情報を与えられています。彼女は翌朝までに自分が彼らと「旅」に出ることを知っていたのです。

このような視像《ヴィジョン》は終末期体験の中では最も一般的に報告されるものですが、この現象に関する研究はほとんどありません。最も包括的なものについてはすでに述べた（一二頁）カーリス・オシスとエルレンドゥール・ハラルドソンのものです。[1] 彼らは一九五九―六〇年の予備的研究で、五〇〇〇人の医師と五〇〇〇人の看護婦に質問調査を実施しました。回答したのはその内の六四〇名（六・四％）、さらにその中の一九〇名を対象に個人的面談が行なわれました。彼らはさらに二つの調査を実施。一つは合衆国で一九六一―四年、もうひとつはインドで一九七二―三年です。[2] これらの調査の結果、それらの体験の過半数は明晰《めいせき》な意識において起こり、「連れ去られる」ヴィジョンには明確な文化的バイアスがあったことが判明しました。合衆国の調査では、死に行く人を連れて行くのは死んだ親族や友人たちの霊でした（事例の七〇％）。まだ生きている人である場合ははるかに少数で（一七％）、宗教的な存在はさらに少数派でした（一三％）。インドでは、連れ去られる際の道連れとして最も多かったのはヤムドゥート（ヒンドゥ教の死の神の使い）のような宗教的存在で――その割合は五〇％に達していました。死んだ親族や友人の霊が現れるのは二九％のみで、生きた人の姿が出たのは二一％でした。私たち自身のサンプルは合衆国の調査と極めてよく似たパターンを示していましたが、宗教的存在の割合はさらに低くなっていました（宗教的存在二％、親族七〇％、歓迎や認知のジェスチャー二八％）。私たちの事例の四分の一以上で、訪問者の出現はその場にいる人にも受け入れられていました。臨終者が誰かが見えているように振舞ったり、誰かを認知して微笑《ほほえ》んだり、歓迎するかのように腕を広げたりしたからです。ほとんど全ての場合で、訪問者は親族や近しい友人でした。見知らぬ人の場合はほとんどありませんでしたが、そういう場合でも、はるか昔に死んだ親族や不明の親族と解釈されていました。

私たちの研究では、生きた人の姿が現れたという報告はありません。キリスト教信仰の篤い人はその宗教に関係したものを「見る」かもしれませんが、比較的まれなことです。たとえばキリスト教の伝統では、魂を天国へと導く案内人として働くのは守護天使とされてきましたが、天使が出現したのはわずか数例でした。ある事例では、天使はピンクの光と共に現れ、また別の事例では死の直前に天使の歌を聴いていました。クリス・オールコックの父は最後の旅立ちを延期してくれるよう天使と交渉する様子を聞かれていました。クリスはスコットランドからグロスターまでクルマを飛ばし、父の死に目に会おうとしましたが、そのクルマが故障して進めなくなってしまいました。彼の妹が、彼が遅れるという報《しら》せを父に告げました。するとーー

妹は、父がとても不機嫌な様子で、部屋にいる誰かに話しかけているのを聞きました。彼女の子供の一

人が勝手に部屋に入って彼を怒らせているのかと恐れた彼女は、様子を見に部屋に入りました。そこにはただ父だけがベッドに寝ていました。妹は、いったい誰と話しているのとたずねました。彼は答えました、「天使に言ってるんだ、まだ行くわけにはいかないと!」。彼は私が行くのを知っていて、顔を見るまで生きていようと決意していたのです。

臨終期視像が宗教的信仰に依存するものではないことは明らかです——実際、それは信者もそうでない人も等しく戸惑わせ、驚かせるようです。先の体験、および五一頁のもうひとつの体験についてクリス・オールコックは述べています、「関係者全員が（そして私自身も）熱心なカトリックでしたが、この種の現象は私たちの信仰とは何の関係もありません。私たちはみんな驚きましたが、それはどんな信仰を持つ人でも、また全く信仰を持たない人でも同様でしょう」。

もう一人の文通相手の男性は、年老いた叔母の死について話してくれました。彼女は終生、死は全ての終わりであると深く信じていました。彼自身は死が全ての終わりだとは思っていなかったので、このことについて何度も話し合いました。死に際して、彼女はしばらく甥《おい》と二人きりにしてくれないかと言い出しました。そしてこう言ったのです、「バート、結局あなたが正しかったわね」。

興味深いことに、これらの体験はしばしば当人の予想を覆《くつがえ》します。ジュディ・ホイットモアは三三年にわたって看護婦として働き、臨終期視像にも親しんでいました。彼女が看護した友人の体験は、自身がそれまで抱いていた死後に関する見方と全く一致しませんでした。

私が看護していた友人は、死後の世界などないと固く信じていました。最後の数時間に、彼女はとても心安らかになり、定期的に意識を取り戻しました。そしてその度にはっきりと、幸せそうに次のようなことを言うのです、「もうすぐわかるわ」「ほら、急ぎましょう、もう今すぐ行けるから」「とてもきれい」。これらの言葉を述べると、すぐにまた気を失うのでした。彼女は明らかに満ち足りて、幸福で、安らかでした。それは彼女のパートナーにとっても私にとっても素晴らしい体験でした。

これらの視像を死にかけの脳の産物だと見なすとしても、それを見ている本人にとっては明らかに価値のある体験です。イヴァン・マーティンの妻は死の一ヶ月ほど前に、しばしば自分の母親を見たと言っていました。若い女性の姿をして、はっきりとベッドの足許《あしもと》に現れたと言うのです。

私は言いました、「夢じゃないって断言できるかい？」。彼女は答えました、「夢と私が見たものの区別は付くわ」。彼女はとても幸せそうで、それ以上はあまり語りませんでしたが、その体験は彼女の心を格別に穏やかにする効果があると感じました。このことに何か超自然的な意味づけをしようとは思いません。この種の出来事に関しては特に皮肉屋なので。実は無神論者なんです。人間の頭の中にあるもの以外のものが存在するとは思っていません。頭の中にあるものだけがわれわれの存在の全てなのです。われわれが死ぬときにも、それ以上のことはなにもありません。

マーティン氏はまた、この種の体験をする人が比較的少ないのはなぜですか、と問います。その答えは、

「私たちはまだそれがどれほど一般的なものかを知らない」ということです。とはいうものの、苦痛緩和医療や看護師の報告（第2章）、それに一般大衆の反応を見ても、それはたぶん、多くの人がこれまで考えていたよりもはるかに一般的なものであると思われます。しばしば視像の存在を、周囲にいる人が気づくことがあります。それも臨終者の言葉によってではなく、その振舞いによって――そして言うまでもなく、死ぬ直前にはすでに口が利けなくなっていることもしばしばあります。それは表情の変化であったり――自分の知っている、愛している人を見たかのように顔を輝かせます――不可視の存在に向かって手をのばすような仕草をします。そしてまた当然ながら私たちは死の直前に意識を失っている人が体験する内容など知りようがないのですが、臨死体験の研究によれば、彼らもまた何か似たようなことを体験している可能性があります（第12章参照）。

絶対的リアリティ

これらの視像の主な特徴は何でしょうか？　全ての証言が一致しているのは、それが現実の空間で起こるということです。看護師や親族は、しばしば死の瞬間に臨終者が部屋の特定の一角をじっと見詰めていたり、誰かが近づいて来るかのように手をのばしたり、部屋の中を移動しているかのような誰かを目で追ったりしていることに気づきます。脳腫瘍で死のうとしていた私の患者の妻は、夫の最後の瞬間について次のように話してくれました。

彼は意識を失おうとしていました。見ると、彼は自分の目の前にいる何かをじっと見詰めているのです。

それを認めたかのような微笑《ほほえ》みがゆっくりと顔に広がりました。まるで誰かに挨拶しているかのように。それから彼は安らかに寛《くつろ》いで、死んだのです。

臨終者の目線が部屋の中を不規則に彷徨《さまよ》っていたという証言はありません。常に彼らは特定の点をじっと見詰めており、その注意はそこに固定されているのです。次の話は、私たちが集めた多くの話の典型的なものです。

見上げると、母の両眼が大きく見開かれていました。最初に考えたのは、目が醒《さ》めたのだということ。そこでベッドサイドに飛んでいきました。彼女は壁と天井の境目近くの一点をじっと見詰めています。私は身を屈《かが》めて、彼女の眼を覗《のぞ》き込みました。けれども彼女は真っ直ぐ前を見ています。私は言いました、「お母さん、いったい誰を見ているの?」。特に答えを期待していたわけではありません。そして私は、彼女が自分に会いに来た誰かを見ているのだと気づきました。

私の兄は肺気腫のために病院で死にかけていました。呼吸はとても苦しそうでしたが、突然それが止まり、そしてまた突然普通に呼吸し始めました。斜め上四五度くらいのところを見て、満面に笑みを浮かべました。何かが、あるいは誰かがいるみたいに。彼は私の方に向き直り、そして私の腕の中で突然死んでしまいました。私は思います、彼は自分が何を見たのかを告げようとしたのだと。兄の死の数秒前の様子を私はずっと忘れないでしょう。それはとても力強いものでした。

彼女の眼は大きく見開かれ、ずっと同じ場所を見詰めていました。これはだいたい一二分くらい続きました。私は病棟看護婦を呼びました。彼女は家族を呼んだ方が良いと言いました。妻と私が母親を見下ろしていると、その呼吸は浅くなって行きました。彼女は目を閉じ、数秒後に死にました。

また、視像と共に旅立とうとするかのように、臨終者がベッドから出ようとしたという話もあります。これらの像はあまりにも絶対的にリアルに見えるので、臨終者はしばしばそれらと交流し、また他の人もそうすることを期待します。看護婦兼助産婦のヒラリー・フルードは、看護中に見た臨終期視像について話してくれました。

私は同僚の看護婦と共に患者の看護をしていました――またしても朝の四時頃のことです。その男性患者は、私たちに両側に立つように言いました。看護をしてもらったお礼を言いたいというのです。それから彼は私の肩越しに窓を見て言いました、「待っててください、今すぐ行きますから。ただちょっと、この看護婦たちに世話をしてくれた礼を言いたいのです」。患者はそれを何度か繰り返し、そして死んだのです！

次の話もまた、重度の卒中に襲われた後、二週間以上にわたって半意識状態にある人が、最後の日々を何らかのレベルにおいて何かと交流して過したように見える事例です。この人は右半身が麻痺《まひ》し、話すことも見ることもできませんでした。動かせるのは顔と眼と頭、左の腕と手と脚だけです。

彼が死ぬだいたい四日か五日前に、一種のお別れ会のようなものがありました。その最後に、彼はとても丹念に、一人一人の手を取りました。少なくとも三人〈の感知された人〉がいました。彼は最後の人と握手しようとして、彼と私の距離が近づきました。私はベッドのすぐ横に座っていたのですが、その空間に手を出すと、彼はその手と握手するかのように握り、それからそれが彼が握手しようとした手ではないことに気づいて、とても強く振り解くと、私をにらみつけて言いました、「良くもそんなことを？」、そして本来の握手相手の手に戻りました……

〈翌日〉、彼はとても感動的な最後の挨拶をしました。私に頭を下げさせて、彼の頭と肩の間に置き、素晴らしいハグとキスをくれました。身体が不自由で、「見る」ことも話すこともできない人がそのようにしてくれたので、私はとても驚くと共に深く感動しました。

三日後、彼は昏睡状態に陥りました……最後の息を吐く時、彼は頭を窓の方に向け、ゆっくりと眼を開きました。その色は私が見たこともないほどの、刺すように輝くブルーでした。数秒後、その色は少しずつ翳《かげ》って普通の色になり、そして彼はゆっくりと目を閉じました。

テレサ・ウィッチェロウと臨終期の母の体験もまたよく似ています。

母が癌で病床にあり、姉と私が家で看護していました。死の二日前、彼女が私たちと全く明瞭に話をしていたとき、突然ベッドの足許《あしもと》の壁の方を見て、言いました。「二人とも、お父さんに手を振って。お父さんも手を振ってさよならしているよ」（父はその六週前に死んでいました）。姉と私は、このような目撃現象を前に聞いたことがあったので、見えはしなかったけれど父に手を振って言いました、「父さん、さよなら」。彼女はほとんど何も言わず、眠りに落ち、それから亡くなりました。

バリー・フレッチャーは父の死の日のことを次のように語っています。

私たちはみんなで彼のベッドを取り囲んで手を取り、腕をなでて家族の愛を与えていました。私はベッドの端のドアの所にいましたが、彼は手で私を差し招いたので、そばに寄りました。彼は何か言いましたが、聞き取れませんでした。彼はベッドの足許《あしもと》のドアの方をずっと見ていて、そこにいる人に話しかけているようでした。それから再び、誰かを招き入れるようにドアに向かって手で合図しました。この時には彼はすっかり落ち着いていて、呼吸は浅く、ゆっくりになっていき、そしてついに息を引き取りました。彼は依然としてドアの方を見て、指さしていました。私たちは皆で、彼は私たちにお別れを言う時を待っていたのだ、そして彼の母か父、兄弟、もしくはその全員が彼を迎えに来ていたのだと話し合いました。

レイチェル・スカロットもまた同じような話をしてくれました。父が癌になり、最後の数週間にはとても重くなって家で看護することができず、末期患者用の施設に移されました。

亡くなる前日、私が彼の部屋に入っていくと、父はお前と一緒にいる女の人は誰だとたずねました。私は誰もいないよと言いかけましたが、思い直してこの人はすぐに行くからと言いました。彼は私が一人ではないと信じ切っていたからです。最初、それは大量の投薬のせいだと思いました。同じ日の午後、私と兄と一緒にいた時、突然父が起こしてくれと言いました。ここ数日、そんなことはなかったですが、この時点では状況がはっきり理解できているようでした。気分が悪いのと訊《き》くと、「違う」と答え、あの女の人が自分の周囲と歩きたがっているのだと言いました。私は彼の身を少し起こしましたが、父は頭を回してこの「女の人」が大丈夫かどうか見ようとしました。私は女の人はちゃんと行ったよ、何もかも大丈夫だよと言いました。数秒間、彼の目線はベッドの周囲を追っていましたが、すぐに安心しました。それが父の最後の言葉でした。翌朝、父は死んだのです。

兄と私はこのことについては黙っていましたが、数時間ほどして、私は兄にあれはお母さんだったのかしらとたずねました。兄は現実主義者でしたが、まさに僕もそう考えていたところだと言いました。母は六年ほど前にアルツハイマーのまま亡くなり、父は七年近くにわたって介護していたのです。私は二人が元気になって一緒にいると信じています。

「来てくれて本当に嬉しいわ」

臨終者は訪問者に対してどのように反応するのでしょうか？　霊はほとんど常に歓迎の意を表し、臨終者は興味もしくは喜びで応えます。

突然、おばあちゃんはベッドに身を起こし、微笑《ほほえ》みました。彼女は言いました、「もう行くから、ここにパパとジョージが迎えに来てくれたのよ」。それから、満面の笑みを浮かべたまま死にました。母はそのことを忘れたことはありません。

とある地区巡回看護師もまた、とても典型的な話をしてくれました。彼女は八〇歳の女性のもとを週一度訪問して、看護に当たる家族の手伝いと指示をしていました。

彼女は最後には衰弱して半意識状態となり、疼痛《とうつう》性刺激にしか反応しなくなりました。彼女が亡くなると、翌日私は手伝いに行きました。娘さんの話によれば、彼女は安らかに横になっていましたが、突然、輝くような笑《え》みと共に身を起こし、こう言いました。「ジョー、来てくれて本当に嬉《うれ》しいわ」（ジョーは先立った夫）。それから彼女は再び横になり、そのすぐ後に亡くなりました。娘さんはとてもしっかりしていて現実的な人でしたが、本当に父親が来たのだと信じていました。

第三者である看護師が語ったこの話は、この娘さんにとってこの出来事全体が如何に説得力あるものだったかを示しています。看護師によれば、彼女は全く現実的で信じるに足る証人だということで、これもまた昏睡状態や意識を失っていた患者が死の直前に突然明晰《めいせき》になる事例の一つです。疼痛《とうつう》性刺激にしか反応しなかったこの女性が突然意識を取り戻し、さらに身を起こして訪問者を認め、歓迎したのです。

たいていの場合、臨終者は訪問者を慰安的な存在と感じ、死のプロセスを助け、死の境界を越える同伴者としてやって来たのだと認識します。また、時には訪問者がサプライズとしてやって来る場合もあります。

父は母を愛情深く見詰めていました。それから急に窓の方を向きました。まるで窓の外に信じられないものを見たかのような面持ちです。こんなふうに母を見て、それから窓の外を見るというのは数分間続きました——愛情深い顔つきから、信じられないという面持ちへ——その間、ずっと顔に酸素マスクを着けていました。突然、それは終りました。最後に母を見て、目を閉じて寛《くつろ》ぎ、唇から色が消えて行きました。誰かが小さなプラグを抜いたかのように。父は五〇歳でした。彼は窓から何か、もしくは誰かを見ていました。そしてそれが自分の死を意味することを理解していました。何かもしくは誰かはじっと待っていました。それが何、もしくは誰だったのかはわかりませんが、私たちに見えないものを父が見ていたのは間違いありません。

「まるで生き返ったかのようでした」

私たちが聞いた話の多くで、この種の描写は何度も何度も現れます。

母の顔は喜びで輝いていました。

彼女はこの上ないほど素晴らしい微笑を浮かべました。まるで生き返ったかのようでした。

彼女は突然ベッドに身を起こし、何かに向かって両腕を広げました。とても幸せそうな様子で、そしてすぐ枕にもたれかかり、しばらくして死にました。

オシスとハラルドソンの研究[3]によれば、死の直前に突然気分が良くなることは極めて一般的に見られるということです。患者は安らかに穏やかに、あるいは明るく喜ばしい気持ちになります。医療従事者の共通して観察するところによれば、死の直前（しばしば一〇分以内）に気分が上がる現象は、「彼らはぱっと明るくなる」。合衆国の事例では、死の直前に気分が上がる現象は、患者の年齢や性別とは無関係で、医療や投薬のせいであるという証拠は見出せないとのこと。また特定の信仰を持っているかどうかは原因としては重要ではないが、宗教が関係していることもあり得ると示唆しています。また、同時に患者はしばしば、苦痛やその他の症状から解放されることもあります。

患者の目線が何かに釘付けになっていたり、あるいは両腕を広げたりすることからして、この突然の多幸症を臨終期の訪問者と結びつけたくなります。けれどもこの現象から確実に言えることは、死のプロセスにおいて自分の死を恐れさせるようなものは本来的には何もないということなのです。

明晰《めいせき》さ

このような視像に共通するもうひとつの特徴は、それが明晰《めいせき》な意識状態において見えるということです。

しばしば臨終者はその視像に語りかけますが、聞いた人によればその会話はほとんど常に理性的で明晰《めいせき》だったとされます。メアリー・ダウドールによれば――

私の伯父は第一次世界大戦に従軍し、ソンムの恐怖を体験しました。彼は終生、その恐怖を忘れることができませんでした。彼は兵士の一隊を率いていましたが、その内、生き残ったのは三人だけで、自らも重傷を負いました。そして戦功十字賞を受けました。

三〇年ほど前、彼が癌で世を去ろうとしていた時、次のようなことが起こりました。私の母が彼を家で看病していましたが、ある夜、私たちは彼と共に座って、静かに語り合っていました。彼は病状が重くてあまり会話に加われませんでしたが、私たちのおしゃべりを聞くのが好きでした。突然、彼が身を起こし、部屋の中を見詰めているのです。そして急に活《い》き活《い》きとして、とても幸せそうな様子で、彼には見えているらしい、けれど私たちには見えない人に話し始めました。彼は彼ら一人一人を名前で呼び、調子はどうだとか、また会えて心から嬉《うれ》しいとか言っていました。その言葉から、彼らはソンムの戦いに参加して命を落とした部下たちだとわかりました。彼の顔は驚きに満ち溢《あふ》れ、痛みも忘れていました。

私はその夜のことを決して忘れません。私には彼の友人たちは見えませんでしたが、それでも彼らがそこにいたのだと信じています。その後、彼は二度と意識を取り戻すことはありませんでした。そして数日後に亡くなりました。

ダフニ・ビリオウリは、母親が癌で亡くなる前の日々に関する興味深い話をしてくれました。ダフニはギリシアの人で、その母も彼の地で亡くなりました。彼女の母は最後の一週間は痛みに苦しみ、周囲のものや人を認識できなくなっていましたが、死の三日ほど前に突然「マケドンスキ」で話し始めました。これは彼女が育った村の方言で、両親と話す時や村に戻った時にしか使わなかった言葉です。

彼女は四時間ほど、二人の男性と話して過ごしました（彼女の話を聞き、またその目線が部屋の中の二つの場所を往復していたことからの推測です）。一人はオーストラリアに住んでいて、前年亡くなった彼女の兄で、もう一人はもっと年上の人でした。たぶん彼女の祖父だと思います。この間ずっと彼女はとても活《い》き活《い》きとして幸せそうで、意識はこの上なく明晰《めいせき》で、それ以外の時とはまるで違っていました。会話の最後に、彼女は手を振ってさよならと言いました。その後、彼女の意識がはっきりしていると思って話しかけましたが、私のことはわからないようでした。けれども、それからの最後の数日はもはや痛みもないようでした。

次の話もまた、死の直前に突然明晰《めいせき》になる事例です。

突然、窓から涼しい風が入ってきて、平織物の長いカーテンがあからさまにまくれ上がりました。同時に、父の顔つきが変わりました――それまでどんより曇っていたものが、今ではすっかり明るく、普通になっているのです。それから父は話し始めました。それまでそんなことはとてもできそうもなかったのに、その声は力強くて、とてもはっきりと、ごく普通に話したのです。「うん、ママ、わかったよ。うん、ママ。そうするよ。わかった、ママ」。目は開きませんでした。

このように、それまで頭が混乱したり意識を失っていた人が、死の直前、突然明晰《めいせき》な意識を取り戻して「お迎え」の訪問者に挨拶するという話をたくさん聞かされました。クリス・オールコックの母は一九七四年に癌で死にましたが――

最後の週、彼女は父に、「まだ逝《い》けないわ」、だって誰も「迎えに来ない」から、と言っていました。最後の日の午後、医師が彼女にモルヒネを打ち、彼女は意識を失いました。父が傍《かたわ》らに座っていると、彼女は突然目を覚まし、ベッドに身を起こして、誰かに向けて両腕を広げました。その顔には恍惚《こうこつ》のような幸福感が浮かんでいました。父はそこに誰がいるのかたずねたいと思いましたが、実際にはずっと世俗的なことを聞きました。「何だ、尿瓶か?」。母はそれを聞いて、いいえと答えました。精神的には全くしっかりしていました。それから枕に頭を戻し、再び意識を失い、二度と目を覚ましませんでした。

次の手紙の主もまた、これらの視像によって死のプロセスが進み、安楽な旅立ちができたことを強調しています。

私の父は二〇〇六年三月、重度の心臓病で亡くなりました。数日入院していましたが、自分で署名をして家に戻ってきたのです。この時はまだ、回復の見込みがないとは知りませんでしたが、医長がわざわざ家に来て、退院できたのは幸運だったと説明してくれたので、病状が良くないことはわかっていました。

その日、容態が悪化し、意識も混乱しましたが、それで彼が死ぬのだとは気づかず、病院に戻しませんでした。彼は午後九時頃に床に就き、母と私が部屋にいました。彼はとても苦しんでいました。天井からワイヤが下がっているとか、ベッドに虫がいる、何もかもとても嫌だとか言い出していたのです。

真夜中頃、彼は眠りに落ちて少し落ち着きました。五分ほど経った頃に身を起こして言いました、「ハーイ、デイヴ、ここで何してるんだ、会えて嬉《うれ》しいよ」。私と母が見ていましたが、信じられませんでした。彼は安らかで、落ち着いていて、本当に意識もはっきりしていました。デイヴィッドというのは母の兄で、父とも仲が良かったのですが、一二年前に死んでいました。その直後に父は安らかに死にました。そのことを感謝しています。

「天国はこの上なく美しいところだ」

時にはこのプロセスがさらに進行して、死んだ親族が部屋に現れるだけでなく、臨終者が彼らと共に中間的なリアリティに旅立つこともあります。そのリアリティは臨終者にとっては現実世界よりもさらにリアルに感じられ、光と愛と共感に満ち満ちています。彼らは死ぬまでの数日もしくは数時間を、この領域から出たり入ったりしています。時には自分の知らない霊的存在を見ることもありますが、その純粋性は明らかです。

ジェフリー・ワトソンの父は、自らの父の死の様子を彼に何度も話して聞かせました。この人はとても信仰深い人で、喉《のど》の癌で亡くなりました。

私の父は祖父の枕元にいました。嘆き悲しんでいましたが、祖父は父にこう言いました。「心配するな、レスリー、私は大丈夫だ、この上なく美しいものが見える、聞こえる。心配することはない」。そして静かに息を引き取りました。最後まで意識ははっきりしていました。

ポール・フレミングの父は死の直前、たくさんの親しい知人がいるのに気づきました。全て故人でしたが、彼と共に部屋の中にいたのです。彼は自分の見ている人たちの名を具体的に挙《あ》げましたが、なぜそこにいるのかはわかりませんでした。翌日の夜、彼はポールの兄に、はっきりと「天国はこの上なく美しいところだ」と告げ、あたかもすでにそこにいるかのように語り始めました。ポールによれば、高レベルのモルヒネを投与されていたものの、彼の父はその夜はとても鋭敏で饒舌《じょうぜつ》になりました。そして彼は「これらの言葉は百％本物で、正しいものです。私たちには理解できない何かが、父の死の直前に起こっていたと信じています」と語りました。

予備的訪問

これらの視像は常に人の姿とは限りません。次の話は母親を癌で失った女性のものですが、死ぬ前の日に母親が告げたことが語られています。その視像はとても慰《なぐさ》めとなるものだったということです。この話に出て来る光は私たちに寄せられた多くの話にも繰り返し登場する要素で、時には死に行く人自身が、そして時にはその親族が見ることもあります――これについては第七章で詳しく見ていくことにしましょう。また他の多くの話にも見られるように、これらの視像においては、臨終者が自らの差し迫った死を告げられることもあります。

突然彼女は窓を見上げ、じっとそれを見詰めていました……ほんの数分の出来事でしたが、何年ものようにも感じられました……突然彼女は私の方を向き直って言いました、「どうかポーリーン、死ぬことを怖がらないで。とても美しい光を見たの。これからそこに行く。あの光の中に行きたい。とても安らかで、戻って来るのが大変だった」。翌日、帰る時間になって私は言いました、「バイバイ、ママ。また明日ね」。彼女は真っ直ぐ私を見て言いました、「明日のことは心配していないから。お前も心配しなくていいよ。約束ね」。悲しいことに、彼女は翌朝死にました……けれども、彼女はあの日、あと数時間の命だと知り、慰《なぐさ》めと平安を与えられる何かを見たのだと思います。

このような予備的訪問が最も頻繁に起こるのは死の数時間前ですが、「訪問者」が死の数日もしくは数週間前に初めて現れたという話も数多くあります――場合によっては、死が差し迫っていることを誰も知らない内から、死の前兆として現れることも。特に興味深いのは、完全な健康体のように思える――あるいは、何にせよ死が差し迫っているようにはとても見えない人に顕《あらわ》れた視像の事例です。

J・タンナーの話です。ある日、彼女の母親がひょっこり祖母のもとをたずねた時のこと。祖母は言いました。「訳がわからないわ！　今、このドアのところにお母さんが立っていたのよ。目の前に、はっきりと」。そして――

言うまでもなく、彼女の母はもうとっくに、たぶん三〇年くらい前に死んでいました。過去二年か三年、祖母は病気を患《わずら》っていましたが、この時点ではすっかり良くなり、意識も全くはっきりしていました。母は言いました、すぐにこれは予兆だと感じたと――彼女はいつも、自分が死ぬ前には死んだ親族の「幽霊」を見ると聞かされていたのです。翌日、祖母はひどい脳卒中を起こし、二度と意識を取り戻すことはありませんでした。四日間にわたる昏睡《こんすい》状態の後、彼女は死にました。

スーザン・バーマンも、ずいぶん昔に死んだ祖父について、同様の話をしています。

日曜の夜、教会から戻った祖父が、何だか気分が悪い、もう寝るよと言いました。祖父は一杯のお茶を淹《い》れて、彼女に言いました、「メイベルとドリスを見たよ」と。彼らは幼くして死んだ二人の子供です。祖父はその夜に死にました。

この二つの話は、これらの視像がそれ自体の妥当性を持つものであることを示しています。それは死のプロセスや脳の病理学、そして最も重要なことに、あらゆる死の予測から完全に独立して存在しています。それ自体が独立した現象であり、個人に対して深遠な意味をもたらすのです。現象学的に言えば、これらの「前兆的」視像と死の直前に起こる視像とを区別することはできません。つまりそれは全て本質的に同じものであり、死ぬ直前の病状の影響を受けるものではないのです。

時には、この予備的訪問が非常に早く訪れることもあります。ポーリーンの九六歳になる祖母は五人姉妹の一人で、姉妹の中でもマーガレットと特に親しくしていました。マーガレットは「グレタ」と呼ばれていました。

祖母が死ぬ数ヶ月前のある日、仕事から帰ってきた私に、彼女は言いました、その日の午後にグレタが来て、一緒に行きたかったけれど、それは駄目、なぜなら「まだその時ではないから」とグレタに言われたと。祖母が死んだ夜、彼女は呼吸にあえいでいました。それが突然両眼が開いて、微笑《ほほえ》んだのです（実際には微笑《ほほえ》んだと言うより――顔全体が輝いたのです）、そして誰かに挨拶するかのように両腕を上げたのです。それ以降、彼女はずっと安らかになり、一五分ほど後に死にました。きっとその時にグレタが戻って来たのです。その時ようやく、祖母が彼女と共に行く時が来たのです。

遅延戦術

時には、当人がその視像を死の前兆であると解釈し、それはまだ早すぎると感じた場合、「訪問者」に短期間の猶予を願う場合もあります。

母は死ぬ直前に言いました、死んだ父が白馬に乗ってやって来て、「彼女を連れて行こう」としたけれど、その馬の脚を躓《つまず》かせて、父と一緒にそれに乗ることを拒否したと。

ほかにも数名の人がこの種の遅延戦術の話をしています。クリス・オールコックの父（三七―三八頁）は天使と交渉して、息子が最後の挨拶に来るまで死ぬのを猶予してもらっていました。「天使に言ってるんだ、まだ行くわけにはいかないと！」。ヒラリー・フルードの患者（四二頁）は訪問者に対してこう言っています。「待っててください、今すぐ行きますから。ただちょっと、この看護婦たちに世話をしてくれた礼を言いたいのです」。愛する者が死に目に会いに来るまで死を遅らせた人の話はたくさんあります――中には、孤独死を望むあまり、親族が去るまで自分の死を遅らせたという話まであるのです。

次の話は、「メッセンジャー」のもたらすメッセージがあまりにも嫌だったために、その到来が歓迎されなかったという、極めて珍しい例です。むしろ死は恐ろしいものだというのが人間の一般的で自然な態度であることからして、多くの人が自分自身の死の前兆を平然と受け入れているように見えるのはむしろ驚くべきことでしょう。スーザン・グラントは――

一二年前、その数年前から病気を患《わずら》っていた夫が倒れ、病院に担ぎ込まれました。ある日、見舞いに行くと、彼はひどく動揺していました。もう何年も前に死んだ母親が来て、話しかけられたと言うのです。お母様は何と仰《おっしゃ》ったのと訊《き》くと、彼は答えました、「ただ、「ハロー」と」。けれども、母親が来るのは自分が死ぬことを意味していると知っているようでした。私は彼を慰《なぐさ》め、お母様がいらっしゃったのはあなたの回復を助けるためよ、と言いましたが、実際には私はこういう死者の出現の話は聞いていましたし、死後の生も信じていました。彼は一週間後に死にましたが、彼女は彼が「境界を越える」のを助けに来たのだけれど、ここで家族と過ごす少しの時間の猶予を与えたのだと信じています。

プロの医療従事者の体験

臨終者の看護に関して幅広い経験を持つ、プロの医療従事者からも数多くの話が寄せられています。ベルファストの二つのホスピスで、二〇年にわたって苦痛緩和医療に従事したソーシャルワーカーのケイト・ドーナンは、さまざまな事例を教えてくれました。極めて多くの患者が、見えない何か、もしくは誰かに向かって話しかけたり、手をのばしたり、笑いかけたりした事例。あるいは臨終者が死者に話しかけたりその姿を見ているのを目撃した遺族の話。中でも次の話は特に興味深いものです。この話は他の多くの医療従事者から聞いたたくさんの話の典型というべきもので、また第2章で述べたように、多くの医療従事者や遺族がこうした話題を公然と語るのを控えているためにその研究が困難になっていることを示す事例でもあります。

意識のはっきりした老齢の女性が、ベッドの足許《あしもと》に彼女の母親が立っていたという話をしてくれました。母親の背後にもたくさんの人がいたけれど、あまりはっきりしていなかったということです。たぶん母親の兄弟姉妹だろうと推測してしまいました……全て故人です。彼女は一三人家族の最後の一人でした。この体験は彼女に大きな慰《なぐさ》めを与えました、というのも彼女の母親は彼女が一五歳の時に急死したからです。彼女は当時八〇代でした。医療スタッフにこの話をすると、それはたぶん「薬物の作用」だと一蹴《いっしゅう》されました。はっきり申しますが、この患者は完全に明晰《めいせき》で、スタッフですら彼女が混乱したところを見たことがありません。私は長年の経験から、誰かが薬の悪影響を受けているならすぐに判《わか》るのです。このことについて、みんなが偏見を持っているのを悲しく思います。そのために人は自分の体験を人に話したがらないのです。頭がおかしいとか思われるかもしれないので。先ほどの話をしてくれた老齢の女性は明晰《めいせき》で、こう言いました……「あなたなら、私がおかしいとは思わないと知っていたから、あなたにだけは話したのよ！」。

苦痛緩和医療に従事するようになった時点での私はせいぜい不可知論者でしたが、その後、自分で目撃した、あるいは遺族の方から聞いた多くの体験を一蹴《いっしゅう》することはできなくなりました。あるお母さんは、娘さんの霊が身体《からだ》から出ていくのを目撃した時の話を、とても感動的に、けれども明晰《めいせき》に聞かせてくれました……彼女はとても知的で、信頼に足る女性なのです。

老人ホームで働いていたジュディス・ウィルソン夫人によれば、時に「訪問者」が不気味なほど正確な死亡時刻を予告することがあります。

とある九七歳の女性はすっかり衰弱し、今にも息を引き取ろうとしていました。彼女は誰かに話しかけていました。そうしているのは判《わか》るのですが、その相手は誰にも見えません。後であれは誰だったのと訊《き》くと、六ヶ月前に死んだ妹のアリスだと言うのです。そしてアリスは翌日の午後二時三〇分に来るわと言いました。翌日の仕事は午後二時からで、「彼女はまだ無事？」とたずねると、まさに今、息を引き取ろうとしているところだと告げられました。私はまだ新人でしたので、誰かが私と一緒に、彼女の臨終を見守ることになるだろうと。午後二時三〇分の直前、彼女は一瞬眼を開き、「アリス」と囁《ささや》いて片手をのばし、安らかに旅立ちました。

ウィルソン夫人が証言するもう一人の女性は、親族に明日は「もういないから」来なくていいよと言い残し、その夜の睡眠中に亡くなりました。また別の老人ホームの看護人は、「このようなことはしょっちゅう起こっています」と断言しました。

最新の事例は、頭がはっきりしたまま九七歳で亡くなった女性です。生前、ホームではいつもその時を生きていて、過去や親族の話は一切しませんでした。死の直前、彼女の母がここへ来たと言いました。母が部屋で待っているから、すぐに行かなきゃ、待たせたくないからねと言うのです。亡くなった多くの入所者も似たようなことを言っていました。今ではもうまたかという感じで、驚きもありません。けれども、一般的には今も気味の悪い話なんですよね？

多くの看護人が、自分たちの受けてきた訓練の中にはこのような体験に備えるものは何もなかったと感じています。たぶんそれは、その訓練が完全に肉体的看護に基づくもので、全てを薬や病状のせいにする傾向があるからです。また、訓練カリキュラムの中でこれらの視像が論じられることもなく、たとえ話題に出ても戯言《たわごと》として一蹴《いっしゅう》されてしまうのが現状です。(4) たとえスタッフがそのような視像を証言しても、馬鹿にされるのを恐れて話題に出したがらないのです。ジュリー・ルイスは言いました――

私はかつては偏見のない人でしたが、看護師の訓練を受けている時に、何であれ全て科学的に計測し証明できる証拠があるはずだと考えるようになりました。当時の私は、たとえば死ぬ時に光を見る人は、脳が活動を停止して細胞が死滅する際に体験する、化学物質による幻覚体験ということで説明できると。それ以上、この問題に立ち入ることはありませんでした。けれども一連の出来事を経て、私はそのような立場を辞めました。今ではそうした科学的研究の立場を離れ、また以前のように偏見のない自分に立ち返って、物事をありのままに受け入れるようになりました、自分で説明がつこうとつくまいと。

これらの話を綜合すると、臨終期視像は病状や薬の作用とは無関係で、死のプロセスに固有の部分であるということは明らかです。のみならず、時には自分が近々死ぬと考える理由のない健康な人にも、死の前兆の視像が起こったりします。このような場合、その視像を病状のせいにすることはできません。それは明らかに死のプロセスの一部であり、それも生を充実させ、動機付けするような、極めてリアルな現象なのです。

このような臨終期視像と、心停止状態の意識喪失状態で——実際、どこからどう見ても患者が一時的に死んでいる時に——起こる臨死体験とを比較してみると、興味深いことがわかります。どちらも、絶対的安息、至福、愉悦《ゆえつ》の感覚、そして光の体験は共通しています。そしてどちらの場合も、中心にあるのは旅の観念です。仮死体験の方が臨終期視像よりもさらに叙述的で、その視像が起こっている世界を詳しく記述しています。TDEは始まりと中間と終わりのある旅で、最後には戻って来ます。時にはその旅は体外離脱体験として始まり、時には暗いトンネルを抜けて明るい光の中に出たりします。彼らが入って行く領域は通常はしっかり構成されています――通常は文化によって決定され、西洋の体験ではしばしば典型的な英国式庭園が出て来ます。ここで彼らは死んだ親族や友人たち、まれに天使的存在と会ったりします。彼らの役割はまず彼らを迎え、安心させることですが、次にはまだその時が来ていないから戻れと指示します。生き残った人にとっては、そこより向こうへ行くのは不可能だと解《わか》っています――何にせよ、今はまだ無理だと。

臨終期視像でも仮死体験でも、その人が移行するもう一つの世界は絶対的なリアリティを持っていますが、臨終期視像の場合、あたかもこの世ともう一つのリアリティが重なり合い、互いに溶け合っているかのように、両者を一度に体験することができます。臨終者もまた迎えに来た人も、どちらの世界も自由に行き来できます。臨終者がこの二つのリアリティに混乱することは滅多になく、自分の見ているものが他人には見えていないことにも気づいています。社会意識もまた保《たも》たれているので、二つの会話を同時に行うことができ、また両者の違いを認識したまま、互いに紹介したりする事例すらあります。

旅の準備

これらの話から明らかなことは、これらの視像が臨終者に伝えているメッセージです。重要なのは、親族に対して自分は明日にはいないとはっきり告げていながら、自分は死ぬという表現を用いないという事実です。彼らは常に、「迎えられている」とか「連れて行かれる」あるいは「旅立つ」という表現をするのです。この視像の目的は臨終者に旅の準備をさせることですが、時には一日程度の猶予を与えたり、旅立ちの時間を教えたりすることもあり、それはしばしば驚くほど正確なのです。

この「旅」という観念は、臨終者が自分自身の死を想うことができないからなのでしょうか？　彼らの置かれた状況からすればあり得ないように思われます。むしろ、彼らが見た視像の中の何か、訪問者が伝えたメッセージが、終わりではなく継続を示唆していたからではないのでしょうか。それは楽観的なメッセージです——単に生の終わりを告げるのではなく、希望に満ちて先へ続く旅の可能性を示しているのですから。視像を見た人や臨死体験をした人に、死は恐れるべきものではないと確信させるのは、この旅への期待であるようです。

第4章——臨終期暗合

これが何なのか判《わか》りません——空想、夢、願望、妄想……こういうのは好きではありません、現実感覚がぐらつくので。

（面談相手）

死者との遭遇事例はほとんどの人にとって、一世紀以上前にガーニー、マイヤーズ、ポドモアが研究書を発表した時と同様に魅力的です。そして今なお、親しい人が死んだことが突然感知でき、そして後になってまさにその強い死の感覚を得た瞬間に当人が死んでいたことが判明するという現象は注目に値するほど一般的であるようです。しばしばその人ははるか遠くで生活しており、感知した人は当人が病気だということすら知らないのです。極端な場合には夢の中や急な目覚めの瞬間の映像で臨終者の姿を見ることもあります。その場合、彼らは別れを告げ、全ては大丈夫だと言い残します。

本人が完全に覚醒している時にそれが起きることもまれにあります——私たちの調査では三分の二の事例が、夢の中や急な目覚め、あるいは眠りと覚醒の間の朦朧《もうろう》状態、実際には起きているのか寝ているのか判然としない時に起こっています。完全な覚醒状態では何かが見えるということはほとんどなく、むしろ見えないけれど誰かがそばにいる感覚が強く感じられることが多いようです。覚醒中に愛する誰かが病気だとか死んだとかいうことに突然気づいて圧倒されたり、わけのわからない悲しみの奔流や強い不安感に襲われ、後になって初めてそれが誰かの死の瞬間のことだったと判明する場合もあります。

不安感

娘の親友サラ・マレーから聞いた話です。彼女は数ヶ月間フィレンツェで暮らしていたのですが、ある日、芸術教室から下宿へ戻る時に突然、父に何か悪いことが起きたという圧倒的な感覚に襲われました――彼女が知る限り、彼は合衆国の家で元気に暮らしているはずです。そのような感覚は過去にはなく、また圧倒的に強いものだったので、ただちに家に電話して確認しなければと思って駆け出しました。下宿に着くと、留守番電話が入っていました。彼が地下室の階段から落ちて首を折ったというのです。

このような体験は通常は束《つか》の間のことで、サラのように突然、愛する誰かが大病を患《わずら》っているとか死んだとかいう強い確信が来ることもあれば、また不可解な不安感に襲われることもあります。キャスリーン・ナイトは一九八六年四月に父が死んだ時、フランスで働いていました。

仕事を終え、同僚たちと寛《くつろ》いでいたときのことです。上機嫌で笑ったり冗談を飛ばしたりしていました。突然、背中を悪寒が走り、しばらくの間、不安感に恐われました。最初に思ったのは、部屋に置いていたおカネのことで、無事であってくれと願いました。この不安感は何とも言いようのないもので、これまでに感じたことのない類いのものでした。そんなに長くは続かなかったとは思いますが、確信はありません。

また、その正確な時間も憶えていません。けれども昼下がりから夕方頃だったと思います。
その後、父がイングランドのゴルフコースで心臓発作に襲われ、亡くなったことを知りました。これは背中を悪寒が走ったのと同じ時間だったのです。それから、家族や友人たちと父の話になると、私は冗談で父が私のおカネを見守ってくれたと言うのでした。

キャシー・ガスリーの話もよく似ています。

悲しいことに、兄は二〇年ほど前に交通事故で亡くなりました。私は午後五時まで仕事でした。四時二〇分頃、突然不安感に襲われ、自分に対して腹が立ってきました。そこで、本当はあれこれ理由があって職場にいなければならなかったにも関わらず、荷物を片付けて家に帰ることにしたのです。翌朝の午前二時三〇分にわかったことですが、兄がちょうど前日の午後四時二〇分に、酔っ払い運転のクルマに跳ねられて即死していたのです。

この二つの事例は、これがしばしば理由や意味のわからない感情であることを示しています。最初の事例で、キャサリンはその束の間の感情を部屋に置いたおカネに対する心配だと考えました。その後に判明した事実から、ようやく別の解釈が生まれたのです。第二の事例では、キャシーはたぶん、もしも兄の死の正確な時刻を見出していなければ、前日の不安感について再考することはなかったでしょう。この二例のように、これらは曖昧《あいまい》な体験であり、単なる偶然として片付けられてしまいがちです。そして実際、それぞれの事例の感覚自体は不可解なものでしたが、そのタイミングはだいたい正確だったのです――実際、第二の例では不気味なほど一致しています。

これらの事例は、そのタイミングの正確さと感情的反応の強烈さのゆえに「単なる偶然」として片付けるのは困難です。ここで、ウィン・ベインブリッジの従姉妹が亡くなった時の話を聞きましょう。ウィンはその従姉妹ととても仲が良かったのですが、一三ヶ月ほど前から癌に罹《かか》っていました。

二〇〇二年一月一日午後一二時四五分頃、コンピュータで作業をしていると、突然気分が悪くなりました。何が悪いのか、わかりません――痛みも吐き気もないのです。ただ、私からあらゆる力が抜けていくような恐ろしい感覚でした。失神するようなものではなくて、ひどく弱ったような感じです。この感覚は二〇分くらい続きました。その日の内に従姉妹の息子から電話があり、彼女が死んだことを聞かされました。彼女はそれ以上の治療を止めようと決めていましたが、医師たちは彼女があと数ヶ月は生きられるだろうと予想していましたので、これは全く思いがけない報《しら》せでした。彼女が亡くなった時間をたずねると、午後一二時五五分だとのこと。まさに私が気分が悪くなっていた時で、思い返す度にすごいことだと思います。

ジャネット・ライトの話もまた同様に説得力があり、ウィン・ベインブリッジらの話と同様、関係者の間の強い感情的繋がりを強調するものです。

夫は二〇〇五年に亡くなりましたが、息子と娘と私は彼が死ぬ前の晩、一晩中ホスピスのベッドサイドにいました。お父さん子だった娘は、プロの写真家です。その翌日、結婚式場の仕事の予定が入っていて、断ることができなかったので、嫌々ながらも午前中に出て行きました。午後一時三〇分、夫は昨夜から一度も意識を取り戻さないまま亡くなりました（私たち全員がさよならを言った後で）。私はただちに娘〔ジェイン〕に電話することができませんでした。だって、他人様の結婚式を邪魔したくはなかったから。彼女は午後二時頃に電話してきました。私はパパは一時三〇分に死んだよと言いました。彼女が息を呑《の》むのがわかりましたが、当然、この悲しい報《しら》せに動転したのだろうと思いました。

けれども、ホスピスにやって来た時、娘は次のような話をしました。心配事は脇へ措《お》いて、いつも通りの集中力で仕事に取り組んでいたけれど、進行状況を確かめるために時計を見て一時三〇分だった時、訳もわからず涙が溢《あふ》れたのだと——誰かの結婚式の最中には、絶対に避けねばならないことです。その時間が一致していたことからして、私たちはずっと、夫が亡くなる瞬間に彼女のもとを「訪れた」のだと思っていました。

詳しい話を聞けば聞くほど、単に偶然というだけでは説明が付かないということがはっきりします。次の事例はリンダ・デニーの話で、夫の祖父が死んだ日の出来事です。彼は三年間同居していましたが、食道癌を患《わずら》ってしまいました。

ある夜、夫が——音楽家なのですが——仕事をしている時、もう一人の孫が来ました。私は祖父に、お茶でもどうとたずねると、彼は言いました、「ああ、頼むよ」。それで私はキッチンに言って、薬罐《やかん》を湯沸かしにかけました。沸くのを待っていると、電話が鳴って夫が言いました、「おじいちゃん大丈夫？」。そこで私はええ大丈夫よ、今お茶を淹《い》れているところ、と言いました。彼によれば、仕事場でギターを弾いていたら、急におじいちゃんがそこにいるという強い感覚に襲われたので、すぐにステージを降りて電話してきたのだというのです。私はおじいちゃんは大丈夫だからと言って彼を安心させ、電話を置きました。お茶を淹《い》れ、運んでいこうとした時、義理の弟が来て、言いました、「死んだ」。たった今、目を閉じて亡くなったのです。

リンダの夫は祖父が末期症状だということを知ってはいましたが、その時の不安感があまりにも強くてステージを降りて電話せざるを得なかったという事実、そして彼が電話したタイミングが完璧に祖父の死と一致していたという事実は、これが単なる偶然ではないということを強く示唆《しさ》しています。これらの要素がいずれも単なる偶然に過ぎないと一蹴《いっしゅう》するよりも、祖父は実際に死の瞬間に何らかの手段で孫に接触したのだと考える方がはるかに理に適っているでしょう。

別れの挨拶

時にはこのような死の暗示が、臨終者自身の訪問という形を取ることもあります。ちょうど死の瞬間に、当人が親しい人のもとを訪れるのです。その姿を目撃されることもあれば、話をする場合もあり、その存在を強く感じるのみという場合もあります。何《いず》れの場合も、臨終者は自分がこれから死ぬことを告げ、

「さようなら」「自分は大丈夫」などと言います。メッセージの内容にも、伝えに来た人にも、曖昧《あいまい》なところはありません――体験者にとっては、会いに来たのが誰なのか、何を言いに来たのかがはっきり解《わか》っています。たとえば、アレックス・カミングズが父から別れの挨拶を受けた時の話――

私は足専門医で、その日の最初の患者の治療を開始したばかりでした。時間は二時一五分、仕事中、父がすぐ近くにいるのを感じました。父は、今死んだので知らせに来たのだと言いました。私は父に感謝して、仕事を続けました。父は亡くなったのだなあと思いました。何も動揺することはありませんでした。とても心が安らぐ出来事でした。半時間後、電話が鳴り、受付が出ました。叔母からで（彼女はその時、母と一緒にいました）、父が死んだことを報《しら》せるために電話してきたのです。

このような訪問は、臨終者からの具体的な別れのメッセージであり、たいていは慰《なぐさ》めと安心感があったと語られます――遺族は何もかも良かったという強い印象を持ちます。そして多くの人が、以後は死の恐怖がなくなったと語っています。私たちの記事を読んで連絡をくれたジーン・ホールズワースの話は典型的なものです。

一九七九年、七四歳の母が全体的に気分が優《すぐ》れないということで、木曜日に緊急入院しました。翌日には元気になり、日曜日にはすぐに退院できそうな様子でした。

土曜の夜は見舞いに行きませんでしたが、日曜日に行きました。彼女はすっかり元気になったようでした。月曜の朝早く、私は半分眠っている状態で目を覚ましましたが、母の姿が色つきではっきり「見えている」のに気づきました。とても暗い場所にスポットライトを浴びて立っていて、いつものだぶだぶの普段着を着ていました。両手を固く組んで、切迫した断固たる様子で言いました、「心配は要らないよジーン、私は大丈夫だから」。この言葉を繰り返した後、彼女は消えていきました。ベッドサイドの時計を見ると、午前三時二〇分でした。

翌日、看護婦から彼女が午前三時二〇分に死んだと知らされました。あまりにも奇妙な体験だったので、たぶん夢を見たか、少し頭がおかしくなっていたのかと考え、誰にも言いませんでした。けれどもあの記事を読んで、私は思っていたほどおかしくはないのかもしれないと考えたのです。

ジェイン・ハーバートの母は彼女が一二歳の時に死にましたが、その後、父が彼女に次のように話をしました。

私の母は二年の間、髄芽腫〈脳腫瘍〉を患《わずら》ってしまいましたが、それがわかったのは死後の検死の結果でした。彼女は明らかにゆっくりと悪化していましたが、死がそれほど差し迫ったものだとは全く判《わか》りませんでした。彼女はセント・トーマス病院に入退院を繰り返し、死んだ時も入院中でした。私の父(ケンブリッジ/セント・トーマスの医師)は空想の世界に浸《ひた》るような人ではなく、特に信仰篤《あつ》くもありませんでした。ある夜、ベッドに寝ころんで読書をしていた時、母の声を聞いたか、その存在を感じたのだそうです。父は母が「行こう」としているのを「理解」し、本を置いて言いました、「いいよ、おまえ」。一〇分後、セント・トーマスからの電話が、母の死を告げました。

後にジェインはもっと詳細を聞きたくなりました。たとえば母の声が物理的に聞えたのか、それともただ「判《わか》った」のか。不運にも、その頃には彼女の父は認知症を患《わずら》っており、それ以上のことは何も判《わか》りませんでした。しかし間違いなく、印象からすれば、アレックス・カミングと同様、彼はその訪問に冷静に対処したようです。

物理的出現

時には臨終者との接触が極めて物質的な形を取ることもあります。アン・リデルはある夜、誰かに手を強く握られて目覚めました。翌日、ちょうどその時間に祖母が死んでいたことが判《わか》りました。ジーン・ヘンフリーは祖母が死んだ瞬間に目を覚ましました。彼女が自分を包んでくれているような心地よい感触が感じられたのです。ジョン・ファーは父の死の時間に電話に起こされましたが、声は聞えず、ただ音楽が流れていました――彼の父は音楽好きなミュージシャンだったのです。母が死んだ日、ジョナサン・ライゼラーチは誰かに袖を引かれるのを感じました。祖母が死んだ日、ジョン・グラントは奇妙な臭いに悩まされました。それはその日一日、強くなる一方でした。コリー夫人は、入院していた子供が死んだ時、父が子供の跫音《あしおと》を聞いたと述べています。

死んだ父のピーター・キッドは一九一〇年に生まれ、バンフシャーで小作人をしていました。一九三九年、当時はまだ幼児だった長男が火傷《やけど》で入院していました。ある夜、父が火のそばに座っていると、子供の跫音《あしおと》が通り過ぎ、少し離れたところで消えてしまいました。それで父は、あの子は死んだと母に言いました――その通りでした。私の父は狼狽《ろうばい》し、自転車で両親の小作地まで行って、自分の母親にその話をしました。その帰り道、まだ狼狽《ろうばい》していましたが、自転車で丘を越えた時、何だか心が軽くなったと感じたそうです。

死の前兆を感じる

このような物理的出現の中でも、極めて重い不可解な身体症状が出たという話はとりわけ奇妙なものです。それは数分にわたって続き、後になってから、その時臨終者が体験している感覚そのままだったと判明するのです。エリザベス・ウッド、レイモンド・ハント、ジューン・サリヴァン、ジャニス・アシュトンらは、このような体験を報告しています。

エリザベスの兄は末期の喉頭癌《こうとう》でしたが、彼女はそれを知りませんでした。もう何年も会っていなかったのに、彼女は彼を他の家族よりも身近に感じていました。

二〇〇六年一一月一一日土曜日の夜のことです。私は何か信じがたいほど荒々しいものによって叩き起こされました。それは私をベッドの横に背筋をのばして座らせ、繰り返しこう言ったのです。「知りたくない、絶対に知りたくない、あまりにも恐ろしすぎる」。私はバスルームへ言って、今のことを忘れよう、何か別のことを考えようとしましたが、自分は死ぬのだという圧倒的な確信に囚われていました。バスルームの床の真ん中にかがんで、両腕を前に垂らしました。自分は死ぬのだと知ってパニックに襲われていました。理由はわかりませんが、全身に「違和感」がありました。その違和感の正体を突き止めようとしましたが、感じるのはただ、身体《からだ》のどこをとってもおかしい、全身が死につつあるということだけ。そこで、どうせ死ぬならベッドに横になろうと決めました。こうしてベッドに戻り、もう一度寝ようとしました。まさに人生最悪の夜で、その影響は深刻で、翌日も衰弱していました。次の日の月曜日、兄が死んだことを知りました。大出血していたのです……私が荒々しく起こされたのは……出血と共に生命が彼の身体《からだ》から出ていこうとしていた感覚なのだと信じています。

次の二つの話もまた、臨終者が感じている身体症状と、近しい人が体験する苦痛との間に強い相関関係があった事例です。これを見れば、両者の間の何らかの繋がりを信じざるを得ないでしょう。第12章と第13章で、このような不可解な繋がりを詳しく考察します。まず、ジューン・サリヴァンの話――

私の親しい友人が、私よりもかなり年上なのですが、時々健康を害していました。彼女はいつも私に愛情を注いでくれ、私が子供の頃からよく知っており、私は定期的に彼女の家を訪ねていました。ある金曜日、共通の友人が電話をかけてきて、件の友人が入院したと言うのです。けれど「病状は安定した」ということなので、翌日の午後に一緒に見舞いに行くことにしました。その夜、私は胸に激しい痛みを覚えて跳び起きました。それは数時間ほど続きましたが、助けを呼ぼうとは思いませんでした。突然、奇跡のように痛みは去り、私はベッドに横たわりました。ちらりと時計を見て、きっと消化不良のせいねと考えました。その朝の六時三〇分頃に電話が鳴り、夫が取りました。ドリスが二時半に死んだというのです。ちょうど私の痛みが去った時刻でした。後で知ったところでは、二人の外科医が友人の衰弱した心臓を救うために二時間も頑張っていましたが、その努力は二時二〇分に終わり、数分後に彼女は死んだのでした。以来、この二時間の間、ドリスが私に接触しようとしていたのだと感じています。

ジャニス・アシュトンの話――

私は仕事に行く途中でした。時刻は午前の八時一五分くらいで、夫がいつもの場所に下ろしてくれました。そこからはいつも最後の一五分を歩いて職場に向かうのです。クルマのドアを閉めた時、心臓の周辺に激しい痛みを覚えました。夫に手を振ってクルマを停めてもらおうとしましたが、それは適《かな》わず、歩道に戻ってフェンスにもたれました。この時、私は思いました、「父さんみたいな心臓病じゃありませんように」。すると痛みは去り、私は歩いて職場に向かいました。

デスクに就いて一〇分もしない内に、父の職場から電話がありました――マネージャー曰く、父が心臓発作を起こして病院に担ぎ込まれたというのです。職場に着くや否や倒れたそうで、午前七時三〇分くらいの頃でした。この電話を受けてから五分後にまた電話があり、病院に着いた時点で父は死んでいたと言われました。

一九六六年五月、船員レイモンド・ハントは休暇を取って家に戻っていました。重い肺癌で入院している父を見舞うためでした。

五月二六日に父を見舞った後、私はいつものように近所で数杯のビールを呑《の》み、ベッドに入ってぐっすり寝ていました……次に憶えているのは、胸の痛みと息苦しさで目が醒《さ》めたことです。電気のスイッチに手をのばそうとしましたが、あまりの痛みで叶《かな》いませんでした。ベッドサイドの時計に目をやると、午前四時一五分でした。痛みは甚だしく、呼吸をしようと必死です。口を掴んで無理矢理こじ開け、息をしようとしました。死にもの狂いで頑張りましたが、痛みは今や耐えがたいものとなりました。すると痛みが治まり、私は大いなる安らぎと愛の感覚に圧倒されました。全ての痛みは去っていました。その時に感じた愛と大いなる安らぎの感覚は言葉では言い表すことはできません。その感覚が終わらないように願いました。その時の私がどこにいようとどこに行こうと、それが終わらないようにと願いました。この身体《からだ》、あるいはこの世界に戻ってくるのが嫌でした。

午前七時頃、誰かがドアをノックして、はっとして目覚めました。それは隣人で、出勤途上に親切にも、病院からの電話を報《しら》せてくれたのです（当時、うちには電話はありませんでした）。もちろん、ドアを開ける前に、彼が何を言うかわかっていました——昨夜の内に父が死んだと……

この体験は、私の身体《からだ》に影響を及ぼすことはありませんでした。私は床に就く前と同様に健康で、活《い》き活《い》きしていたのです。けれども、それが私の精神に及ぼした莫大な影響はおわかり戴《いただ》けると思います。その時も今も、自分の身に起こったことを否定できません……私は、全ての生きとし生けるものは尊いのだと理解しました。花も、植物も、樹々も……私たちは皆、より良い世界を求めて努力しなければなりません。お互いに助け合い、誰の心も身体も傷付けることなく。私は自分の体験が人の役に立つことを希望しています。そのためにこそ起こったのかもしれません。死には恐れることは何もない、私の父は幸福だったことを知っています。

この体験の魅力的な点は、それが臨死体験に極めてよく似ていることです。レイモンドの述べていること——激しい痛みが突如として治まるのは、まるで身体《からだ》から外へ出たかのようですし、元の身体やこの世に戻るのが嫌になったこと、この体験が生み出したとても強くて持続力のある印象、死に関する恐怖が完全になくなったこと——全ては、臨死体験をした人が何度も何度も語っていることです。あたかもレイモンドは、父親の体験を共有したかのように思われます。

二つの幽霊物語

臨終者の別れの挨拶の多くは、夢もしくは睡眠からの急な覚醒時、あるいは夢を見ているのかいないのか判然としない半醒半睡の状態——入眠状態——で起こります。覚醒している日常生活の状態で起こることは少なく、あったとしても「訪問者」が実際に見えるというよりただ「存在」として感じられるだけである場合が多いのです。ですから次の二つの事例は、臨終者が日常生活の中で極めて物理的な形で出現したという点で例外的な事例です。

グラディス・アステンの娘さんから手紙をもらいました。母の希望で、次の魅力的な話を報《しら》せてくれたのです。

この話は第二次世界大戦時に遡《さかのぼ》ります。母《かあ》さんが姉のアイリーンのもとをたずねました。彼女は家を出て、バンドと共に国民娯楽協会で働いていた歌手です。日中、ちょうどランチタイムの頃、二人は船曳道へ散歩に行きました。アイリーンは橋の上で英国海軍航空隊のパイロットの制服を来た男がこちらを見ているのに気づきました。彼女は母《かあ》さんに言いました、「あら、あの橋の上の人、ハロルドに似てない？」（ハロルド・ショウはアイリーンの恋人でした）。二人は同意して、それが本当に彼なのか、それとも単に似ている人がハロルドと同じ制服を着ているだけなのか、確かめるために橋に向かいました。けれども、橋にたどり着いた時にはその人は消えていました。そこには姉妹二人を除いてほかに誰もいません。しかし、その場から姿を見られずに行けるような場所はなく、また二人とも、いつどうやってその人が視界から消えたのか、全くわかりませんでした。二人は不思議に思い、その日一日、折に触れて論じ合っていました。

翌日、二人は一緒に家に帰って、アイリーンの母親（私の祖母）の誕生日のサプライズをしようという計画でした。祖母が家に戻った時、二人はすでにそこにいて、アイリーンは長椅子の後に素早く隠れました。そこからいきなり飛び出して祖母を驚かそうという魂胆《こんたん》です。けれども、家に入って来た祖母は、アイリーンが長椅子の後に隠れているとも知らず、ただちに母に恐ろしい報《しら》せを告げ始めました——オークニー諸島上空で、ハロルドの飛行機が敵の砲火を受け、撃墜されて死んだと言うのです。前日のランチタイムの出来事でした。

この話が特に興味深いのは、二人の姉妹がどちらもその人影を見て、どちらもそれがハロルドだと思ったことと、その「目撃」が完全な覚醒時に起こったことです。次のジェニー・スタイルズの話も同様に日中の目撃談で、目撃者はその人が死んだとか、病気であることすら知らなかったという事例です。

私の母はクリスマスの少し前、二〇〇六年一二月一七日日曜日の午後九時一〇分に亡くなりました。その六週間前に重い脳卒中に罹《かか》り、回復の見込みはありませんでした。私は数ヶ月前から、合衆国にいる兄に連絡を取ろうとしてきました。彼女が一八ヶ月前から老人ホームに入っていて、急激に衰弱していることを報《しら》せるためです。彼がナシュヴィルからワシントンDCに引越したのは知っていましたが、住所も電話番号も判《わか》らず、探し当てることができませんでした。そんな時、全く突然、母が死んだ四日後の夜に兄から電話があったのです。母が死んだと聞いても兄は驚きませんでした。その前の日曜日の午後に、彼はワシントンの通りを歩いている母を目撃したというのです。イギリスと合衆国の時差を考えると、兄が母を見たのは、まさに母が死んだ時でした。兄はその時の母の服装を述べました――彼女が持っていたクリーム色のスーツです――けれども兄はもう一〇年近く母に会っておらず、母がそれを買ったということも知らなかったはずなのです。

この二つの体験の解釈はとても困難です。もしもそれらが本当に臨終者の別れの挨拶だとするなら、なぜ直接会いに来なかったのでしょうか？　そして最初の話の場合、ハロルドと感情的な繋《つな》がりがあったのはアイリーンだけなのに、なぜ姉妹二人が彼の姿を見たのでしょうか？　姉妹の間に感情的な繋《つな》がりがあったために二人とも亡霊を見ることができたのでしょうか？　想像するに、パイロットがさよならを言うために近づいて来なかったのは、姉妹が一緒にいたからなのかもしれません。とはいえ、それでは二番目の話の説明が付きません。母親を「見た」時の息子の気持ち、そして母親が本当に自分の死を報《しら》せたかったのかどうかが確認できれば興味深いことになるでしょう。いずれにせよ彼が妹に「全く突然」電話をかけて来て、そのきっかけが母の姿を見たことだったという事実に変わりはありません。

夢の訪問者

臨終者の別れの挨拶としては、夢の中や急な目覚めの時が一般的です。後者の場合、突然何か良くないことが起きたとか、誰かが自分に連絡を取ろうとしているという圧倒的な感覚で目が覚めることが多いようです。一〇〇を越える事例の内、六六％が夢あるいは急な目覚めの時に起こっています。

一九八七年一〇月、テリー・ウッズは英国海軍の潜水艦リヴェンジ号に勤務して、八週間の哨戒《しょうかい》任務に当たっていました。

潜行二日目、ベッドで寝ていた私はとてもリアルな夢を見ました。祖父が「死んだ」のです。その夢はとても奇妙で、祖父母が住んでいた場所に家族全員が待っていて、最後に到着したのが私でした。私が着くと、祖父は全員が揃ったのを見て、甥の自転車を選んで言いました、「これだこれだ、行ってくる」。そのまま歩道に漕ぎ出して消えてしまいました。翌朝、眼を覚ました私は一番の親友に言いました、「本当に変な夢を見た、おじいちゃんが死んだんだ」。友人はただの夢だ、気にするなと言ってくれました。

哨戒《しょうかい》中の潜水艦乗りが悪い報《しら》せを告げられることはありません。これは英国海軍の嫌なところでして、近親者はどんな報《しら》せでも、一週間に四〇語しか報《しら》せることは許されないのです（家族電報というやつです）――海軍はそのようなメッセージを検閲しているのです。母が妻に命じて、「ソフザンネン」という家族電報を打たせました。妻のメッセージを受け取った英国海軍は三週間の間、私への家族電報を全て保留にしていました――それで、何かおかしいと思ったのです！　そこで艦長は私に告げる決意をしました。私へのメッセージが保留になっていた理由は、私の父方の祖父が死んだからだと。それも一九八七年一〇月一八日の午前三時頃のことであると。祖父が病気だったなんて何も知りませんでした。祖父が死んだ時、私は大西洋の海面下二〇〇フィートのところでぐっすり眠っていたのです。とても不気味です……

これもまた、この種の交信には空間は妨《さまた》げにならないという事実を示しています――たとえ海中でも。家族から遠く離れている人にとって、心配な夢を見ることは珍しくはありませんが、テリーによればその夢はとてもリアルで奇妙なものでした。このことと、その正確なタイミングを考え合わせると、それは偶然というよりも何らかの交信だったのではないかと考えられるのです。

フィリップ・ヒーリーもまた、夢の中で母の死を告げられました。彼はその夢が特別なものだと認識していました。彼が深く愛していた母親は認知症を患《わずら》っていました。彼と父親と妹は可能な限り介護をしましたが、最終的に母を養護施設に入れることになりました。

七月二六日の朝、予知夢としか言いようのないものを見ました。色が付いていて、それまでに見たことのないような夢です。母さんから電話があり、こう言ったのです、「ハロー、フィリップ」。私は言いました、「母さん、大丈夫なの？」。彼女は言いました、「ええ、全然大丈夫なんだけど、もう行かなきゃ」。目が醒《さ》めて、それが正夢だと知りました。その朝、彼女は亡くなったのです。

夢の話が興味深いのは、話としても優《すぐ》れていることと、夢のイメージの中に情報が包み込まれていることです。しかし通常、夢の意味は夢主にとっては全く明白です。次の例は、ローラ・スケイルズの母が死んだ夜の話です。

私は鮮明な夢を見ました。母《かあ》さんがショートパンツにウォーキングシューズ、フリースのジャケットという出立《いでたち》で私のダイニングに入ってきたのです。全く健康そのもので、ずいぶん若く見えました！　そしてダイニングの古い籐椅子に座りました。私はキッチンにいて、振り向いて彼女を見ると、駆け寄って叫びました。「ここで何してるの？　すごく元気そうね！」。そこは家の廊下のはずなのに、いつの間にか病院の中で、看護師の一人が歩いてきました。私は呼びかけました、「元気になってる――見て！」。母さんは私を見て言いました、「もう行くことになったのよ」。私はただちに、彼女はこれから死んで、「行く」のだと理解しました。私は彼女を見て言いました、「でも、まださよならも言ってないのに」。そして彼女にキスしようとしましたが、私の顔は彼女の顔を通り抜けてしまいました。まるで本当はそこにいないかのように。私たちは互いに上を見て、静かに言いました、「どうか神様、この一度だけ！」。今度はきちんとキスすることができ、彼女は夢の中から消えました。

はっとして目を覚まし、寝室の時計を見ました――夢で見たものは重要だったのだとわかっていました。午前二時一五分でした。その朝は報《しら》せが心配で、午前五時に起きました。電話が午前七時に鳴りました――病院から、母さんが午前二時五〇分に亡くなったという報《しら》せです。私が夢を見た時から三〇分かそこらでした。

この夢がさらに異常なのは、母さんがもう九ヶ月もの間、私の家に来たことがなかったということです。彼女は歩くことができず、旅行もままならなかったのです。あの時点で、私はダイニングを大きく改装していて、母さんはそれを見たことがなかったのです。夢の中では、ダイニングは母さんが最後に見たその場所の姿でした。まるで私ではなく、彼女の目を通して見ているようでした。もちろん、私が母さんに来て欲しい、お別れを言いたいと願い、あんな結末を必要としていたのかもしれません。あの夢を見た理由が何であるにせよ、それは今後も、私の人生の中の特別な瞬間であり続けるでしょう。

この夢と、本章で先に紹介した臨終者の肉体的苦痛を共有する話には興味深い類似があります。ローラはそれがまるで母の目を通じて見ているようだと述べていますが、これもまた示唆《しさ》的です。第一に、これらの暗合の全てに見られる共通要素である強い感情的な繋《つな》がり、そして第二に、その体験が臨終者によって引き起こされたもので、臨終者の視点で体験しているように見えること。多くの話と同様、これらの点はこれが実際に起こった事実であることを示しているようです。

また、この三つの夢の中で使われた言葉にも注目です。テリーの祖父「これだこれだ、行ってくる」、フィリップの母「ええ、全然大丈夫なんだけど、もう行かなきゃ、そしてローラ・スケイルズの母「もう行くことになったのよ」。ヴァレリー・フェスビー＝キグリーの父（一一〇―一一一頁）もまた「もう行く時だな」と言っています。これらは何《いず》れも、人生の終わりというより旅の始まりを示す言葉です。このような旅立ちに関する言葉はさまざまな事例に何度も登場します。そして前章で見たように、臨終者の視像を見た遺族もその種の言葉遣いに言及しています。「彼は誰かに話しかけているように見えました。そして死の直前に言いました、「よし、もう準備はできた、もう行くから、おまえに私のコートをやろう」」。どうやら、臨終者はそれを「死」だとは考えていないようです。死という言葉より、むしろ婉曲的な「行く」の方がよく使われるのです。おそらくこれは単なる婉曲表現ではなく、むしろ臨終者が体験する実際の感覚に近いのでしょう。

リチャード・バフトンは今は大学講師で、もうすぐ定年を迎えますが、一九七〇年代初期にはプロの潜水夫で、ペルシア湾に出かけていました。

私は潜水作業船でバーレーンからサウジアラビアのラアス・タンヌーラに向かっていて、船の操縦をもう一人の潜水夫に任せたところでした。英国の郵便ストの最中で、しばらくの間、郵便が受け取れませんでした。前部船室の寝棚《ねだな》に横になって、一種の微睡《まどろ》み状態にありました。その時、何だかテレタイプのリボンを見ているような映像が目の前を通り過ぎました。単語の羅列です――それを頭の中で読むことができました――こう書いてあります、「あなたの祖父が亡くなりました」。

私は跳び起きて、三段か四段の階段を上がり、主船室に駆け込むと、友人に無線電話を使わせろと言いました。バーレーン放送を通じて英国の母にリンクコールしました。電話に出た母は、少し悪い報《しら》せがあるのと言いました。それを遮《さえぎ》って、今電話したのはおじいちゃんが死んだと知ったからなんだと言いました。

リチャードは的確にも、交信の際の精神状態を半醒半睡の微睡《まどろ》み状態と述べています。これはガンツフェルト実験でテレパシーの受信に効果的とされている状態です（一三五―一三六頁参照）。そのため、臨終者との間にテレパシー的な繋《つな》がりができたのかもしれません。

次の例は、このような夢の感情の強烈さと、それが単なる通常の夢ではないという絶対的確信を明瞭に示すものです。ジーン・チーズマンの夫は双極性障害で、一九八九年二月に自殺しました。当時、二人は別れていましたが、依然として良き友人同士で、とても昵懇《じっこん》でした。その前日に会って一緒に時間を過ごしたばかりで、その時はとても明るく見えました。

翌朝の三時に、とても「リアル」な夢を見て、泣きながら起きてしまいました。その中でヴィンセントは私のベッドの端に座り、もう泣くな、何もかも終わった、僕は遂に平安を得た、と言っていました。

私は起き上がり、「自動的」にいくつか雑用をしました。八時頃、二人のクライアントから電話がありましたが、相手を完全に仰天させてしまいました。これから出かけなくちゃならないの、夫が死んだのでという言葉が口をついて出たからです。犬のマーリンを連れて彼のフラットへ行き、警察に電話しました。検死官によれば、ヴィンは実際に午前三時頃に死んだということでした。

ジーンの話は、これらの夢の特別な性質をわかりやすく示しています。確認する前に夫が死んだとクライアントに告げられるほどの確信は、その夢が絶対的リアリティを持っていたことを物語っています。

これらの夢の訪問を受けた人の反応は共通しています——通常、「訪問者」は何もかも大丈夫だというメッセージを携えて来るので、彼らは大いに慰《なぐさ》められ、安心するのです。愛する人が最後の別れを告げに来たのですから、人生を締め括《くく》ったという感覚があり、悲しみのプロセスも楽になるのです。

祖母が死んだ時のディリス・ギャノンの体験もまた、このようなメッセージを含んでいます。ただ、その時本当に目覚めていたのか、それとも半醒半睡の状態にあったのか、本人にもわかりません。

ある夜、私はベッドに横になったまま目覚めていました、あるいは少なくとも、最初は起きていると思っていました。後から考えてみると、その「出来事」を体験した時、自分が本当に一般的な意味で目覚めていたのかどうかはわかりません。視界の中に明るい光が入ってきて、そこに祖母が鏡を通して私を見ているのが見えたのです。その鏡は私と祖母にとってとても大切なもので、私が子供の頃、祖母と私は長い時間、この鏡を見て過ごしていました。祖母はよく、この鏡を通じて何が見える、そしてその意味は何、と私にたずねていました。光がこの鏡を通って、あるいはその周囲に輝き、祖母が自分が死んだことを語りました。けれどもとても幸せそうだったので、私が取り乱すことはありませんでした。格別に平穏で静かな瞬間があり、その光が毛布のように私を取り巻いているのを感じました。起床後に母に電話をすると、何かの間違いよ、もしおばあさんが病気なのなら、連絡があったでしょうから、と言いました。その日、叔母から電話があり、前の夜に祖母が死んだと言いました。叔母は祖母の病気のことは隠していたのです。

また回復することを願っていましたから。祖母の死についての電話が遅れたのも、あまりに気が動転して、すぐに報《しら》せることができなかったということです。

ここでもまた、臨死体験との類似が見られます――平穏さと静けさ、それに彼女を「毛布のように」取り巻く光です。ディリスが祖母自身の体験を共有していたと想像せずにはいられません。

突然の目覚め

眠りから突然覚めた時、すなわち「半醒半睡」の状態で起こった体験の報告は数多くあります。つまりそれは臨終者からの別れの訪問を受けやすい状態なのでしょう。たいていの場合、当人は自分が実際に目覚めており、夢ではないと確信しています。過去二六年間オーストラリアに暮らし、家族がロンドンにいるティナ・マイヤーは、兄が死んだ夜の出来事を話してくれました――

一九九一年のある夜、眠っていた私は突然目が覚めました――普通に目覚める時のような朦朧《もうろう》とした状態ではなく、ぐっすり眠っていた状態から突然完全に覚醒したのです。完全な闇の部屋の中で眼を開くと、そこに、私の方に、ものすごい速さで、ベッドの足許《あしもと》の方から、何かが近づいて来ました。それは顔でした、白くて、ロンドンにいる兄の顔です。夢でも空想でもありません。私は夫を起こし、この出来事を告げました。

その後、愛する兄が風邪から気管支肺炎を起こして死んだということを知りました。おそらく兄は、息を引き取る時に、私のことを考えたのでしょう。それで、思うに、私のことを考えたために兄の魂はただちに私の所に来たのでしょう。

全ての事例で、これらの体験を引き起こしているのは臨終者の方であり、訪問を受けた側は受動的な立場にあります。これらの体験を信じるなら、「精神」は「脳」と同じではない、そしておそらく死の瞬間にその両者を繋《つな》いでいる何かが緩み、それによってこの種の交信が可能となる特別の能力が発動する、と考えられます。

ジュリー・サーモンもまた、母の死の際、彼女が「荒々しい目覚め」と呼ぶものを体験しました。

私の母は一九九三年一二月一〇日午前二時に死にました。乳癌を患《わずら》っており、治療を受けていました。もうすでに末期であるということは知らされていませんでした。けれども、一二月七日頃、容態が悪化し、ドーセットのプール病院に入院しました。私は一二月八日にそこへ見舞いに行きました。それから、一二月九日の夜に床に就き、ぐっすり眠っていましたが、突然目が覚めたのです。ベッドに身を起こして座わり、「母《かあ》さん」と叫んでいました。そして病院に電話しようと実際に手をのばしましたが、時計を見ると午前二時でした。それから「しっかりしなさい」と自分に言い聞かせ、自分はきっとヒステリックで神経質になっているのだと思いました。そして数時間後にまた眠りに落ちました。それから一二月一〇日の午前七時三〇分、叔母と義父からの電話で目を覚ましました。母さんが死んだと言うのです――午前二時に。この体験に深く動揺した私は、決して忘れることがないでしょう。今、これをタイプしながら泣いています――あのいきなりの起こされ方は、「荒々しく」としか言いようがありません。たぶん、心身相関的な作用なのでしょうが、誰にわかるでしょうか？　けれども私にとってはとてもリアルだったし、今もそうです。母があの瞬間に私に報《しら》せたのだと信じて疑いません。

これらの体験が生み出す感情の強烈さは、何年も経った今なお、その記憶がジュリーに涙を流させるという事実にはっきり示されています。ジュリーのように、自分の体験を慰《なぐさ》めではなく「深く動揺した」と表現する人は例外的です。

キャス・マクマホンの話――

私の父は入院していて、真夜中の事でした。午前三時頃、ちょうど父が死んだ時刻に、父が私のところへ来て私を起こしたのです。ベッドの足許《あしもと》に立っていて、ただ微笑《ほほえ》みながら私を見下ろしていました。こんな素晴らしく、美しい体験は人生で初めてです。言葉の交換は一言もありません。その感覚は信じがたいほど満ち足りて、幸福だったことを憶えています。そして私は多幸状態のまま眠りに引き戻されました。翌朝、目を覚ました私は昨夜の出来事は全て忘れて、いつもの雑用をしていました。そこに電話が鳴りました。母親だとわかりました。母が何か言う前に、私は昨夜父さんが死んだのねと言いました。母は私の体験に驚いていました。

目覚めの瞬間に見えるイメージは、「出眠時幻覚」と呼ばれています。中には目を覚ます瞬間に極めて強い視覚的イメージを見る人もいますので、科学的にはキャスの話も出眠時幻覚で説明がつくかもしれません。とはいえ、定期的にこの出眠時幻覚を見る人は、それが単に目覚める時の幻覚だとわかっています。キャスの場合は明らかにそうではありません。何と言ってもそれは彼女の「人生でも最も素晴らしい体験」だったのです。明らかにこの体験は普通ではありません。もうひとつ、そこに言葉の交換がなかったということも注意すべきです。重要なのは感覚と認識なのです。

時には訪問者が実際に喋《しゃべ》ることもありますが、単に気を惹《ひ》くために名前を呼ぶ程度であり、何らかの会話が成り立つことはまれなようです。また、中には実際に言葉が聞こえたのか、それとも言葉ではなく心と心の交流が起こったのかが曖昧《あいまい》な場合もあります。リチャード・ジオルによる次の事例のように――

ポーツマスで英国海軍にいた頃、とある月曜日の夜に、ブライトンにいる母親から電話がありました。重い癌を患《わずら》っていた父がホスピスへの入院を認められ、あと一週間ほどの命だというのです。私は翌日、温情休暇を申請しようと考えましたが、午前三時三〇分頃、突然目が醒《さ》めてベッドの上に身を起こしていました。父が私を呼ぶ声が聞こえたのです。父を「見る」ことはできませんでしたが、まるで父が部屋の中にいるみたいに、その声ははっきりと聞えました。そのまま再び眠りに就くこともなく、結局いつものように仕事に行きました。そこで私は、父が午前三時三〇分頃に死んだという報《しら》せを当直将校が受け取っていたことを知らされたのです。けれど私はすでに知っていました――父本人が報《しら》せてくれていたのですから。母は後に、死の直前に父が私に電話しようとしていたと言いました。私は父を深く愛していて、その日以来、彼の存在を圧倒的に感じるようになりました。

マルコム・マッカラムとキャロル・ダンカンはいずれも、誰かに名前を呼ばれて目を覚ましました。マルコムの父は三ヶ月前に開心術を受け、余命は長くはないとされていましたが、死がさほど差し迫っているとは誰も思っていませんでした。

父が死んだ夜にはダーリントンの自宅にいました。私はその近隣の村の自宅に家族と共にいました。夜中のある時、私は父に名前を呼ばれて目を覚ましました。呼ばれている時、私は彼の霊としか思えないものが、夜空高く浮かんでいるのを見ました。翌朝、いつもより早く電話が鳴りましたが、それを取る前に、私は妻に言いました、母からだ、父が死んだという報《しら》せだと。

アンジー・ベアードの娘は一九七九年五月に生まれましたが、不幸なことに血液疾患を患《わずら》っており、新生児用集中治療室にいました。四八時間にわたって彼女は耐え、医師たちも最悪の時は過ぎたと楽観的でした。

私のベッドはナース・ステーションのちょうど向かいでした。私は三日目の朝三時に突然、身震いし、涙を流しながら目覚めました。看護師を呼び、赤ちゃんの様子を見るために上の階へ行っても良いかとたずねました。私は厚かましい人では全然ありませんが、今すぐそこへ行かなければならないという強い気持ちに襲われていました。看護師は、朝のこんな時間におかしなリクエストですねと言いましたが、ICUに電話して、今大丈夫かと問い合わせました。ですがICUの電話は話し中で、しばらくしたらかけ直すと言いました。五分かそこらの後、ステーション・デスクの電話が鳴りました。先ほど話し中だった理由は、ICUの看護師長が下に電話をして、私の娘がたった今亡くなったという絶望的な報せ《しら》を告げようとしたためだったのです。ちょうど午前三時に！

私が午前三時に感じたあの感覚はとても強いものでした。私はただ、何か悪いことが起きたのを知ったのです。それは母親の絆《きずな》がどれほど深いものかを示しています。その絆《きずな》の時間がどれほど短いものであったとしても。

ほとんどの場合、この接触を惹《ひ》き起こしているのが臨終者の側であることは明らかです。しかしこの事例では、生まれてからわずか二日の子供にそんな体験を惹《ひ》き起こす能力があったかどうかは判断が難しいでしょう。むしろ新生児と母親の間の強い繫《つな》がりのゆえに、母親は離れたところからでも新生児の緊急事態を感知することができたのではないでしょうか。

透視夢

次に挙《あ》げる夢の話はアンジェリーナ・クレメンツから寄せられたもので、テレパシーよりもむしろ透視のカテゴリに属するという点で、興味深いと同時に例外的な事例です。この時彼女は半醒半睡の状態にあったと考えられますが、彼女自身はこれについては確信はなく、自分は完全に覚醒していたと考えています。
娘が交通事故で亡くなる日の午前六時一一分、まだベッドにいたとき、アンジェリーナは温室のようなものが空高く立ち上《のぼ》るのを見ました。見ていると、それは温室からガラスの柩《ひつぎ》に変化しました。この時、彼女は全く何が何だかわかりませんでした。彼女は言います――

私は思いました、「変だわ……」。なぜなら、ちょうど目が覚めたばかりのような感じでもなく、まだ夢を見ているという感じでもなかったからです……完全に目が覚めたまま、ちょうどどこかから戻って来たばかりのような感じでした。

後に彼女は、その事故は彼女がこの体験をしたのとちょうど同じ時刻に起こったことを知りました。娘のクルマの写真を見ると、新車のミニ・クーパーで、ガラスのルーフに白いロゴが入っています。事故が起きた時、なぜか彼女はその場に居たように感じられました。そして――

もしも私が事故現場にいて、スピンしているクルマのルーフを見下ろしたなら、それは温室のように見えたでしょう、ガラスと白い線はそのように解釈できるものでしたから。

予備的訪問

次の二つの報告は、死んだ親族の訪問が来たるべき死を予告したという珍しい例です。まずはマーガレット・キャサリンの珍しい「二段階」体験から。

一五年前、私は午前二時に背中をどんと突かれて目を覚ましました。全く突然起きたのですが、恐くはありませんでした、そして死んだ義母がベッド脇に立っているのが判《わか》りました。全く何も見えませんでしたが、それが誰かははっきり判《わか》っていました。私はもう一度寝ようとしましたが、この上なく鮮明な夢を見ました。二二歳になる息子が、私に話しかけているのです。自分は死んだけれど、心配したり狼狽《ろうばい》したりする必要はない、なぜなら自分は大丈夫だから、と……目が覚めると、私は心配の余り、息子に連絡を取ろうとしました。その日の内に判《わか》ったことですが、昨夜、息子は溺《おぼ》れ死んでいたのです。だから息子は私に報《しら》せるために来てくれたのだと信じています、彼を溺愛していた祖母と共に。それからというもの、長年にわたって、彼が来てくれたことで私はすごく慰《なぐさ》められました……言っておきますが、私は変わり者でもなんでもなく、地に足の着いた女です。けれども、私の経験が現実であったと知っています。そして愛する者を亡くした、あるいは同じような体験をした多くの人に、この話をしてきたのです。

この話の興味深い点は、まず少年の母親に対して祖母が警告のために訪れ、その後に少年自身が夢の中に現れていることです。これは偶然でしょうか？　無論そうかもしれません。けれどもこれは死ぬことなんて予想も予測もできない若い少年の話なのです。こんなことはあり得ないと思い込んでいる頑固な人以外、信じざるを得ないでしょう。マイク・アスキンズもまた、母の死の前にこれと同様の予備的訪問があったと語っています。

私は二〇〇二年二月初旬にイングランドを去りました。チリ北部の銅採掘プロジェクトに参加するためです。近しい家族にはさよならを言ってありました。十分健康な八九歳の母を含めて。三週間ほど後の金曜の夜、私は夜中の一二時頃に目が醒《さ》めました（英国時間で朝五時です）。異常な夢を見て、その中で私は目に見えない沈黙の目撃者になっています。そこで私の祖母とその息子（私の母親の母さんと兄、どちらも故人）が黒い服を着て家に入っていくのですが、そこに「彼らは遺体を見に来た」と書いてあるのです。これを見て私は目を覚まし、この時母が死んだのだろうと考えました。

翌朝、七時頃にオフィスにいた私は家に電話をしましたが、返事はありませんでした。数時間後に妻から電話があり、数日前に入院した母がその日の朝、病院で死んだことを告げました。死んだのは午前七時三〇分頃でした（チリ時間午前二時三〇分）。私の夢から二時間半ほど後のことです。

冷たい反応

私たちに話を聞かせてくれた人のほぼ全員が、その体験に慰《なぐさ》められ安心させられたと述べていますが、ごくまれに、訪問を受けて当惑した、あるいは恐ろしかったという人もいます。

ジュディ・ギャスケルの事例では、母親が死んだ夜、母はジュディの妹の家で、孫たちや娘婿と一緒にいました。

その日の真夜中、一番のお気に入りの孫であるアリスは、ベッドの足許《あしもと》に立っている人影に起こされました。それは彼女の祖母、つまり私の母で、自分は死んだので朝になったらそのことを父さんに告げなさい、と言いました。彼女の娘、つまり私の妹を驚かせたくないから、というのです。アリスはベッドの中で凍《い》てついたように感じましたが、結局は父を起こしました。彼が私の母の様子を見に行くと、その身体はまだ温かかったのですが、すでに死んでいました。彼は同じ村の近所に住んでいるかかりつけの医者を呼び、医者は私の母が今し方死んだばかりだと確認し、推定死亡時刻を午前二時頃としました。朝になってアリスが目覚まし時計を見ると、ちょうど二時で止まっていました。

訪問を受けた人の反応が異例なだけではなく、この事例は一種の代理的な臨終期暗合のようにも見えます。そして興味深いことに、アリスの祖母はその訪問の理由と、実の娘に直接会わなかった理由までをもある程度詳しく語っています。時計が止まっていたという点もまた興味深いものです――この現象については第8章で詳しく述べます。

アイリーン・ライトもまた、恐ろしさのあまり訪問者に応《こた》えることができませんでした。アイリーンは夫と共に、入院している義父の見舞いに行きました。

立ち去る時、私は義父に、「すぐにまた会いましょう」と言いました。彼は首を振り、断固として答えました。「いいや」。二日後、夜中の一時三〇分頃に、私は汗だくになって目覚めました――ベッド脇に義父が立っています。彼は私に、ジョンを起こすよう言いました。「さよなら」を言いたいというのです。けれども私は義父をがっかりさせてしまいました。あまりにも恐ろしくて、部屋に現れたとてもリアルな人影から身を隠してしまったのです！　とても恐くてそんなことはできません、と言いました。親切にも、彼は私の背信を受け入れてくれたようでした――私の恐怖を理解してくれたように感じました――そして言いました、「気にするな」……それから義父は消えてしまいました。数分後――私が動き回ったせいで――ジョンが目を覚まし、どうした、とたずねました。今、彼の父を見たという話をすると、彼は答えました、「ＯＫ」。まるで私が夢でも見ていたかのように。そしてまた寝てしまいました。けれど、絶対に夢なんかじゃありませんでした！　翌朝、八時頃に電話が鳴りました。ジョンの母親からで、前夜に彼の父が死んだということでした。その時間は――一時三〇分だったのです。

ここでもまた、起こされた――あるいは起きた――のはアイリーンの方で、夫ではなかったというのが興味深い点です。この研究を通じて判《わか》ったことですが、それぞれの人の感受性はそれぞれに異なっています。死に逝《ゆ》く親族の臨終期視像を見る人もいれば、見ない人もいます。臨終者から別れの挨拶を受ける人もいれば、受けない人もいます。それを決める要素は何かということまでは判《わか》りませんが、超心理学の研究をしたことのある人は誰でも、「羊―山羊効果」を知っています。超心理学の実験が有効である人（羊）もいれば、全く無効である人（山羊）もいるのです。たぶんこの事例においては、羊と山羊が同じベッドで寝ていたということでしょう。

デレク・ホワイトヘッドによる次の話は、訪問を受けた人がその意味を理解できなかったばかりか、恐ろしさのあまり縮み上がってしまったという稀有《けう》な例です。たぶんそのせいで、彼には夢の中でさらに追加のヒントが与えられました。もしも友人がその意味を説き明かしてくれなければ、これまた彼には理解することはできなかったでしょう。

一八歳の時、私は商船にのって太平洋を渡り、オーストラリアに向かっていました。ある夜、私は寝棚《ねだな》に横になって男性雑誌を読んでいました――「メイフェア」か「プレイボーイ」だったと思います。ふと見上げると、祖父が隣に立っていて、私を見ているのです。それでええと、私はベッドから飛び出し、叫び声を上げましたが、彼はまだこちらを見ています――私は死にもの狂いで艦橋へ駆け上がりました。木の葉のように慄《ふる》えています。戻って来ると、もう彼はいませんでした――その夜、乾ドックの船を訪ねる夢を見ました。けれども、船員が乗せてくれないのです――現実にはあり得ないことです。これは私の乗る船ではないというのです。四時三〇分頃に目を覚まして艦橋に上がり、船員仲間に自分の体験を話しました。彼はスコットランドのバッキー出身で、漁師の家族じゃ、乾いたところにある船の夢を見るのは家族の誰かが死ぬって意味さ、と言いました。私は洗いざらい手紙に書いて両親に送りました。三週間ほど後、私たちはオーストラリアに到着し、水先案内人が郵便物を持って上陸しました。その日の内に職員が郵便物を持って乗船してきて、その中に母《かあ》さんからの手紙がありました。その曜日と日付は、祖父が死んだのとだいたい同時刻でした。

さらにデレクは言います、「この出来事が何だったのか、わかりません――空想なのか、夢なのか、願望なのか、妄想なのか……こういうのは苦手です。現実感覚がぐらつきます」。

人生の盛り

訪問者はしばしば、傷なども治り、人生の盛りの頃の姿で現れます。たとえばローラ・スケイルズは八三頁の夢の中で、母親を「全く健康そのもので、ずいぶん若く見えました！」と述べています。興味深いことに、臨死体験の際に死んだ親族を見た人も同じようなことを報告しています。ブレンダ・バーカーも、死んだ日に彼女のもとを訪れた父に同様の変容が起きていたと述べています。ここでもまた、この人がどこかへ「行く途中」であり、寄り道をするための特別の「許可」を得たらしいという点に注目してください。

床に就きましたが、とても胸騒ぎがしていました。悶々と寝返りばかり打っていると、真夜中に突然、父がベッドサイドに立っていました。もう長い間、病気を患《わずら》っていましたが、そこに立っているのは人生の盛りの頃の姿でした。一言も話しません。胸騒ぎは収まり、私は眠りに落ちました。朝になって……前夜遅くに父が死に、あの世へ行く途中で私のところへ立ち寄る許可を得たのだとわかりました。

ヒラリー・フルードは国家公認看護師で、長年の間、看護婦兼助産婦を務めてきましたが、その間、何度か異常な体験をしています。

中でも最も奇妙で、たぶん最も慰《なぐさ》めとなったのは、昨年の九月に私の父が死んだ時の話です。午前三時、何かが私を起こしました。時計を見た後で、私は父が寝室のドアの向こうに立っているのに気づいたのです。両腕を私に向けて広げています――少し若い感じでしたが（実際には八一歳なのですが、四〇から五〇くらいに見えました）。私は起き上がり、両腕を広げて近寄りました。彼は言いました、「大丈夫だ、前よりずっと気分が良い」、そして壁の向こうに消えてしまいました。その時、私の父は実際には高齢者福祉施設にいて、アルツハイマーの末期にあり、その朝の六時に亡くなったのでした。

もしもこの体験を惹《ひ》き起こしているのが臨終者の側なのだとしたら、やはり精神と脳はある程度別物なのだと結論せざるを得ません。アルツハイマー病では記憶回路が破壊され、患者は自分が誰で、どこにいるのか、過去はどうだったか、あるいは娘がいるのかどうかすら忘れてしまうこともあります。けれどもこの体験では彼は何らかの形で娘と繋《つな》がっています。高齢者福祉施設における私たちの研究では、家族すら認識できない重度のアルツハイマー病を患《わずら》った人の話が何度も登場します。死の直前の束《つか》の間、彼らは突然頭が冴《さ》えて家族を認識し、死ぬ前の挨拶をするのです。そのメカニズムは全く不明ですが、それが確かに起るという事例は枚挙に暇《いとま》がありません。

次の事例は、キース・スクライヴナーの義父が死んだ夜の話です。長年の間、重い胃癌を患《わずら》っており、その間、キースと妻は幼い息子、つまり老人のただ一人の孫を連れて、できるだけ会いに行くようにしていました。子供がいるといつも気分が良くなるからです。

医師によれば義父の命はあと数週間というところで、今日明日のことではないということでした。けれども自力では動くこともできず、ほとんど骨と皮のような状態でした。

当時、私と妻はダブルベッドで寝ており、息子はその隣の小児用ベッドに寝かせていました。私たちは全員眠っていましたが、その後、私は突然目を覚ましました。すっかり目が醒《さ》めて、眠くもなければ夢を見ているわけでもありません。そこで、息子の小児用ベッドを義父が覗《のぞ》き込んでいました。骨と皮ではなく、もっと若くて健康だったころの体格です。彼は私の方を向いて言いました、「大丈夫。ただこの子にさよならを言いたかっただけだから」。この時の義父は五〇代だったのですが、それよりもはるかに若く、輝くように健康で、幸せそうでした。時計を見て時間を書き留《と》め、それから、この夜の訪問については何ごともなかったかのように再び就寝しました。実際、私はすっかり落ち着いていました。それはとても平穏で普通のことに思えたからです。そしてすぐに眠ってしまいました。私の妻〈彼の娘〉はその間、ずっと眠っていました。朝が来て、目を覚ました私は妻に、彼女の父の訪問と、その時刻の話をしました。その後、義母の報《しら》せで、彼は孫に会いに来たのを私が目撃した同じ時刻に死んでいたことがわかりました。この当時、私も義母も電話を持っていなかったので、その日に彼が死んだことなど知りようがなかったのです。

他の多くの話と同様、ここでも訪問はとても穏やかで心安らぐものであり、当人はすぐに再び眠りに落ちています。

では、これらの体験にはどれだけの価値があるのでしょうか？　これらは単に愛する人に何らかの形でさよならを言う機会を待ち侘《わ》びてきた遺族側の単なる空想、もしくは願望の現れにすぎないのでしょうか？　単に慰《なぐさ》めが必要だったから生じたのでしょうか？　夢はあくまで夢であって重要性もなければ意味もないのでしょうか？　それとも単なるちょっとした奇妙な出来事？　あるいはそれは、死に際して起こることに関する極めて強い手掛かりを与えてくれるのでしょうか？　これらの疑問の全ては、第6章で検討します。データはここにあり、自由に使えます。重要なのは、それを真剣に取り扱うこと。そうすれば、私たちが死ぬ番になった時に、そこで起こることにすっかり準備ができていることでしょう。

さて、アンジェリーナ・クレメンツは自分の体験の意味について実に上手《うま》くまとめています。それは幸運にもこれらの体験を共有した他の多くの人たちにも当て嵌《は》まるものです。

この体験の前には、私は死と死後の世界について、決まった考えは何一つ持っていませんでした。けれども今の私は確信しています、自分の死を悟った娘は何とかして私に接触し、そして私はその場所でそれを見ていたのだと。彼女は穏やかにこの地上から引き上げられ、次の世界へと旅立って行ったのです。これまでの自分が死を恐れていたかどうかはわかりませんが――ただ、子供たちが大きくなって、私がいなくても何とかなるようになるまでは死にたくないというのは確実でしたけど――今ではもう、どれだけ早死にしようと全く構いません。だって私がこの地上を去る時が来たら、娘のサラが待ってくれているのですから。

第5章——臨終期視像——その解明

このようなことを自分自身で体験しない限り、その重要さを信じたり感じたりできないのはわかります。ただ私に言えるのは、私には一点の疑いもないということです。（面談相手）

どのように説明していいかわかりませんが、たぶん説明などしない方が良いのです。ただ、あなたが心から愛していた誰かが、今もあなたのことを気にかけているという事実を知って、嬉《うれ》しくなればそれでいいのだと思います。（面談相手）

臨終者が臨終期視像を体験しているところを目撃した人、あるいは愛する人が死んだ時にその人の訪問を受けた人は、それが現実に起きたことだと信じて疑いません。けれどもそうでない私たちにとっては、他の人が感覚で見たものを信じるのは容易ではありません。私たちはそんなことは起こりえないという抜きがたい信念を持っているので、頭から否定せざるを得ないのです。私たちの多くがそれらの報告に対して強烈かつ直観的に抵抗するのは、それが現実に対する私たちの見方を揺るがすからです。私たちは不安になり、突然ヴァーチャルな流砂の上に立たされたように感じます。足許《あしもと》の大地は、もはやかつてのように確固たるものではありません。デレク・ホワイトヘッドのように、死に逝《ゆ》く親族の訪問を受けても慰《なぐさ》められるどころか、むしろ狼狽《ろうばい》しきったという人も少しはいます。彼は述べています、「この出来事が何だったのか、わかりません――空想なのか、夢なのか、願望なのか、妄想なのか……こういうのは苦手です。現実感覚がぐらつきます」

　こうした現象を体験していないからといって、何か都合の悪いことがあるでしょうか？　あるいは、体験したからといって？　私たちは常に、他人の主観的体験を過小評価します。他人が体験しても自分がしていないものは、何であれ「現実」ではあり得ないと信じ込んでいるのです。その原因は単に薬物や願望の現れ、死に際の病理による大脳機能の変質、単なる期待、あるいは慰安を欲しているからだと決めつけます。そして最後には単なる「偶然」だと言い出すのです。けれども、これらの話を詳細に見ていけば、そうした説明は何《いず》れも満足できるものではありません。

臨終期視像の説明

　臨終期視像を「単なる」幻覚に過ぎないなどと言うのは無意味です。幻覚とは「身体的知覚に依拠しない、そして人々の間で共有できない感覚体験」と定義されます。この定義によれば、臨終期視像のほとんどは確かに幻覚です。

　現在の科学的説明によれば、幻覚とは大脳皮質のとある領域における異常活動に起因して異常な知覚が生じる現象です。統合失調症における幻聴とは、患者自身の内なる声であるとされています[1]。これは聴覚皮質の活性化によるもので、外的な感覚に起因するものではありません。つまり如何に「リアル」に感じられようと、当人だけのものです。たとえば機能核磁気共鳴断層装置（ｆＭＲＩ）などを使ってリアルタイムで活動中の脳の画像を見ると、確かに体験の反映を見ることができます。しかし、だからといってそれが幻覚であるという事実に変わりはありません。なぜなら、外の世界という一般に共有されているリアリティからその体験自体にアクセスすることはできないからです。

とはいえ、このような通常の意味での幻覚もまた、主観的な記述を聞き取ったものであり、当人が実際にそれを体験していることには違いありません。幻覚には客観的なリアリティはありませんが、それは体験の体験者による主観的な記述なのです。

これらの幻覚を解明するような基本要素を見つけ出すことは可能でしょうか。ホウランとランゲ(2)は、サー・ウィリアム・バレットの『臨終期視像(3)』に引用された四九の事例を分析し、これらの体験がどの程度までさまざまな要素によって形作られているかを調べました。その要素とは、たとえば天使や幽霊のような文化的・宗教的信念や期待であり、恐怖のような心理的要素、何らかの身体的・肉体的疾患、また幻覚を引き起こす薬物投与の有無などです。最後にその体験の全体的なコンテクストを見た上で、当人の環境や記憶に「埋め込まれた手掛かり」があるかどうか――たとえば家族が来た直後に家族の視像を見たとか、ライラックの描かれた部屋でライラックの香りを感じたとか――あるいは何らかの隠喩的・象徴的言及、たとえば安息日や復活祭などの宗教上の特別な日が臨終者の視像に影響を及ぼしているか否《いな》かを調べました。

その結果、薬物は無関係であり、むしろ重要なのは当人の心身の状態であることがわかりました。四九例中四〇例において、少なくとも一つの「埋め込まれた手掛かり」が見出されました。一方で文化的・宗教的信念はあまり重要でなく、象徴的・隠喩的言及は全く認められませんでした。そんなわけで彼らは、これらの「埋め込まれた手掛かり」こそが曖昧《あいまい》な解離状態や幻覚体験に知覚的構造を提供していると結論づけました。と同時に、彼らのデータはこれらの体験に対する超常的説明を否定する決定的な証拠を提供するものではないとも認めています。いろいろ考え合わせると、彼らは臨終期視像は基本的に単なる幻覚でしかなく、それ自体に重要性はないが、慰安的な意味は持ちうる、と結論づけているようです。

この結論の難点は、ホウランとランゲが分析したデータが八〇年以上前のものであり、当時の主要な文化的バイアスを考慮しないと解釈の誤りが生じるかもしれないということです。視像は無論、すでに述べたように幻覚なのですが、そこには何の重要性もないと結論づけてしまうと、その本当の重要性は臨終者自身に対する衝撃や意味にこそあるという事実を無視することになります。

これらの臨終期視像にはもう一つ、ホウランとランゲが見落としている謎の側面があります。自分自身が死のうとしている時に、はるか昔に死んだ家族が突然脳裡に登場するのはなぜかという問題です。普通に考えれば、このような時に私たちの感情や思考が向かうのは、記憶の奥へ追いやられている昔の親族よりもむしろ今生きている人、パートナーや恋人、子供たちや孫の方ではないでしょうか。では何ゆえにこの特定の状況下で、この特定のタイプの幻覚が一般的に見られるのでしょうか？　その体験が生物固有のものとして備わっている必然性は何もないように見えます――この現象に生存価〔生物の生存、繁殖を助けるような行動学的特性や生物的特性〕はありません。リチャード・ドーキンズが指摘したように、私たちの遺伝子は利己的であり、私たちが死んで種の増殖に関わりがなくなる時に、私たちのためにこれほど壮大な努力をしてくれそうにありません。

薬物の役割

薬物はしばしば臨終期視像の原因と見做《みな》されます。死を間近にした患者の多くは何らかの鎮痛剤を投与されますが、これらの薬物は間違いなく一部の人に幻覚を引き起こします。現在の外傷外科病棟で用いられている鎮痛剤の作用は素晴らしく、同様の薬物はホスピスでも使われています。とはいえ、外科手術を受けて鎮痛剤を投与された患者が、その時おばあちゃんが来たとかいう話をした事例は全くありません。つまりそれは臨終期視像とは無関係なのです。私たちが話を聞いた苦痛緩和医療の従事者は全員、臨終期視像と薬物による幻覚は全く違うことをはっきり認識していました。ホスピス従事者の話では、薬物や発熱による典型的な幻覚は床の上を動物が歩き回っているとか、子供たちが部屋に出入りしているとか、灯の下で悪魔や龍が踊っているとか、壁紙や絨毯《じゅうたん》の上に虫がいるとかいうものです。また患者が空中を「搔《か》き毟《むし》」ったり、身震いしたりするとも言います。患者自身、薬物による幻覚は「現実」ではないということをよく認識しているようです。「彼らは部屋の中を、かなり素早く見回します」と面談相手の一人は言いました。「「周囲に何か、私には見えないものが見えるの?」と尋《たず》ねると、彼らは答えます、「ええ、小さな男の子が走り回っているのです、あの子は本当にそこにいるんですかね?」」。[4]

高齢者福祉施設の職員もまた、薬物や発熱による幻覚と本物の臨終期視像とを同様に区別しています。[5]とある職員によれば「目を見ればわかります。高熱を発している時には幻覚を見ますが、それは不安に基づくものです。自分にも理解できないので、それに対する根源的な恐怖があるのがわかります……一方、終末期体験の場合は、むしろ一つのプロセスのようで、一度でも体験すると、別のレベルに移行するのです。終末期体験は通常はこのようにポジティヴなものです。ちょうど旅のようなものです」。また別の職員によれば「薬物ならすぐにわかりますよ。別の薬に変えたら、それ〔幻覚〕は止まります。実際、当人が自分は今何かを見ている、聞いていると本当に感じている場合、その違いはすぐわかります」。また別の職員は、患者が終末期体験をしている場合、彼らが体験しているリアルな心の中の平安の感覚を彼女自身も感じられると言いました。「幻覚よりももっと霊的なものです。両者は全く違いますよ」。

一般に、薬物による幻覚は鮮明ではありますが、恐ろしいというよりも不快なもので、患者の心を慰《なぐさ》めたり特に重要な意味を持ったりすることは絶対にないと認められています。さらには患者に投与している薬物を変えることである程度コントロールもできます。とある患者は、薬物による幻覚と偏執的思考、それに臨終期視像を同時に体験していました。この患者には幻の虫も見えたし、また看護師たちが自分に毒を盛ろうとしていると思い込んでいました。しかし彼は同時に、彼の母親――数年前に肺癌で死去――が隣のベッドに座っているという、心を慰《なぐさ》められるような体験もしていました。「彼は何もかも大丈夫だということを知っていました。なぜなら隣のベッドに母親がいて、彼を見守っていたからです。私から見ればそれは幻覚ですが、彼が母親の話をする時は別人のようでした。使っている言葉自体が違うというか、全く別物なのです」。

ヴァレリー・フィーズビー＝キグリーは、肺癌で死ぬ前の父親を自宅で看護していました。死の二週間前、彼はこれまでに自分のもとへやって来た、死んだ家族たちのことを話し始めました。その姿も見えたし、話すこともできたというのです。彼女は、これらの「訪問」は彼が投与されている薬物のせいだと考えていました。

父が何か話しているのを聞いて、私を呼んでいるのかと思ったことが何度かありました。父の部屋へ行ってどうしたのと訊《き》くと、父は言うのです、「何でもない、おまえの母さんと話していたのだ」。父が死んだ日……父は言いました、「見てご覧、おまえの母さんとデイヴィッド〈兄〉だ、また来てくれた、もう行くか」。私は父が眠りたいのだと思って言いました、「OKパパ、横になって、目を閉じて――すぐに眠れるわ」。私は父の手を取りました。父は枕に身体《からだ》を預け、反対側の壁を見つめていました。それから深い深呼吸をして、逝《い》ってしまいました。私はその全てを、彼に投与されていた薬のせいだと思っていました。葬儀の後、部屋を片付けると、ベッドの下に錠剤がありました。それは私が父に渡していたもので、てっきり飲んでいるものと思っていたのです。父は薬を飲んでいなかったのです。この時、父は幻覚を見ていたんじゃないんだと思いました。本当に母と兄を見ていて、彼らは父の旅立ちを助けに来ていたのです。

このような視像の様子を目撃した人の多くが強調しているのは、視像を見ている人は何も頭が混乱しているわけではなく、正気かつ明晰《めいせき》だということです。たとえばジャン・マストウは、癌で死にかけていた父が末期にあった時に気づいたことを話してくれました。

死ぬ二日前の父はまるで別人でした。大変な苦痛と辛苦の中にあったにも関わらず、父は和らぎ、満ち足り、微笑《ほほえ》んだり笑ったりしていました。そして自分の父が一緒にいると言うのです（父が祖父のことを話したことはこれまでありません）。そして私の母（一四年ほど前に亡くなりました）も部屋の中にいて、時々話しかけていました。なぜ私に母が見えないのかわからないようでした。それと、この精神状態は薬物によるものではありません。なぜなら、パラセタモール以外の薬を父は拒否していたからです……

それならば、薬物がこれらの視像の原因ということはあり得ませんし、また薬物による幻覚と本物の終末期体験は大きく違うもののようです。後者は患者にとって、何らかの深遠な意味を持っているのです。

器質性錯乱状態

死を控えた患者の多くは、臓器の機能不全、たとえば肝臓や腎臓の機能不全、呼吸不全、循環器不全などが原因で器質性錯乱状態に陥ります。このような病状は何《いず》れも幻覚を伴う器質性精神障害を引き起こすことがあります。それが進行すると、最終的には昏睡状態に陥ります。これらの幻覚は薬物による幻覚と同じ特徴を持っています。何《いず》れも錯乱であり、顕著な意識の衰弱があり、患者にとってはほとんど何の意味も持ちません。

真の臨終期視像は全くの別物で、そもそも錯乱ではありませんし、ほとんどは意識がはっきりしている時に起こります。それどころか意識を失っていた患者が意識を取り戻し、死ぬ前に束《つか》の間の明晰《めいせき》となって視像を見るのです。その様子を目撃した親族によれば、患者は明晰《めいせき》なだけではなく理性的でもあり、通常は自分の意識が跨《また》がっている二つのリアリティを区別しています。

信念と期待

臨終期視像に関して良く言われる説明は、それが単なる慰安のメカニズム、すなわち信念を強め、自分の見たいもの、見る必要のあるイメージを喚起するメカニズムに過ぎないというものです。しかし実際には、これらの視像は信念や期待に反するものであることがほとんどです。私たちはたいてい何らかの堅固な信念体系を持っており、時にはそれが堅固な不信であったりもします。けれども視像の力は、どれほど筋金入りの信念であろうと、いともやすやすとひっくり返してしまうことができるのです。

バート・クラットワーシーは次のような話をしてくれました。

叔母と私は長年の間、死後の世界について議論して来ました。彼女は死後生など信じていませんでしたが、私は信じていました。一九七〇年代に彼女は膀胱癌と診断され、それがすぐに他の部位に転移して、ロイヤル・マーズデン病院に入院しました。休みに遊びに行く直前、私の父と母、叔父と叔母と私で彼女を訪ねました。みんなで気さくに話していた時、唐突に彼女は言いました、「昨夜、母さんに会ったわ。母さんは言ったの、「こっちへ来て、あたしや他の家族と過すのはどう？」って」。みんなが話を続けている時、私は中座しました。突然叔父が部屋に入ってきて、叔母が私に会いたがっている、と言ったのです。部屋に入ると、彼女は私を見て言いました、「バート、あなたの言う通りだったわ」。私たちはみな立ち去り、翌日に彼女は死にました。奇妙なことだと思いませんか？

バートの叔母の終生の信念を変えたのが何であるにせよ、それは間違いなく彼女の期待を満たすものではなく、またバートによれば彼の叔母はその時、全く明晰《めいせき》だったそうです。ここにもう一つ、訪問が信念を覆した事例を挙げましょう。

母《かあ》さんは二〇〇三年に亡くなりました。死の前の数日間、死の恐怖を語っていました。何らかの死後の生を肯定できるような信仰を持っていなかったことを悔いていました。けれども、人が死に際《ぎわ》に愛する人に会ったとか、また会えることを願っているとかいうような話をすると、母はそんなことは信じていないと言うのです。人生の最後の数時間、母《かあ》さんは眠っているようでした。この間ずっと兄と私は母のそばにいました。母が動いたのは一度だけで、頭を動かして私たちの方を向いて（明らかに私たちの存在と、部屋の中での位置に気づいていました）、そして言いました、「あの人が来た」。それから目を閉じ、頭を元の位置に戻して目の前を見られるようにし、そして言いました、「ああダーリン、愛してるわ」。それから二度と身動きすることなく、六時間か七時間後に亡くなりました。

臨終者が示す感情が驚きと喜び、受容であることはよく語られます――自分が見ているのが誰であれ、決して期待していたわけではないのに、間違いなくその人と会って喜んでいるのです。

死が近づけば、それを恐れるのは当然です。けれどもこれらの体験は、死のプロセスにはその恐怖を著しく減らす要素が含まれていることを示しています。死んだ親族の視像は圧倒的な慰《なぐさ》めと安心をもたらし、これから愛する人と共にこの避けがたい旅に出るのだという約束により、死そのものをただちに受け入れてしまうようです。

当然ながら人は通常、ネガティヴな体験よりもポジティヴなものを報告したいと思うものです。私たちが収集した例ではほとんどの場合、臨終者は訪問者を恐れることなく、その視像によって死への恐怖が緩和されました。ただ、却《かえ》って死の瞬間に対する恐怖を掻《か》き立てられるような体験をした人や死への恐怖が視像によって緩和されなかった人がいるのかどうかはわかりません。これを調べるためには、層化、無作為化、比較化の上で抽出した被験者に対して詳細な質問調査を行い、被験者が近親者の死のネガティヴな側面について語ることを臆《おく》さないように状況を管理する必要があるでしょう。

これらの現象を目撃もしくは体験した人の中には、自分自身の信仰の欠如に疑問を抱いた人もいます。ジョン・バージェスは自ら無神論者を名乗る科学者で、職業はエンジニア。それが二度の体験を経て、自らの不信心に疑問を抱くようになりました。最初のものは祖母が亡くなった夜のこと。二人は水入らずで話していましたが、そこで祖母は、自分は大丈夫だからと言いました。昨夜、彼の祖父（故人）が会いに来たというのです。二度目の体験は母方の祖母とのもので、彼はとても親しくしていました。

彼女が死んだ日、私は肺感染症で仕事を休んでいました。バスルームに立って顔を洗っていた時、突如として気を失いそうになり、座らなきゃと思ったんです。同時に時計を見ました。一週間ほど後の葬儀で、叔母は特に理由もなく、そう言えばホームの看護師から、おばあちゃんが死んだ正確な時刻を聞いたのよと言い出しました――私が気を失いそうになったのと全く同じ時刻でした。もうその時刻は忘れてしまいましたが、少し狼狽《ろうばい》したのを憶えています。敢えて言いますが私は無神論者で、科学者で、職業はエンジニア。けれどもこの二つの体験により、自分の信仰の欠如に疑問を抱きました。

ベッドの足許《あしもと》の幽霊

死んだ親族が来たというだけでも珍しいのに、その人が健康で、死ぬことなど思いもよらない場合には、この現象はさらに不可解なものとなります。

私たちは数年前の八月に息子の家で会いました。孫の誕生日で、ささやかな家族の集まりが催されたのです。姉と話しましたが（私より一七歳年上です）、またしても母と父が姉のところに来たと言うのです。二人は姉のベッドの足許《あしもと》に立っていて、姉に微笑《ほほえ》みかけていました。姉は語りかけましたが、二人は答えませんでした――ただ微笑《ほほえ》んでいるだけです。私の母は一九五三年、父は一九九八年に亡くなりました。私は腹が立ちました。なぜ私のところには来てくれなかったの！　姉の息子によれば、その時姉の話し声が聞こえていたので、たぶん寝言だろうと思ったということです。同じことは前にもあったんです。それから一ヶ月ほどして、姉は死にました。今では、気分が悪くて夜中に目覚めたりした時には、いつもベッドの足許《あしもと》に誰かいないか確認しています。

これら全ての終末期幻覚を説明できるような生理学的・心理学的メカニズムは存在するのでしょうか？　脳が活動を停止する時、何らかの精神病的プロセスが起こり、それが常に特定の記憶を選択するということなのでしょうか？　実際には、必ず死んだ親族の記憶を選択するような精神病的プロセスなど、私たちが知る限りでは確実に存在しません。

視像の共有

さらに興味深いことに、極めてまれにですが、室内の第三者が視像を見ることもあります。私たちの手《て》許《もと》にも四例しかありませんが、その内の三例は子供か思春期の人が関わっています。たぶん子供は大人が失ってしまった、視像を共有する能力を持っているのでしょう。ジル・スクリヴナーの友人は、五歳の時に祖母のもとへ連れて行かれました。祖母が死にかけていることは伏せられており、祖母と一緒にベッドに腰掛ながら、なぜみんなが泣いているのか彼女にはわかりませんでした。彼女には祖母と祖父が一緒にいて、とても幸せそうにしているのが見えたからです。

また別の人は次のように述べています。

私の夫は二〇〇五年八月にホスピスで死にました。私は夫のことで頭がいっぱいでしたが、当時一三歳だった私の子供はベッドの端に白い女性の姿を見ていました。私たちはそれを、彼を案内しに来た誰かだと思いました。

次の二つの話は何《いず》れも、大人でありながら死に逝《ゆ》く親のベッドサイドでこのような訪問者を見たという稀《け》有《う》な例です。ヴァレリー・ボウズの話——

二〇〇六年一一月七日の朝のこと、愛する母が亡くなりました。一人の介護人がドアのところで私たちを待っていて、部屋に入ると二人の介護人の女性がベッドの端におり、スーツ姿の男性がベッドの脇にひざまずいていました。全員が出て行き、私たちは母にキスをして、あなたは素晴らしいお母さんでした、私たちはOKだから、もう行って下さいと言いました。数分後、母の浅い呼吸が完全に止まったことに気づきました。介護人が言いました、私たちはあなたの母さんに「頑張ってエディス、娘さんたちが帰ってきますよ」と言い続けました、それであなたたちが来るまで頑張ったのね、と。私はふと、妹に言いました、「私たちがここに着いた時、ベッドサイドでひざまずいていた男の人は誰だろう、司祭様かな？」。彼女は言いました、「男の人？」。私は言いました、「スーツ姿のおじいさんよ」。部屋にはそんな人はいなかった、と彼女は言いました。その人はいつ部屋を出て行ったのと訊《き》くので、さあ気づかなかったけど、たぶん介護人の女性が出て行った時に、私たちがさよならを言えるようにしてくれたんじゃないの、と言いました。私はその男性を知らなかったけれど、特に変な感じはしませんでした――ごく普通にそこにいたのです。母に会いに来た父だとか、私たちが愛していた別の故人だとか言えれば良かったのですが、間違いなく私の知らない人でした。私の父は三週間前に死んでいて、彼が死ぬ二日前（医者にも手の打ちようがなく、父自身も死ぬことがわかっていた、と聞かされていました）、病院の小さな部屋で父と座っていると、誰かが私の背後に立っているのに気づいたのです。彼の（その人は男性だと思います）姿が目の前の窓ガラスに映っているが見えました。その存在を強く感じたので、振り向いて誰なのか確かめようとしましたが、すでに消えていて、二度と会うことはありませんでした。いったい今のは何だったの、と考えて、しばらく窓を見て、何か映ってないかと動かしてみたりしながら、自分の見たものについて常識的な説明を探しました。けれども、部屋の中に私たちと一緒に実際に誰かがいたのだということがはっきりしました。私は聖職者なので、もしかしたらキリストを見たのかなと思いましたが、その時にとっさに考えたのは、父の親族が最後の旅のお供に来たのだろうということでした。それは強く感じました。

これらの視像が本当に「共有」されていたのかどうか、つまり臨終者が、自分のベッドサイドにいる人が見ているものに気づいていたのかどうかは知りようがありませんが、間違いなくこの二例では、訪問者の存在は自然で、何か目的があってそこにいると感じられたようです。もしも本当に共有されていたのなら、両者は同じリアリティを共有していたということになり、もはや幻覚とは呼べません。共に同じ視像を見ていたということは、つまり彼らの世界は何らかの形で繋《つな》がっていたと考えざるを得ません。

次の話では、臨終者が明らかに「自分を呼ぶ人たち」を見ていて、その孫娘が「たくさんの、たくさんの人」が彼に会いに来たのを憶えています。ジェラルディン・イングリッシュが、癌で死につつある父を家で看護した時の話です――

父は死ぬ前の日まで意識がはっきりしていて、たくさん話をしました。その中で彼は、「彼ら」が自分を呼んでいて、一緒に来いと言っている、と言いました。父には彼らが普通の人間のようにはっきりと見えているのです。父は行きたいけれど、今すぐじゃないと言いました。わずか二週間ほど前、当時五歳だった私の末娘（今は二三歳）が父の話を始め、死にかけている彼のところにたくさんの、たくさんの人が会いに来た、と言いました。私はわけがわからなくなりました。というのも、そこにいたのはいつだってわずか四人の大人と、二人の末の子だけだったからです。娘によれば、部屋の中にはいつもぎっしり人がいたというのです。どんな感じの人たちだった、とたずねました。いろんな人たちがいたよ、「スーツ」の男の人とか、お百姓みたいな人、手の汚れた人夫みたいな人、スカートとカーディガンの女の人（当時の流行りではありませんでした）、みんなが私の父に話しかけていたと言うのです。レオニーの五歳の眼には、彼らは普通の人と同じように身体《からだ》があってリアルに見えたのです。なぜ今まで黙っていたの、とたずねると、私にも見えているものとばかり思っていたから、と答えました。

興味深いことに、これらの視像は時代と共に変化しています。死を描いた大昔の記録や中世の絵では、臨終者を迎えに来て道を示すのはほとんど常に宗教的存在です。たとえばアッシジの聖フランチェスコの墓では、聖フランチェスコが、彼を迎えに来た素晴らしい天使の軍団に向けて両腕を広げています。これは初期キリスト教時代におけるこれらの視像に関する数少ない文書記録が、彼らの実体験に基づいているという事実の反映なのでしょうか？　私たちが集めた現代の事例では、臨終者を迎えに来るのは圧倒的に親族です。私たちのサンプルはもっと世俗的な時代のものですから、「訪問者」が宗教的存在という事例はわずか二％しかなく、七〇％は死んだ親族や友人。残り二八％では、臨終者の歓迎や認識のポーズは確認されていますが、何も語られていないので、実際に何を見ているのかはわかりません。

ホウランとランゲ(6)は文化的・宗教的信念はこれらの体験において重要な役割は果たしていないと結論していますが、現代のデータの分析によれば、文化的影響もありそうです。ジョン・レルマ博士はアメリカの医師で、テキサス州ヒューストンの医療センターでホスピスと苦痛緩和医療を専門としています。彼は二〇〇〇人以上の末期患者に面談し、五〇〇以上の歿前《ぼつぜん》体験（pre-death experiences）の事例を記録しました。その一部は彼の著書『イントゥ・ザ・ライト』に収録されています。彼は患者の宗教には触れていませんが、これらの逸話は私たちの社会よりも抜本的に宗教的な社会のものですので、極めて強いキリスト教の影響が見られます。そこで大勢を占めているのは「天使からのメッセージ」やイエスの顕現で、死んだ親族というのははるかに少ないようです。レルマの指摘する重要な点は、これらの訪問は愛と慈悲の感覚、光の認識などといった強い霊的体験と関係しているということです。(7) オシスとハラルドソンのアメリカのサンプルでも、私たちの場合よりも宗教的な「連れ去る人」の訪問の割合が高いのですが（一三%）、死んだ親戚や友人の割合は私たちと同じ――七〇%――です。オシスとハラルドソンのインドのサンプルでは、宗教的存在の割合がはるかに高く、死んだ親族は低かった――それぞれ五〇%と二九%――のですが、これもやはり社会の性質を反映しています。インド社会には死の使いが迎えに来るという強い信仰があるのです。(8)

とはいえ、メッセンジャーは文化ごとに異なるとしても、そのメッセージ自体は同一です。視像の内容がある程度まで当人の世界観に懸っているとしても、ほとんどの場合、それは強烈に霊的で意義深い体験なのです。宗教的もしくは霊的信念を持つ人が自分の信念を補強するものを見出すのは当然ですが、その体験はまたあまりにも強力で、生前の不信心を覆《くつがえ》すほどでもあります。そのメッセージは、当人とそれを目撃した親族や看護人の双方にとって、死を超越する何かが存在するのだ、そして「訪問者」の形がどうであれ、死のプロセスとあの世への旅において臨終者を助けに来るのだと示唆《しさ》するのです。

まとめると、臨終期視像とは慰《なぐさ》めをもたらし、予想を超え、しっかりした形式を持ち、そして差し迫った死の到来を告げるものです。薬物の作用ではありません——薬物による幻覚に詳しい看護人や医療従事者は、臨終期視像はそれとは全く異なるものだと口を揃えています。また臨死体験との興味深い類似点として、訪問した親族は通常は健康体で、それまでの怪我《けが》や病気の痕跡もなく（たとえば腕や目の欠損）、人生の盛りに見えます。臨終者は通常、訪問者に対して元気に反応し、喜びをもって迎えます。これらの共通する特徴はあまりにも幅広く報告されているもので、混乱を惹《ひ》き起こす薬物、精神病のプロセス、単なる期待、あるいは苦痛を緩和する病理などとは無関係です。

現在の科学では、これらの素晴らしい体験を確証し説明する特定の脳のメカニズムを見出すことは困難です。論理的に考えるなら、私たちはまず第一に臨終者に対するその体験の有効性を、第二に彼らと遺族に対するその計り知れない価値を認めねばなりません。幸運にもこれらの出来事を体験したり目撃したりできるなら、その霊的な重要性を認めざるを得ないでしょう。死のプロセスの無意味な副産物として一蹴《いっしゅう》できるようなものではないのです。カリフォルニア州立大学の宗教学教授スタフォード・ベティ博士は、このことを力強く主張しています。「彼らはただ混乱しているのだと決め付ける間違いを犯さなければ、われわれはその体験がもたらす興奮の一部を感じることができる——われわれが見ているのは二つの世界の束《つか》の間の融合である。この二つの世界は、これ以外の時には劃然《かくぜん》と区別され、互いに接触することはできない。その融合こそ、私の言う〈死の霊性〉なのだ(9)」。

これらの視像は私たち全員に対するメッセージをもたらしており、脳機能に関する機械的な見方では、生と死の双方に広範かつ重要な意味を提示するこれらの超越的な体験を説明するには不十分です。これらの体験は、垣間見た「死後生」なのでしょうか？　ここで難しいのは、今の私たちが「死後生」というものの正確な定義を持たないということです――この疑問は、デイヴィッド・フォンタナの著書『死後の生はあるか』で詳細に論じられています[10]。開かれたドアから覗《のぞ》き込むようにその領域を垣間見ることができると主張するのは、その領域をこの世と同じような物質的な実在であると捉えていることになります。むしろ、それを肉体的な脳の死以後も継続される意識の連続性、私たちに使用可能な道具とイメージを用いてしか解釈しえない何か、と考える方が正しいのではないでしょうか。

第6章 —— 暗合の解明

究極的に、一つもしくはそれ以上の、特に強力なシンクロニシティが起こるかもしれない。その暗合力とパターンの正確さには曖昧《あいまい》さは一点もない。それは各個人に対する天啓的効力を持ち、その心理的もしくは霊的成長において決定的な域を画する。

（リチャード・ターナス）

臨終期視像それ自体もそうですが、それ以上に合理的説明を付けるのが難しいのが暗合です——暗合《コインシダンス》、偶然《チャンス》、事象の同時発生。このような意味のわからない事象の繋《つな》がりの感覚は頻繁に、日常的に起こります——たとえば、誰かのことを考えると同時にその人が道を渡っているのを見たり、まだ起こっていない災害の夢を見たりすることはしょっちゅうあるでしょう。あるいは特に理由もなく深い憂鬱や失望の感覚に襲われたりすることも良くあります。

こうした普通の偶然と臨終期暗合とを考える上でまず気がつくのは、後者にははっきりとした構造があり、それは起こる状況によって異なってくるということです。たとえば夢の中や入眠時の体験はイメージが豊かで、メッセージの表現も鮮やかです——ハグや抱擁のような身体的接触の感覚まであります。これに対して日中の体験はさほど具体的ではなくもっと曖昧《あいまい》で、視覚的イメージや身体的接触よりも強い感情が主となります。接触に対する反応も変わります——ほとんど常にポジティヴなものですが、時には受けた人がわけがわからなくなったり、困り果てたり、まれには慄《ふる》え上がってしまったりすることもあります。

通常、メッセージの送信者と受信者との間には強い感情的繫《つな》がりがあります。また、その体験を惹《ひ》き起こしているのが臨終者の側で、受信者の方ではないということがはっきりしている場合もあります。たとえば、受信者はかつては臨終者と親しかったけれど、今はもう一〇年も会っていない、あるいは考えたこともなかったという場合です——この事例では後に、送信者の方は受信者に対して依然として強い感情や愛情を持っていたことが判明しました。また、当の二人は今は特に親しくもなく、むしろ仲違《なかたが》いしていて、その接触が起きた理由は臨終者が仲直りを求めていたからだったという事例もあります。あるいは臨終者との接触を同時に複数の人が体験しているという例もまれにあります。こうなるともはやその暗合を疑うことはできないでしょう。

しばしばその感情的インパクトはあまりにも凄まじく、受信者にとって永続的な慰《なぐさ》めの源となり、時には死生観すら変える力まで秘めています——これこそ、この体験の最も重要な側面です。そんな体験をした人にとっては、その出来事が他者によって「単なる偶然さ」で片付けられようと、大したことではないのです。それが起こったという事実だけで十分なのですから。

つまり明らかなのは、このような暗合は体験者にとっては極めて特別なことだということです。この基盤のみに立脚して、この体験と、誰もが体験する日常生活の普通の偶然とを区別することができます。暗合をより客観的に評価するためにはその構造を詳しく見る必要があります。特に死の様態・体験の性質・

そこに埋め込まれたコンテクスト――たとえば二人の関係――と、その出来事が起こった状況との間に何らかの相関関係があるかどうかを。

臨終期暗合に関係する要素のまとめ

送信者	**受信者**
死亡時刻	体験のタイミング――死の前か同時か死後か 送信者が病気であると知っていたか 送信者が死にかけていることを知っていたか
死の様態	**体験の性質**
予想されていた 平穏 苦痛 困難 暴力的 事故	慰《なぐさ》めを与える 別れの挨拶 身体的徴候 極端な感情
埋め込まれたコンテクスト	**埋め込まれたコンテクスト**
関係性：	関係性：

親しい 過去に親しかった 無関係 罪悪感 未完の仕事	親しい 過去に親しかった 無関係 罪悪感 未完の仕事
送信時の精神状態 死にかけている	**受信時の精神状態** 覚醒 突然の覚醒 微睡 睡眠中 夢
信仰 敬虔 不可知論 無神論	**信仰** その体験が既存の信仰を変えたか、強めたか
メッセージの解釈	**メッセージの解釈**

強い慰《なぐさ》め
喜び
強い憂鬱
恐怖

送信者の観点からは、知りたいのはその死の時刻と様態、受信者との関係です。臨終期視像の研究結果から判断すれば、信仰の有無は重要ではありません。私たちの事例の中で、送信者が死後生を強く信じていたと示唆《しさ》したものはありません。不明なのは、臨終者の側に受信者と接触したいという意図があったか否《いな》かです。

受信者の観点からすると、体験のタイミングは死活的に重要で、また送信者が病気もしくは死にかけていることを受信者が知っていたか否《いな》かもまた重要です。また、その体験の性質、その時およびその後にそれが受信者に及ぼした効果も知る必要があります。サプライズの要素があったどうかに注目するのも興味深いでしょう——たとえば、その人物からの接触を予期していたかどうか、そして極めて重要なことですが、その人がしばしば同様の体験をしているかどうか、たとえばその別れの訪問が夢の中のことであれば、その人が常日頃から近しい人が死ぬような心配な夢をしばしば見ているかどうか、などです。

以下の質問票は、その体験が本物の臨終期暗合なのか、それとも単なる偶然なのかを判断するものです。とはいえ、自分の体験を他人に判断させたり一蹴《いっしゅう》させたりしないように気を付けましょう。それがあなたにとって本当に意味があるかどうかが一番大切なのです。

暗合の判断基準

以下の基準は、ある体験がただの偶然か否《いな》かを示します。

1．その体験は実際の死の時刻に近い時（一〇〜一五分以内）に起こりましたか？（はい＝5点　いいえ＝0点）
2．それは強い感情的インパクトがありましたか？（はい＝5点　いいえ＝0点）
3．その結果、普通ではない、もしくはわけのわからない行動がありましたか？（はい＝2点　いいえ＝0点）
4．送信者が誰かはっきりしていましたか？（はい＝3点　いいえ＝0点）
5．後になって初めて送信者が誰かわかりましたか？（はい＝1点　いいえ＝0点）
6．送信者が病気である、もしくは死にかけていることを知っていましたか？（いいえ＝3点　はい＝1点）
7．そこには送信者が死にかけている、あるいは死んだという特定の情報が含まれていましたか？（はい＝2点　いいえ＝0点）
8．臨終者の体験と相関関係があると思われる身体的症状を感じましたか？（はい＝1点　いいえ＝0点）
9．送信者はOKであるという明確なメッセージはありましたか？（はい＝1点　いいえ＝0点）

10. 過去に同じような体験があり、それが事実無根だったと判明しましたか？（はい＝0点　いいえ＝1点）

11. この体験は共通のものでしたか？（はい＝1点　いいえ＝0点）

■合計点数

15―24点：これが本物の臨終期暗合であり、単なる偶然ではないことを強く示唆《しさ》しています。

10―15点：別れの訪問を受けた可能性があります。

0―9点：あなたの体験は単なる偶然のようです。

中には単なる偶然で片付けるのが合理的といえる場合もあります。一方、偶然以外の説明の方がはるかに合理的である場合もあるのです――関係者の間に本当の繋《つな》がりがあり、そしてその接触が病人や臨終者によって「惹《ひ》き起こされ」ている場合です。たとえば、次のジュリア・バーンズの話のように――

一九六〇年代末、私たちがブリストルで学生をやっていた頃、婚約者はナイジェリアで医者をやっている母親と仲違《なかたが》いして、父親と同居していました。新年の頃、私たちは両親の家でディナーパーティをしていましたが、彼は突然なす術《すべ》もなく号泣し始め、悲しみに打ち拉《ひし》がれてしまったのです。彼は皿を洗ってきますと言ってキッチンへ行き、何とか気分を変えようとしました。けれども何をやっても埒《らち》が明かず、遂には諦《あきら》めて父親の家に帰っていきました。そこには警官がいて、その夜、彼の母親が殺されたと告げたのでした。彼女はナイジェリアに戻るためにロンドン空港にいたのです（彼はその日、彼女がクルマを運転していたことすら知りませんでした）。彼は普段は全く感情的になる男ではなく、むしろ正反対で、この奇妙なエピソードは私の人生でも最も不可解なものの一つとして心に残っています。

この圧倒的かつ不可解な悲しみの波動の強さは、それを体験した男性を普段とは全く異なる振る舞いに駆り立てるほどでした。彼には、母親が危険に瀕しているかもしれないと考える理由は何もありません。そして実際、彼は自分の感情を母親と結びつけることすらしていないのです。以上のことに加えてそのタイミングの不気味なまでの正確さ。とてもこの話を「単なる偶然」で片付けることはできません。これがテレパシーなのか、それとも肉体を離れた魂がやって来たのかはともかく、二人の精神が死の瞬間に何らかの形で結びついたという説明以外は困難でしょう。

このエピソードはもう一つの疑問を提起します。このような体験をしたほぼ全員が、圧倒的な感情的インパクトを感じたと述べていますが、ほとんどの人がその体験に安心感や幸福感を感じたと述べている一方で、ジュリア・バーンズの婚約者のように、「悲しみに打ち拉《ひし》がれ」る人がいるのはなぜでしょうか？ 死自体は恐れるべきものではないにしても、実際の死の体験が常に嬉《うれ》しいものだなどと示唆《しさ》した人はいません。もしかしたら、臨終者の感情が何らかの形で関係者と共有されたのでしょうか？ ウェンディ・ルイスの母親の双子の姉の話は、その可能性を示唆《しさ》しています。

母のキャスリーンが二年前にここハートフォードシャーで死んだ時、私は従兄弟に電話しました。彼は母の双子の姉であるエディの息子で、ノーフォークに住んでいました。彼はその報《しら》せを自分の母親（私の母の双子の姉）に伝えることについて、とても心配していました。何せもう九五歳です。彼と妻は、ともかく今夜は黙っていることにしました、というのもその日は病院に入院している彼女の妹のお見舞いに連れて行くことになっていて、あまり驚かせない方が良いと判断したからです。彼女の部屋のドアをノックすると、彼女はドアを開いていきなり言いました、「ケイトが死んだわ」。彼らは驚愕しました。彼女がそれを知っているはずはなかったからです。それから彼女は言いました、「あまり良い死に方じゃなかった」。母は前日にひどい発作を起こし、病院で悲惨な時間を過ごした後に死んだのです。母は死ぬ前に姉を訪ねたのだと信じています。

死んだ女性の姉の言葉「あまり良い死に方じゃなかった」は、妹が死ぬ時の感覚の某《なにがし》かを身体《からだ》で感じたのでしょうか、それとも、何らかの形で妹から伝えられた情報だったのでしょうか？

テレパシー

電話が鳴った瞬間に、誰からのものかわかるという感覚は多くの人にとってお馴染みのものです。この現象を研究したルパート・シェルドレイク博士[1]は、電話の相手を当ててみてと言われた時、その相手が近しい感情的繋《つな》がりを持つ人であった場合に的中率が極めて高いという事実を発見しました（二五〇頁参照）。次の話に出て来る二人の人は、文字通りこの種の「電話テレパシー」を体験しました。この近しい「繋《つな》がり」が、死に際して何らかの形で二人の間に作用したのだと考えられます。

一九九九年一月八日、私の親友の一人が死にました。二番目の息子を産んだ八日後のことでした。私はこの時ウェールズにいましたが、彼女の死亡時刻である午後一時五七分に、私は彼女が逝《ゆ》くのを感じました。彼女はロンドンにいるというのに。彼女は電話が鳴ったらすぐに彼女だとわかる、あるいは彼女が私の話をしていると私が電話をかける、そんな数少ない人の一人でした。

何らかの形で精神が繋《つな》がったのだと仮定すれば、次の体験もうまく説明できるでしょう。ドナルド・レイナーによれば――

二〇〇一年の復活祭の土曜日、オフィスで仕事をしていた私は、兄が困っているという感覚に圧倒されました。まさに圧倒的な感覚です。気がつくと私は興奮して叫んでいました、「ブライアンが困っている、ブライアンが死にかけている」。まず思ったのは、過労だということでした。二つの重要な長期プロジェクトが同時に正念場にさしかかっていたのです。いつの間にか私は部屋の中をうろうろしていました。キッチンへ行ってお茶を淹《い》れ、ともかく落ち着こうとしました。一一時になって私はオーストラリアにいる兄のブライアンに電話しました――いつも電話をかける時間、現地時間の午後六時です。けれど返事がありません。復活祭の休みの間、何かあっても連絡が取れるようにずっと携帯電話を持っていました。何も起こりませんでした。そこでこの件は念頭から振り払い、予定されていた正念場の件に集中することにしました。

三週間後、三月三日午後一一時に、ブライアンはパースにあるハリウッド病院の末期癌病棟から電話してきました。あまりにも病状が重すぎて治療もできない状態だが、医師たちが何とか家に帰れるくらいにしてくれたので、私の飛行機の手配をして、私に彼の特別な場所を見せて上げられるだろう、ということでした。それから、復活祭の頃は両脚が腫れ上がって、呼吸も困難になりました。地元の医師の所見では、心臓病とのことでした……しかし、次の火曜日にCTスキャンを撮りに来るように言われました。肺に水が溜まっており、腎臓はほぼ癌に破壊されていました。

ドナルドは三日後にオーストラリアに行きましたが、悲しいことに、五月一三日に兄は死にました。

私たちのサンプルだけでも、この体験の三分の一は通常の覚醒時に起こっています。残りのおよそ三分の二が、夢もしくは突然の目覚め、あるいは入眠時の半醒半睡状態でした。これは特に不思議なことではありません。というのも、睡眠と覚醒の間の期間は、幻覚（入眠時および出眠時幻覚）と、テレパシーや予知のような超心理学的現象にとって最も都合の良い精神状態として知られているからです。しかし一方では、その体験が実際に遠く離れた二つの精神が相互作用したのか、あるいは一人の人間が生み出した幻覚なのかの判断を困難にしている要素でもあるのです。

ガンツフェルト・テレパシー実験

人間のテレパシーは微弱な現象で、研究室での実験で実証することはほとんど不可能です。テレパシー送信が本当に実在するとしても、受信者の精神が極めて微弱な感覚的刺激にも反応するほどオープンになっている時にしか拾い上げることはできないだろうと言われています。ガンツフェルト・テレパシー実験は被験者の感覚を遮断することによって特別に受容的な精神状態を創り出そうとするものです。

この実験の「受信者」は暖かい小部屋に寛《くつろ》いだ状態で横になり、両手両足は柔らかい物の上に置き、両眼には半分に切ったピンポン球をかぶせ、耳にはヘッドフォンをかけてホワイトノイズを流します。この状態で一五分ほどすると、鮮やかな夢のようなイメージを体験し始めます。もう一つの隔離防音された小部屋にいる「送信者」が写真や映像を見て、そのイメージをテレパシーによって受信者に送ります。この実験はテレパシーに関する最も肯定的な証拠を提供しましたが、科学界での評決はまだ決まっていません。

テレパシーが常に科学者にとって「火中の栗」のように扱われてきたのは仕方のないことです。その有効性を受け入れるということは、意識が脳に限定されないと認定することになります――現状の西洋科学には適合しない概念です。このディレンマについては、第11章と12章で意識の問題全般を扱う時に詳しく論じます。

夢とテレパシー

興味深いことに、死を予知したり知ったりすることはしばしば夢の中や、眠りから突然目覚めた時に起こると報告されています。夢は常に超能力研究家の興味を惹《ひ》き付けてきました。というのもそれはテレパシーや予知といった超能力現象を表出する主要な手段の一つと見做《みな》されたからです。長年にわたって夢の研究に従事した人の多く、たとえばユングは、睡眠はテレパシーにとって好ましい環境を作り出すと信じ、テレパシー的な夢の事例を数多く集めました。マイモニデス夢実験においては、ランダムに選ばれた絵をターゲットとして、送信者が睡眠者にテレパシーによって送信します。テレパシー送信が開始されるのは、睡眠者が夢を見ている状態（REM睡眠）に入ってからです。REM睡眠の最後に睡眠者を起こしてから四枚の絵を見せて（その内の一枚がターゲット）、その夢のイメージがその中にあるかたずねます。もう一つの方法は、夢のイメージとターゲットの絵を外部の者に送り、夢の記述がターゲットにどれほど適合しているかを判定させます。この実験は高い成功率を収めましたが、テレパシー仮説を裏付けるために曖《あい》昧《まい》な夢の記述に合わせたデータを後から追加できるとの理由で批判を受けてきました。とはいえ、判定者も睡眠者もどのターゲットが選ばれるかはわからないわけですから、その批判は当たりません。より実質的な批判としては、反復実験が困難というものがあります。

また、夢は不安の表出でもあることに留意しなければなりません。そして多くの人が頻繁に不安な夢を見ています。

ある年、上の娘を連れて家族の休日を楽しんだ後、夜道をドライブしていた時、すぐ前を走っていたクルマがひどい事故に巻き込まれました。翌朝、下の娘が意気消沈して電話してきました。恐ろしい夢を見て目が醒《さ》め、私たちに何か恐ろしいことが起こったに違いないと感じたそうです。私たちは全員、その事故に動顚《どうてん》して意気消沈していました。もしもテレパシー送信というものがあるなら、これはその一つの事例と言えるかもしれません。一方、下の娘は昔からしょっちゅう心配な夢を見る子でした。彼女が初めて合衆国で暮らし始めた頃、私たちはしょっちゅう現地時間の夜中に電話を受けて、彼女が夢で見た災いの予知は、少なくとも今のところはまだ起こっていないよ、と言って安心させてやらねばなりませんでした。そんなわけですから、遅かれ早かれ何《い》れ《ず》は当たる時も来ていただろう、とも考えられるわけです。

というわけで、このような夢の暗合を査定する場合、まず第一にその人がしょっちゅう災いの夢を見る人かどうか、そしてその夢に合理的な説明をつけられる特定の要素があるかを確認しなければなりません。たとえば、臨終者が病気であることを夢主がすでに知っていたなら、夢でその人の訪問を受けても不思議ではありません。けれども要素はそれだけではありません。タイミングも重要ですし、その夢が特別な感情的インパクトや強力な感情を生み出したか否《いな》かもまた重要です。

デニス・ハミルトンは義母の死にまつわる次のような話をしてくれました。義母ヴェラはデニスととても仲が良く、彼女のことを実の娘のように思っていました。デニスと夫が結婚する直前、彼女は脳腫瘍と診断されました。病気のために結婚式にも出られないほどでしたが、その後すぐに夫婦は彼女のもとを訪れ、デニスの夫は新婚旅行から帰るまで死なないでと言いました。旅行先はハワイ諸島のマウイ島です。デニスはとある夜――

夢の中にとても鮮明なイメージが出て来て跳び起きました。ヴェラの手を握っていたのですが、放してしまい、ゆっくり彼女の手が滑り落ちて、すぐに私は跳び起きたのです。ただちに、彼女が亡くなったことがわかりました。日付と時刻を書き留《と》めましたが、夫には何も言いませんでした――マウイ島の私たちに何かできるはずもなく、それに言ってしまえばその後の新婚旅行はずっと悲しみに暮れて過ごさなければならないからです。UKに戻る時、飛行機のスピーカーに呼び出され、クルーに連絡するよう言われました――それは電話を寄越すようにという私の母からのメッセージでした。電話すると、やはりヴェラが一九八九年四月一七日の月曜日に亡くなったとのことでした。その日付と時刻は、マウイ島での体験と一致していました。

デニスは義母が病気であることは知っていたので、その死に関する夢を見ても不思議ではありませんが、やはりそのタイミングと、夢のイメージの鮮烈さと意義深さ、それによって喚起された感情からすると、これは単なる夢ではありません。

J・A・カートンは母が死んだ夜に夢を見ました。彼女の母は軽微な心臓発作の疑いありということで入院していましたが、死にそうな徴候は何もありませんでした。

入院した次の夜、私はなぜか夢を見ました。妹と一緒に園芸用品店に行く夢です。そこで私は突然、何かが起ころうとしていると感じました。何か説明のできないものが猛然と向かってくると。夢の中で妹に言いました、「もう行かなきゃ、逃しちゃう」。何を「逃す」というのか、自分でもわかりません。目が醒《さ》めると、何かが、何かの存在が、光の速さで私に向かってくる感覚がありました。私が感じているものが何であれ、それはまるで寝室の壁を突き抜けてくるようで、何も見えませんでしたが、その時私はその未知の現象が何であれ、それが今、私の上に浮かんでいるのに気づきました。何も見えないのですが、それが存在するという感覚、そしてそれが私の母だという事実はとても強くて、今もはっきりと憶《おぼ》えています。もう八年前の出来事ですが。それから彼女は私の方へ降りて来て、頭の上に彼女のキスを感じました――私にさよならを言いに来た時にいつもしていたように。それから彼女は立ち去りました。私は疑いもなく、その存在は母だったとわかりました。そして彼女が死んだと。とても奇妙なことのようですけれど。だって私は彼女の死が差し迫っているなんて全く知らなかったのですから。そして、こんなことを考えるなんて馬鹿げていると感じて、その朝は誰にも何も言いませんでした。午前八時に電話が鳴って、父からでしたが、私は言いました。「言わなくてもいいわ。なぜ電話くれたのかわかるから」。彼女は夜の内に、突然の強烈な発作で死んだのです。あんなふうにして私のところへ来て、いつものやり方でさよならを言うなんて、私は死の瞬間に霊が身体《からだ》を離れるというのが唯一の説明だと感じます。

これは特に説得力ある体験です――そのタイミング、死が予期されていなかったという事実、その存在が実際に母親であるという認識、明白な別れのメッセージとさよならのキス、その全てを単なる偶然で片付けるよりも、旅立とうとする存在――魂とか霊とか――の訪問によるものだと考える方が合理的でしょう。

次に挙《あ》げるいくつかの夢の話は、何《いず》れも訪問を受けた人が訪問者との間に特に強い感情的繋《つな》がりを感じていなかったという点で、珍しいものです。夢主の誰一人として夢で見ている人のことを考えてすらおらず、ましてや心配していたわけでもないのです。「訪問者」がこれらの体験を惹《ひ》き起こし、「被訪問者」は単になすすべなくその訪問を受けただけ、という感じがします。

エリザベス・ダニエルは――

二年前の九月、私は元夫の声で朝四時一五分に起こされました。彼は言いました、「マギー、もうそれについては話さなくていいよ」。私は言いました、「何について話さなくていいって?」。けれども返事はありませんでした。電気を点けてそれを一語一句書き留《と》めました。私のことを「マギー」と呼ぶのは彼と、あとは私の両親だけです。そしてそれは鐘の音のようにはっきりとした、プリマス訛《なまり》の彼の声でした。彼は部屋の中にいたに違いありません。あまりにもはっきりした声でしたから。朝食の時、私は二八年連れ添った今の夫に、元夫が死んだみたいと言いました。彼は私が狂ってると考えました、彼が住んでいるのはスコットランドで、離婚したのは二九年も前なのですから。臆病なのでプリマス在住の彼の妹に電話もできず、二日待ちました。彼はあの早朝の訪問があった日に死んでいました。

ウェンディ・ハワードの母の継父は八五歳になる元炭坑夫で、一人暮らしでした。アルバートおじさんは偏屈な人で、ウェンディの母との仲も良くありませんでした。とうとう彼らは別れて暮らすことにしました。彼の面倒は甥が見ることとなり、晩年には顔を合せることもなくなっていました。母の家族の中で最後に彼を訪ねたのはウェンディで、二〇〇四年のクリスマスに夫と共に行きました。炭坑夫だった頃に受けた肺へのダメージのために病弱で、呼吸すら困難になっていました。もうかなり長い間別居していましたが、彼はそれで幸せだったと明言しました。甥が面倒を見てくれているので、ウェンディはその後、病状が思わしくなくて肺はますます悪化していると聞いても、二度と訪ねていくことはありませんでした。

そして——

二〇〇六年八月、とても暑い夜に、私は午前三時三〇分から四時ごろに目を覚ましました。夢か現《うつつ》か、ベッドを出て寝室のドアに向かうと、そこにアルバートおじさんが立っていました。とても若々しく、たぶん中年くらいだったと思います。幸せそうで活《い》き活《い》きしていて、こう言いました、「終わった。自由だ。信じられんが、ついに自由になれた。息もできる」。そして私たちは、最後のお別れのようにハグし合いました。それから私はベッドに戻り、あるいは戻った夢を見て、またうつらうつらと寝てしまいました。けれども四時三〇分頃、私は息を切らせて目が醒《さ》めました。さっきも言いましたが暑い夜で、部屋は息苦しかったのです。布団を撥ねのけ、今度はふらふらとドアに向かいました。息ができません。ようやくドアにたどり着き、ドア枠にもたれて立っていました。何とか息を吸おうとしてあがき、パニック発作とも言うべきものに襲われました。この家には三〇年も住んでいて、息苦しい夜も過ごしてきましたが、こんな反応はこれまでありませんでした。午後になって母に会いに行くと、母は悪い報《しら》せがあると言いました。甥から電話があり、アルバートおじさんが午前四時三〇分頃に死んだと言うのです。私が寝室で、何とか息をしようと格闘していた時です。この体験は私を当惑させました。超自然など信じてはいませんが、この出来事は本当に不思議だったのです。

この二人の繋《つな》がりがかなり弱いということ以外にも、この話にはいくつか興味深い特徴があります。第一に、アルバートおじさんが実際よりも若く見えたということ（臨死体験で死んだ親族を見た人がしばしば語ることです）、第二に、彼がもはや病状から解放されたと述べていることです。これらは何《いず》れも死に際《ぎわ》の訪問に典型的なものですが、なぜかその半時間ほど後に、彼女自身がパニック発作に襲われているのです――これは彼の死の時間に起こったと思われます。何だか順序が逆転しているようです。

エディス・ディキンソン夫人は二三年前に夫と別れ、もう二五年も彼と会っていませんでしたが、彼の家族とは親しくしていました。これは彼女の話です。

一九八六年四月一四日、巡回保健婦として勤めている医院に向かっていた時、突然こんな考えが浮かびました。「ひどい重病で、私に会いたがってる人がいる」。ただちに二年前から付き合っている恋人と、八五歳の母親のことを考えました。医院に着いて、看護師にこのことを話すと、とても心配してくれました。急いで講義に行く必要があったので何もできませんでしたが、講義の内容は全く頭に入りませんでした。重病で私に会いたがっている人は誰なのかということで頭がいっぱいだったのです。講義の後で恋人に連絡しましたが元気で、私は自分の心配のわけを説明しました。それから母親のところへ行きましたが、やはり元気です。次に、気にかけていた数名の患者を訪ねました――何も進展はありません。私は腹が立って、苛々《いらいら》して来ました――いったい誰のこと？　あのメッセージはとても強いものだったのです。

午後四時から四時半の間に、突然「メッセージ」が止まっていることに気付きました。誰かが死んだのがわかりました。とても悲しくなり、日記にそのことを書きました。この奇妙な体験は四月一四日のことだったと。

四日か五日後、私は英国空軍から、元夫がまさにその日に死んだことを告げる手紙をもらいました。

ここで興味深いのは、この体験がこれほど強い感情的インパクトをもたらしたにも関わらず、送信者の正体が不明だということです。あたかもメッセージの感情的な内容（誰かが死にそうだということ）の方が、知的な内容（その人の正体）よりもはるかに伝わりやすいかのようです。ディキンソン夫人の話と次の話を比較してみましょう。これもまた、両者は過去においては近しい仲でしたが、事件発生の時点では全く疎遠でした。

私はロンドンに産まれ、四歳から一五歳まで、最高の親友は向かいに住んでいたスペイン人の男の子でした。大きくなって疎遠になり、私は結婚してスティーヴェネッジに引越しましたが、両親に会うためにロンドンに戻ると、必ず彼が現れて挨拶するのでした。その後、スティーヴェネッジで夫と寝ていたところ、この友人が寝室に入ってきて起こされました。私は彼を見て驚きました。私がどこに住んでいるのかすら知らないはずだからです。驚いた声で、いったいここで何をしているのと訪ね、ちらりと夫を見ましたが、びっくりしたことにまだ寝ています。どうしたわけで夫には彼が入ってくる音が聞えなかったのか、わけがわかりませんでした。友人はちょっと顔を見に来ただけと言い、私を抱きしめて立ち去りました。翌朝になってもその「夢」はまだとても鮮明で、私は何か具合でも悪いのだろうかと思いました。昔は仲が良かったけれど、これまで夢で見たこともない、何なら考えたこともない人の夢を唐突に見るなんて。私は二人の子育てで忙しい日々でした。

それからだいたい二週間ほどして、ロンドンの両親を訪ねると、父が恐ろしい報せ《しら》を告げました。あの友人が二週間ほど前の未明に交通事故で死んだというのです。まだ二二歳ほどでした。あの夢の日をカレンダーに書き込んでおけば良かった、あれが彼が死んだのと同じ夜のことかわからないのです。けれどもこの偶然はすごいと思います。

さらに彼女はこう付け加えています。「それから、仲良くなった人が癌で死んで、似たようなことが起こるかなと思っていましたが、起こりませんでした」。

言うまでもなく、これまた簡単には答えられない問題です。愛する人が死後も何とかコンタクトを図りたいと渇望しながら、実際には何の信号も視像も受け取れない人々がいます。かと思うと、全く期待も追求もしていないのに青天の霹靂《へきれき》のようにこんな体験をする人もいるのです。つまり希望や期待がそれを惹き起こすという証拠はほとんどありません。もしそんなことがあるなら、こうした現象の事例ははるかに多かったでしょう。

このような臨終期の「訪問」に対する「合理的」な説明のほとんどは、それが願望思考か豊かな想像力の産物に過ぎないというものです。けれども、臨終者を相手に仕事をし、直接の関係者よりもはるかに客観的な観察のできるプロフェッショナルたちも、同じような話を語っているという事実を思い起こしてください。一九七〇年代、BBCの番組『明日の世界』のプロデューサーであったゴードン・トーマスは、ドイツはバイエルンのリンクベルク・クリニークに勤める癌の専門家、ヨーゼフ・イッセルズ博士に関するドキュメンタリー番組を創りました。イッセルズ博士らは末期患者のみの治療に特化し、二〇年以上の間に五〇〇〇人ほどの患者の治療に当たりました。彼はゴードンに、自分が体験した多くの臨終期現象について語っています。とある患者は、寝室のスリッパをベッドの上、足許《あしもと》のところに、ドアの方を向けて置くように頼みました。彼は夜間看護師に、「すぐに散歩に行くから」と言っていました。その人は完全に寝たきりだったので、看護師は微笑《ほほえ》んだだけでした。翌朝、彼女はその患者が死んでいるのを見つけました。また別の患者の親族が真夜中に、「もう苦しみはない、自分は素晴らしい場所にいるから」というその患者の声を聞いて跳び起き、同クリニークに駆けつけました。数時間かけて彼女がクリニークにたどり着き、死亡時刻を調べると、まさに彼女が声を聞いた時刻と一致していました。

全てを総合すると、単なる偶然や期待の結果で片付けるよりも、拡張された精神が死の瞬間に顕現したという仮説の方がはるかに説得力があります。そしてそれぞれの事例の詳細を研究すればするほど、そこには特定の構造があることが判明しますが、これもまた単なる偶然という見方に反するものです。

救急隊員との接触

臨死体験の体験談は、事故に巻き込まれて臨死状態となり、その間、空中に浮かんで事故現場を見ていたという報告で溢れ返っています。(2) 中には、下の現場で働いている救急隊員の人に話しかけようとしたけれど、上手く行かなかったという話もあります。レヴァインが引用している友人の話によれば、彼は交通事故の後の臨死体験で、現場の警察や消防隊を見ていて、救急車に運び込まれる自分の身体《からだ》と一緒に付いて行っていいものか思案したと言います。

マサチューセッツ州警察の元警部補であるリチャード・ケリー博士はこの問題を別の観点から調査しようと決意しました——救急隊員自身の視点からです。ケリー博士は一三年にわたって州警察心理相談室に勤務し、七年にわたって合衆国保安局衛生安全部部長を務め、現在はプロの医療カウンセラーとして活躍しています。

ケリー博士は予備研究で、(3) 致命的な事故現場で死んだ犠牲者からの接触を受けた感覚を報告した六人の救急隊員を見出しました（四人は警官、二人は医療補佐消防士）。彼らはたとえばその存在、執着、救いを求める嘆願を感じ取ったそうです。これらの中の二つの事例では、隊員の二人が同じものを感じていました――第一の事例は死んだ人が何らかの形で「しがみついてきた」というもの、もう一つは見られているような気がしたというものです。第三の事例では、救急隊員が死んだ人と眼が合った直後に繋《つな》がりを感じ、その後「背中にくっついている」ような気がしたと言います。第四の事例では、眼が合ったことをきっかけにその犠牲者と個人的な強い繋《つな》がりが生じ、仕事が終わっていないという感覚に付き纏《まと》われたそうです。隊員たちは全員、当初はその感覚について語りたがりませんでした。二人組の現場で両者共にこの交信の感覚を感じた例が二件ありましたが、どちらもその件については互いに口を噤《つぐ》んでいました。しかしどちらの場合も、死んだ人が空中から見ていたような気がするというパートナーの証言を確証しました。全ての事例でその感覚は持続しており、また全ての事例で救急隊員は自分の知覚がその事故全般ではなく、その犠牲者と繋《つな》がっていたと断言しています。

四番目の事例を集めた時点で、ケリー博士はこれらの話を例外として一蹴《いっしゅう》することはできないと結論づけ、その頻度を求めるための本格的な研究の開始を決断しました。(4)

質問票と面談を駆使して、彼は九〇名の救急隊員(六八名が警官、二二名が消防隊員/救急医療隊員)に対して、死に立ち会った致命傷者からの「交信、存在、執着」の感覚もしくは感情を体験したことがあるかどうかたずねました。九〇名の被験者の内、一五名の回答者(一七%)が、死んだ犠牲者からの存在、交信、執着の感覚を体験したと答えました。これらの一五名は、二三の事例を挙げました。被験者の一人は三つの体験を語りました。被験者の内の三名は、全ての死亡現場で存在を感じたと報告しました。そして二人の回答者は、そのキャリアの長さゆえに、それぞれ百回は体験していると答えました。全て合わせると二二九件になります。

この一五名の中で、偽証や精神病の徴候を示す者は一人もおらず、全員、その感覚の源は単なる気のせいとか「内なる声」ではないと断言しました。彼らによれば、その体験は亡霊の出現や視像、幻聴ではなく、むしろ思考、観念、イメージ、感覚であり、これらの体験がどれほど異常なものであろうと、それはリアルであるとはっきりと認識していました。特に信仰深い人はおらず、全員がその存在の霊的な説明を受け入れました。そして自分の体験について他者と論じ合った人もいませんでした。

彼らの話と、本書のこれまでの事例との主要な違いは、関係者間の感情的な繫《つな》がりの欠如です。隊員たちの誰一人として、犠牲者を個人的に知っていたり関係している人はいませんでした。しかし逆もまた真なのです――なぜ犠牲者は、親や恋人や友人の元に束《つか》の間の別れの訪問をしないで、消防士と接触したのでしょうか？　スティーヴン・リヴァインは、予想外のトラウマ的事故という状況においては死者や臨終者は肉体的生存からの移行の過程において混乱、脆弱《ぜいじゃく》、恐怖の状態にあるかもしれないと示唆《しさ》しています。

何の準備も無しに身体《からだ》の外へ飛び出した人、たとえば健康盛りに死亡事故に遭《あ》ったティーンエイジャーなどは、落ち着きを取り戻すにつれ、「これはいったい何なんだ？　俺の身体《からだ》に何が起こった？　周囲でこんなことが起こってるんだから、死んだなんてあり得ないよな」などと訝《いぶか》しがるかもしれない。

彼によれば、混乱に陥った霊にとって救急隊員は「困っている人／魂《トラブルド・ソウル》」からの交信の試みを感じ取ることができるし、少なくとも心の中では感じ取ろうとしている存在です。

しかしながら、ケリー博士の研究からはっきりと浮かび上がってくるのは、犠牲者と救助者のこのような接触はまれであり、それを認識する能力のある人は少数だということです。一七％という数字は、心停止の後で臨死体験をする人のパーセンテージ――一〇％から二五％（第12章参照）――の範囲内にあります[5]。これはこのような体験に対してオープンである人の一般的な割合ではないかと思われます。頻繁な体験を報告する人は、すでにそれを期待するようになっているからそうするのではないかとも考えられます。あるいはまた、一度でもこういう体験をすれば受信者はその後の接触に対してよりオープンに、あるいは感じやすくなるとも言えるでしょう。けれども最も可能性が高いのは、だいたいこの程度の割合の人が、この種の体験を感じる特別な能力を持っているということでしょう（一五三頁参照）。

科学の枠組みから外れる

すでに見たように、こうした暗合の多くがテレパシー体験のカテゴリに入ります。それは控えめに言っても、当人同士の「繋《つな》がり」を示唆《しさ》しています。たとえば次の事例。私たちの文通相手であるメアリは、すでに九〇歳を超えていますが、これまでの人生の個人的体験のおかげで臨死体験や超心理学への興味を掻《か》き立てられ、ずっと持ち続けていると述べています。最初の体験は彼女が一一歳の時、すなわち一九一八年に起こりました。

私は暖炉の前の腰掛に座って、ジョージおじさんに手紙を書いていました。彼は軍隊でフランスに行っていました――手を止めて、炭火を見つめながら、ほかに何を書こうかと考えていた時、突然「ジョージおじさんはこの手紙を受け取らない」という考えが浮かびました。私は少し驚きましたが、好奇心をそそられました。その直後、母が部屋に入ってきて父に言いました、母の姉からたった今報《しら》せがあり、ジョージおじさんが戦死したというのです。誰にも言いませんでしたが、これこそが私が興味を持ったきっかけでした。

女学生の頃、彼女は「未来の夢」と呼ぶものをしばしば見るようになりました。時たま（常に夢の中とは限りませんが）、翌日か二日後に起こることの絵が頭に浮かぶのです。時々それを記録して、後で実際にそれが起こった時に確認したりしましたが、これもまた誰にも話しませんでした。なぜなら「あの頃は変わっていたり異常だったりすると、すぐに癲狂院《てんきょういん》に入れられたからです！」。

次の体験は結婚後のこと。夫のフランシスが、当時住んでいたケンブリッジから友人たちと共にロンドンまでドライブに出かけたのです。彼は三時三〇分頃に帰ってくる、と彼女は思っていました。

三時一五分、手紙を書いている時、心の中に道路の上でタイヤの外れたクルマが見えました。私は言いました、「ああ、フランシス、速度を落として、用心して」。彼は午後六時頃に戻って来て言いました、「遅れてすまない、タイヤが一個外れた」。私は自分の見たものを言いました。彼は私の声が聞えたと言いました。「速度を落として」と。彼は思いました、「馬鹿な、道路は空《す》いているのに、けれどメアリは速度を落とせと言った、他の奴らにどう説明する？」。けれど一応速度を落としてみると、前輪が見えました。そこで路肩に寄せて駐車することができました。

メアリと夫は共に敬虔《けいけん》なキリスト教徒で、この体験を神の導きだと考えています。その後、フランシスは第二次世界大戦中、空挺作戦部隊に空挺部隊員として従軍します。最後の休暇の際、彼らは共に、フランシスは生きて帰れないという強い感覚に襲われました。

一九四四年六月九日、私は息子を幼稚園に迎えに行く途中、知らない間に五〇—六〇ヤードも歩いていました。頭の中がフランスへ飛んで、今で言うスライドみたいに一連の絵が見えたからです。煉瓦の壁のある戦場、壁の高さは七—八フィートで、ここかしこに人が通るための穴が開いています。フランシスは戦場を歩いていて、それから各個掩体《えんたい》に向けて突進し、倒れました——当然、怪我《けが》で済めば良いと願いましたが、戦死したと感じていました。はっと我に返ると、彼の声が聞えました、「上を見ろ、メアリ」。見上げると、白い雲の上に彼の肩から上が見え、彼は特徴的な振り方で手を振って、言いました。「お前の思う通りだよ、さようなら」。私の心は落ち着き、そしていろいろあったせいで、電報が来たのは六月二六日のことでした。陸軍省に問い合わせると、彼の戦死は六月八日のことでした(八日と九日のギャップは興味深いですか?)。後に、私たちをよく知っている将校と終戦後に会った時、何が起きたか知りたいかとたずねました。私はあの心の中のスライドの話をしました。彼は黙って聞いていましたが、話し終えるとこう言いました、「君はあの場所にいたのかも知れないな」。

戦後、メアリと息子はフランシスが死んだ村を訪ねました。彼女自身の目で見た戦場と壁、それに各個掩体《えんたい》は、頭の中の絵で見たのと全く同じでした。

日本で働いていた頃、私たちはとある日本の役人の話を聞きました。彼は第二次大戦で夫を失った女性たちを研究していて、メアリの話にとてもよく似た事例をたくさん集めていました。女性たちは、夫が死んだ戦場とその状況を語ったのです。私は何とか彼に会ってその珍しいコレクションについてうかがおうと思いましたが、不運なことにその時点で彼は年を取り過ぎていて、希望は叶《かな》いませんでした。その話が出版されなかったのも悲しいことです。もしなされていれば、このような体験は一つの文化集団に限定されるのではなく、世界中に広く分布するものだという証拠の一つとなっていたでしょう。

長年にわたり、超心理学者たちは遠隔視と呼ばれる技術の実験をして来ました。被験者は遠く離れたターゲットの詳細を記録し、さまざまな統計処理によって、選ばれたターゲットを本当に見たのか、あるいは単なる当てずっぽうかを判断するのです。冷戦時代、合衆国にとって、ロシアの戦略基地に関する機密情報の入手は極めて重要でした。一九七四年、合衆国の諜報機関はスタンフォード研究所のパソフ博士とターグ博士の指導の下に遠隔視研究室を立ち上げました。この研究室の一部は一九九五年に機密解除され、それに関する情報はパソフ博士の文書からオンラインで入手できるようになりました。(6) 一九九六年にジェシカ・アッツとノーベル賞受賞者のブライアン・ジョセフソンが出版した論文は、次のように結論づけています——

過去一〇年にわたり、合衆国政府の実験は、様々な研究分野を専門とする令名高い学者たちから成る極めて高度なレベルの科学委員会によって監督されてきた。その全員が、プロトコルを予《あらかじ》め批評し評価する

ことを求められた。正直な観察者が首尾一貫した研究結果の集積を一蹴《いっしゅう》できるような説明は用意されていない。(7)

超心理学の実験には常に付きまとうことですが、遠隔視に関しても科学界内部で見解は分かれています。けれども前述のメアリの体験は間違いなく、この枠組みにきれいに当て嵌《は》まるでしょう。私たちは彼女の手紙を長々と引用しましたが、それは彼女が生涯を通じてテレパシーや透視(遠隔視)的印象を受信する感受性を持っていた事実を示すためです。超心理学の研究においては「羊―山羊」効果の存在は広く認められています。ある人たち(羊)はこのような通信を受信する能力があるのに対して、それ以外の人々(山羊)にはそれがありません。メアリは明らかに「羊」のカテゴリに入る人です。このような印象を受信する感受性の有無こそ、臨終期訪問を報告する人としない人――愛する人の死に際《ぎわ》に何らかの接触が欲しいと熱望していたとしても――が存在する理由なのかもしれません。

暗合の共有

とりわけ興味深いのは、二人の人が互いに無関係に、しかし同時にほぼ同じ体験をしているという事例です。キャロル・マケンティ＝テイラーの母は重い消耗性の発作から回復したばかりで、依然として糖尿病と高血圧に悩まされ、また発作が来るのではないかと怯《おび》えながら生活していました。

一九九八年七月一五日、私はさしたる理由もなく、午前四時過ぎに目覚めました。喉が渇いていたわけでも、トイレとかでもありません。なぜか信じられないほどの幸福感、平穏、喜びを感じていました。あまりに気分が良いのでベッドを出て、階下に降り、しばらく空を見てから、またベッドに戻りました。午前六時過ぎ、父から電話があり、予約してあった病院のために母を起こしに行ったところ、死んでいたということでした。

私の娘は当時、恋人と同棲していて、その日は遅くなるまで彼女を見たり、話しかけたりすることはありませんでした。ようやく話しかけると、彼女が最初に口にしたのが、その日の朝は特に理由もなく四時に目が醒《さ》めたこと。そしてその時、信じられないほどの幸福と平穏を感じたというのです。私たちはどちらも、それが母の挨拶であり、自分が幸福で平穏であることを知らせに来たのだとわかっていました。

キャロルとその娘が感じた感情の類似性は極めて印象的なものですが、その体験と母の死を結びつけたのは母が死んだと聞かされた後のことです。でもたとえそうであっても、その感情の強さ、体験の同時性、それらが死亡時刻（正確には判りませんが）と一致していたという蓋然性は、この話を極めて説得力あるものにしています。

これとよく似た体験が、ジーン・ワラムとその妹にも起こりました。ジーンの母が癌のためにゆっくり死に向かっていた時、ジーンと妹はそのベッドの脇に長時間座っていましたが、いつ死ぬのかはわかりませんでした。そして——

ある夜、私は強烈な体験をしました。夜中に母が来て、ただされならを言いに来たの、と言ったのです。

翌日、母が死んだことを聞かされた時には、私はすでに「知って」いました、なぜなら彼女自身が言いに来たのですから。妹と会って驚いたのは、彼女もまた同じ時刻に、全く同じことを体験していたのです。

クリス・オールコックは一九五〇年代初頭の学友の話をしてくれました。キットは若い陸軍士官で、朝鮮半島で軍務に就いていました。ある夜、キットの母親と恋人、そして同じく彼に惚《ほ》れていたクリスの妹の全員が互いに無関係に同じ夢を見ました。当惑したキットが出て来て、「道に迷った」と言って、消えてしまったのです。三人全員が跳び起きました。その体験はあまりにも鮮明で、全員が最悪を覚悟しました。後に、その体験は朝鮮半島における彼の戦死の時刻と一致していました。この手紙を書きながら、クリスは妹に、彼女自身の夢について詳しくたずねました。

彼女によれば、彼女自身と私、それからキットの弟のピーターが、古い家の大きな部屋の大きな暖炉の前の敷物に座っていました。部屋の向こう側のドアが開いて、キットが入って来ました。とても色が白く、冷え切っていました。妹は言いました、「キット、中へ入って一緒に温まろうよ」。キットは答えました、「できない、今ここがどこだかわからないんだ」。それから後ろ手でドアを閉じて出て行きました。

そこにいた人全員（そして私自身）は敬虔《けいけん》なカトリックですが、この種の現象は私たちの信仰とは何の関係もありません。どんな信仰を持つどんな人でも、あるいは無信仰の人でも、私たちと同じように驚くでしょう。

これら全ての事例を「偶然」だと片付けるのは根拠薄弱だと当初は述べていましたが、ここまで来ればもはや全く信じがたいことです。けれども、それ以外の説明を見つけ出すためには、現在の還元主義的・機械的・科学的枠組みから一歩踏み出す必要があります。

多くの臨終期暗合、特に近しい人が死に瀕している時に圧倒的かつ不可解な身体的・感情的感覚に襲われる事例の合理的な説明の一つがテレパシーです。とはいえ、一四〇―一四四頁の事例、たとえば別れの訪問を受けた人がその訪問者との間に実際は何の感情的繫《つな》がりもなかったという場合や、二人が体験を共有している場合などに関しては、テレパシーでさえ十分な説明とは言えません。またそれは死の瞬間、あるいはその直後で、もはや脳が機能しておらず、意識も失われた状態で起こった多数の体験もテレパシーでは説明がつきません。

もうひとつの説明――還元主義科学の観点からは同じように不満の残るものですが――は、死の瞬間やその直後には何らかの特殊な存在の様態があり、そこでは個人的意識は何らかの形で脳とは独立して存在し続けるのだろう、という説です。第12章で扱う実際の死の体験にはこの概念を裏付けるものがあります。そこでは心停止の間、脳機能が容赦なく断たれるので意識もなくなるはずなのですが、それでも体験者は身体を離れて自分自身の救命作業を天井から見下ろしていたと証言しているのです。つまりこの状況においては精神が脳から切り離されているということです。もしもこれらの発見が確証されれば、この状態における精神が旅をして、近しい繫《つな》がりを持つ他の精神と交流することもできるとの主張も不合理ではありません。この説明は、私たちが収集した現象のほとんどを説明する力があるという点で魅力的です。

次に、これらの体験は超常体験ではなく、超越的・霊的体験と考えるべきなのでしょうか？　ならば深層心理学の領域へと目を向ける必要が生じます。深層心理学の創設者の一人であるユングは、深遠な超個的構成要素と、外的な現実世界における独立した事象との間の共時的事象を記述しています。共時的(synchronistic)という言葉は時間との関係を強調する用語であり、ギリシア語の syn(共)と chronons(時)に由来しています。ユングは早くも一九〇九年からこの概念に取り組んできました。当時の彼は相対性に関するアインシュタインとの対話から影響を受け、また後には友人にして患者でもある量子物理学者ヴォルフガング・パウリから影響を受けています。ユングの中心概念は、偶然に起こるものは何ひとつなく、同時に起こる事象には理由があり、深遠な内在的聯関《れんかん》があるというものです。

ユングは易《えき》などを使って実験しました。易《えき》においては、筮竹《ぜいちく》の落下とそれが構成する卦《け》は無秩序ではなく、現在の瞬間と筮竹《ぜいちく》を投げた人の深遠な内在的問題との間の関係を示唆《しさ》しています。この主題に関する彼の最後の論文は一九三〇年代に発表されました。その最も有名な事例はユングの患者で、極めて自己防衛的な彼女は、ユングに自分の性的感情を探究されることを許しませんでした。ある日、彼女はユングに黄金のスカラベの夢を見た話をしました。それは彼女の夢のイメージの中核でした。その瞬間、一匹の昆虫がまるで中に入りたそうに窓を叩く音が聞えました。ユングが窓を開けてみると、それはごく普通の黄金虫《こがねむし》でしたが、その翅鞘《ししょう》は黄金色の光沢を持っていました。彼は患者にこう言いました、「そしてここにあなたのスカラベがいます」。これが彼らの分析におけるブレイクスルーとなり、女性は今ここにいる本物の黄金虫《こがねむし》と性的な夢のイメージのスカラベとの関係を見ることができるようになりました。ユングにとって、共時的事象は単なる偶然の出来事ではありません。今、ここの出来事は個人の中のはるかに深遠な、しばしば元型的な複合体を示していたのです。ユングは世界中の神話の中に存在する多くの古典的元型を指摘しました。誕生、復活、英雄、グレートマザー、子供、トリックスター（ジョーカー）、そして死神。共時性の概念を臨終期暗合という事象に適用するなら、死という極めて深遠な元型がその瞬間に活性化され、現実世界に共時性を惹《ひ》き起こしたと言えるでしょう。

哲学者で教育家のリチャード・ターナスは、その最初の著書『西洋精神の受難』(8)において、ギリシアの時代以来の西洋の自我の発達の道に対する理解の深遠を示しました。新著『コスモスとプシュケー』(9)では、普通の人の今、ここに心理的影響を及ぼす大宇宙の中の要素に注目しています。ユングと共時性、そして意識と無意識の関係を論じながら、彼は言います――

最終的に、一つもしくはそれ以上の特別に強力な共時性が発生するかもしれない。その暗合力およびパターンの正確さにおいて瞭然《りょうぜん》たるものが。それは個人に対して天啓的な効果を持ち、その心理的・霊的発達過程において決定的な閾《いき》を画する。しばしばこの範疇の共時性は誕生、死、危機、その他の人生の転換点との関連において発生する。

現在の科学的知見では、ユングによる共時性の定式化こそ、臨終期暗合という驚くほど豊かな現象を説明するのに最も適したものと言えるでしょう。

第7章——死別と幻覚

先立たれた時は幻を見たり聞いたりするのは良くあることだと思います。なぜならその時、人はその言葉の最も厳密な意味において、少し「狂っている」のですから。

（面談相手）

本書の元来の意図は、死亡時刻周辺で臨終者と近しい人が接触するという暗合のみを扱うことでした。けれども私たちが受け取った手紙やメールでは、当人の死後数週間、あるいは数ヶ月後にその人と接触したという話が非常に多く寄せられたのです。

二人の人の間の交信で、一人は生きていて一人は死にかけているという場合には有効だった説明も、二人の内の一人がとっくに死んだという場合にはもはや有効ではありません。

ここで私たちは全く新しい領域に入ります。すでに数多くの科学的・事例報告がある領域——つまり死後コミュニケーションです。この分野の完全なる考察は本書の視野を大きくはみ出しますが、私たちに寄せられた体験談の多さから見て、それに何らかのパターンが当て嵌《は》まるか、そしてそれは死のプロセスに関する私たちの理解を拡張してくれるか、見てみるのも興味深いと思います。

死者とのコンタクト

死別した人にとって、死んだパートナーの幻覚を見るのはごく普通のことであることは昔から認められています。一九七三年に一四六七人のアメリカ人を対象に行われた全国世論調査では、二七％の人が死んだ誰かと接触したことがあると述べています[1]。またエルレンドゥール・ハラルドソンが一一三二人を対象に行ったアイスランドの調査では、三一％の人が何らかの形で死者とコンタクトしたと述べています[2]。北アメリカの三〇〇〇人を対象に行われたもっと最近の面談調査では、アメリカ人遺族の五人に一人がこの種の死後コミュニケーションを体験しています[3]。

イギリスで最初の重要な調査はウェールズで活動している一般開業医デウィ・リースによるものです[4]。二二七人の未亡人と六六人の寡夫を対象としたこの調査では、ほとんど半数が死んだ配偶者の幻覚を見ていることがわかりました。その幻覚はしばしば長年にわたって続きますが、最も一般的なのは死別後一〇年でした。男女ともそれを体験する率はほぼ同じですが、四〇歳以上の死別者に比べて若い人々ではその割合は少ない傾向にありました。幻覚の発生は結婚生活の長さと共に増加し、幸福な夫婦生活・家族生活とは密接な関係がありました。

デウィ・リースの結論によれば、これらは「慰《なぐさ》めをもたらす幻覚」であり、その根源は心理学的なもので、とても慈悲深く、遺族に大変な慰《なぐさ》めをもたらします。彼の発見によれば、最も一般的な現象は死んだパートナーの存在を感じることです。視覚もしくは聴覚的幻覚はあまり一般的ではなく、最も珍しいのは触れられる感覚です。

	男性	女性	総計
存在を感じる	43.9%	37.9%	39.2%
死者を見る	16.7%	13.2%	14.0%
死者の声を聞く	10.6%	14.1%	13.3%
死者と話す	19.7%	9.3%	11.6%
死者に触れられる	1.5%	3.1%	2.7%

ハラルドソンによれば、視覚的幻覚が最も頻繁で、眼には見えないが存在を感じるというのが二番目でした。さらに少ないのは触れられる感覚と、生きていた頃の匂いを感じるという感覚でした。

死亡時の暗合と同様、亡霊の出現は当人が休んでいるか、微睡《まどろ》み状態が最も頻繁でした。ハラルドソンのサンプルの内の三分の一が肉体的活動中、日常の仕事中で、三分の一は休息中、残りの三分の一が入出眠時でした。

ハラルドソンの事例で、悲しみを含むものも少数ながらありました——つまり単純に、あるいは常に「慰安のメカニズム」であるとは言えないわけです。時に幻覚を引き起こすとさめる医学的・生理学的要因は見られませんでした。これらの調査対象のほぼ全員が、通常の健康な状態でした。寝たきりはわずか六例、発熱中は0、投薬中は一例のみでした。最も興味深いのは、自分が幻覚を見ている相手がすでに死んでいるという事実を知らなかった一三例です。つまりこの例では悲しみや慰安、期待といった説明は除外できるわけです。

死後コミュニケーションの領域は現在、超心理学で盛んに研究されている分野です。元来は一般に霊媒によるコミュニケーションの分野だったものが、過去一〇年かそこらの間にＩＴＣ――「電子システムによる次元間通信」を包含するものとなっています。これはＴＶやテープレコーダ、ラジオや電話を通じた死者からのコミュニケーションの総称です(5)。

コンタクトされているのは？

私たち自身のサンプルでは、この種のコンタクトを経験しているのは死別した配偶者に限らず、それ以外の親密な関係――特に親子や祖父母と孫なども普通に報告されています。私たち自身のサンプルによるコンタクトの性質は、デウィ・リースらの記述とほぼ同じで、また臨終の際に臨終者から訪問を受けたと報告している人のそれともほぼ同じです――最も一般的なのはその人の存在を感じるというもので、声を聞いたり姿を見たりするのは少数派。中には慰安的な身体的接触を報告した人もいます。

私は夜中に彼が来て、ベッドの端に座っているのを感じました。ある夜には、新聞を読んでいた時、そっと前髪に触れられるのを感じました。生前の彼が愛情表現としてよくやっていたことです。

彼が死んで以来、家の周囲に彼の存在を感じます。隣のベッドの彼の枕に彼の顔が見えたこともあります。

母が死んで以来、一人で寝ている時、つまり夫がベッドに来る前に、隣に誰かが寝ているという現象を体験することがあります。寝転がって本を読んでいたり、単に疲れて横になっている時、誰かがベッドに寝ている重みを感じるのです。一度か二度、眠っている時に誰かが隣に眠っている重みを感じたので、そちらを向いて夫にお休みのキスをすると、実際にはまだ彼が寝に来ていなかったということもありました。毎晩のことではありませんが、具合の悪い時や病気の時には強く感じるのです。また、誰かが私をベッドに押し込む感覚を体験したこともあります。これは子供の頃、母がお休みを言いに来た時にいつもやっていたことでした。

私の父は一九八九年四月三〇日に、在住していた合衆国で死にました。妊娠九ヶ月でしたので、葬儀には行けませんでした。息子は一九八九年五月一七日に生まれました。三日後……私は病院の個室にいて、息子はベッドサイドの透明の小児用ベッドにいました。午前三時頃、父が実際に病室に入ってきました——完全に見えているのです。はっきり憶《おぼ》えているのですが、本物のはずがないと思ってベッドに身を起こしたほどです。けれども彼はすぐそこにいるのです。それでその時には「あれ、父さん死んだのに」とは思いませんでした。彼は小児用ベッドのところまで来て息子を覗《のぞ》き込み、にっこりしました。それから私たちは互いににっこりして、彼はよしよしという感じで頷《うなず》いて、立ち去りました。翌朝も彼が来たことを鮮明に覚えていました。素晴らしい体験でした。

いくつかの事例では、この「訪問」を他の家族も体験していました——以下の三つの例のように。イーヴィの夫は一九九八年一〇月に肺癌で亡くなりました。

何週間か経つ頃には、夫の夢をたくさん見ていました。全く普通のことだと思いますけど。ある夜、一旦目覚めてから、また寝たのだと思いますが——そう理解していますが、その時夫がベッドで一緒に寝ているのを感じたのです。両腕で私を抱いて。その時はこう思っていました、「これは現実に違いない、だって目は醒《さ》めてるんだし」。けれどもたぶん、私はうとうとしていて、それもまた夢だったのでしょう。家の中で何回か煙草の臭いを体験したこともあります（彼は喫煙者でした）。そして一度は、真夜中に目を覚ました時、ベッドの足許《あしもと》に誰かが立っているというとてもとても強い感覚がありました。これもまた、ごく普通のことだと思っています。

一番おかしなことが起こったのは、彼が死んだ翌年の八月のことでした。早朝、バーティ（犬）を連れて散歩に出ました。とても静かな穏やかな日で、クルマの騒音もなければ、人影もありません。全く平和そのものでした。そして全く突然、ロンの叫び声が聞こえたのです、「イーヴィ！」。何だか警告のようでした。周囲を見回しましたが、当然何もありません。頭が狂ったんだと思って、家に戻る間、自分に言い聞かせていました、「頭が狂ったんだ。でも確かに聞えた。ロンの声だった。でもあり得ないし。頭がおかしくなったんだ」。

何にせよ、もうそのことは考えないことにして、でも頭が狂ったのは間違いないのです。数日後、義妹のマンディを訪ねました。お喋《しゃべ》りをして、この話もしました。彼女は黙り込み、そしていつの話なの、とたずねました。私はもう少し説明しました。それから彼女は、一週間前、家に一人でいた時、お茶を持って庭に出て、腰かけて寛《くつろ》いでいたという話をしました。とても気持ちの良い日だったので、ドアも窓も開けていたところ、突然男の声がしました（これまた警告のように）、「マンディー！」。彼女は跳び上がり、夫が早めに仕事から帰ってきたのだと思いました――けれども誰もいません。さて、私が声を聞いた時、彼女のこの体験については何も知らなかったわけです。だから自己暗示ということはないと思います。けれども実に奇妙なことに、二人の女が全く同じ体験をしたのです。

先立たれた時は幻を見たり聞いたりするのは良くあることだと思います。なぜならその時、人はその言葉の最も厳密な意味において、少し「狂っている」のですから。それから数年間は、特に何も体験していません。だから死後の世界があるのかどうかはわかりません。もしあるなら、夫が楽しくやっていることを願うだけです。

幻覚は、定義上、あくまでも主観的体験であって共有できるものではありません。この二人の女性が明らかに同じ人物から同じ種類のコンタクトを、ほぼ同じと思われる時期に受けたという事実は、少なくともこの事例においては幻覚では説明にならないということを意味しています。興味深いことに、それぞれの女性が自分の名前を聞いています。これは同じ刺激が各自によって主観的に解釈され、個人化されているかのようです。

次の話もまた興味深いのですが、それは特定の夢によって当人が父親を「行かせてあげよう」と思えるようになったことに加えて、彼女の妹も同じ夢をおそらく同じ時刻に（確かではありませんが）見たという事実によります。

私の父は一九九八年八月に急死しました……父の死と折り合いをつけるのはとても大変でした。何もかもが急だったからです。毎日のように父を生き埋めにする夢を見て、そんな夢の後で真夜中に目覚めるのが恐くて仕方ありませんでした。それが何日も続いたのですが、ある夜、全く違う夢を見ました。父が出て来たのですが、とても活《い》き活《い》きして健康そうで、自分は大丈夫だし幸せだしおじさんと一緒にいるよ、と言いました。それ以来、彼に関する悪夢を見ることはなくなり、父を「行かせてあげよう」と思えるようになりました。けれども一番驚いた体験はその後のことです。クリスマスに、八月の父の葬儀以来会っていなかった妹に会いに行きました。彼女は父の死にまつわる一連の悪夢の話を始めたのですが、ある夜、夢の中に父が現れ、「自分は大丈夫だし幸せだしおじさんと一緒にいるよ」と言って以後、悪夢は見なくなったというのです。彼女は私に起きたのと全く同じ話をしました。たぶん同じ夜のことだったと思います。

夢は死と折り合いをつける手段であり、ここでもそのような働きをしているのかも知れません。けれども、両者がともに同じイメージの出て来る同じ夢を見るなどということがあり得るのでしょうか――それとも、これは死後コミュニケーションと解釈するのが妥当なのでしょうか？

マーティン・ハワードの息子マシュウは一九九八年に死にました。わずか二歳で、隣家の庭の池で溺死したのです。その死の三日後のマーティンの体験です――

火曜日の朝、未明に目が醒《さ》めました。寝室の窓の上に窓があります。その窓から、子供の顔の影が覗《のぞ》き込んでいるのが見えました。顔かたちは判《わか》りませんが、マシュウだと判《わか》りました。たぶんうとうとしていたのでしょう。それから何かかさかさと物音がしました（赤ん坊が歩いている時のお襁褓《むつ》の衣擦れのような音です）。その音はドア近くで始まり、部屋を横切ってベッドの足許《あしもと》に達し、妻の方へ上ってきました。私は眼を開くのが億劫《おっくう》でしたが（正直言うと、恐かったのです）、意を決して開いても誰もいませんでした。翌朝起きると、警報器が夜中の内に勝手にリセットされていました。

最初、このことは妻には言いませんでした。動揺させたくなかったから。数日経ってから話したのです。彼女も私と全く同じ音を聞いたと言いました。少し茫然《ぼうぜん》としました。二人とも、同じ音を聞いていながら、相手を動揺させるのを恐れて黙っていたのです。

今にして思えば、マシュウは死ぬ前にかなり長い間、これをやっていました。未明に目を覚まして、私たちの部屋まで来ると、ベッドの足許《あしもと》を通り過ぎてジャネットのそばまで上ってくるのです。その時彼のお襁褓《むつ》の衣擦れが聞えるのでした。彼女は彼を抱き上げて部屋に戻すか、しばらく私たちの間に寝かすかしていました。その後、どちらかが彼を自分のベッドに連れて行って、押し込むのです。

私はずっと、この種の話には懐疑的でした……この体験があって初めて、私は自分が死んだらどうなるのだろうと考えました。こういうことを他の人も体験しているのかどうか判《わか》りませんが、こうした話をするのは、頭がおかしいと思われるかも知れないので、怖じ気づきます。

マーティンとその妻が何《いず》れも同じ音を聞いたという事実は、幻覚の可能性を排除します——定義上、幻覚は共有体験とはなり得ないからです。

アン・ゲリーは子供の頃、祖父が死んだ時の体験を聞かせてくれました。これもまた他の多くの事例と同様、祖父母と孫の間にしばしば生じる強い繋《つな》がりを示唆《しさ》しています。

一〇歳の頃（今は三九です）、みんなで「パパ」と呼んでいた母方の祖父が癌で急死しました……両親は私にも、また一四歳の姉にも、彼の病気のことは黙っていました。当時の私には、人が死ぬなんて理解も経験も及びませんでした。一〇月の終わりの学期半ばの休日に、突然気がつくと……両親とクルマに乗って、デヴォン州ペイントンにある祖父母の家に向かっていました。その本当の理由も知りませんでした……ただ祖母《ナンナ》ちゃんと祖父《パパ》ちゃんの家に行くのと、学校を余分に休めるのが嬉《うれ》しかったです……

ナンナとパパの家に着くと、両親はそそくさとキッチンに行きました。しばらくして出て来た父さんは、パパが行ってしまったと言いました。正直、「行ってしまった」の意味は解《わか》りませんでした。翌朝、階下へ降りて行くと、誰かがラウンジの暖炉の炉床を掃除している音がしました……廊下はなくて、階段を降りるとすぐにラウンジです。その音を聞いて胸が痛みました、というのも、炉床の掃除はいつもパパの仕事だったからです。パパの仕事を横取りしている厚かましい人は誰かと思って、手摺りの柵の隙間から覗《のぞ》き込むと、それはパパでした。母さんと父さん、それにナンナはキッチンで話していて、声が聞えます。なぜみんなであたしに嘘をついたんだろうと思いました。キッチンのドアが開いてナンナがラウンジに入ってくると、パパは立ち上がって微笑《ほほえ》みました。喜色満面という感じじゃなくて優しい微笑《ほほえ》みで、何もかもOKだと言っているようでした。階段を降りると、もうパパはいませんでした。このことを姉に話したのは何年も後のことで、私は長い間、パパを見たのは彼に会いたかったからだろうかと考え続けていました。

このような「慰安を与える幻覚」の多くには心理的な原因があると主張するのは簡単です。日常の体験の至るところに特定の人と結びつくものがあり、死後もそれを見れば記憶を呼び起こされたり、死んだ人がまだそこにいるような感じがしたりするものです。たとえば特定の匂いや煙草の煙など。人間の脳は、全く新しい作り物の世界を創り出すのが上手《うま》いのです——たとえば体外離脱体験は、衝撃や苦痛、恐怖に由来する極度のストレスで惹《ひ》き起こすことができます。そして言うまでもなく——そしてこれこそが、これらの体験と臨終期暗合の最も重要な違いなのですが——幻覚を見ている人は、親しい人が亡くなって慰《なぐさ》めが必要なことを知っているのです。そんな人が彼らの夢を見たり、その存在を感じたり、触れられてるような感じがしたとしても、それほど驚くべきことでしょうか？　昼も夜も、彼らは数え切れないほど、失った人に会いたい、感じたい、声を聞きたいと願うのです。幻覚という手段でそれを叶《かな》えるのは驚くほどのことでしょうか？

けれども、ここで論じた臨終期暗合を受け入れるなら、生者と臨終者の間にはある種の繫《つな》がりがあるということになります。ならば、それと多くの点で極めてよく似ている遺族の幻覚の全てを単に心理的慰安メカニズムの産物と決めつけ、両者は全く別の現象であると主張するのは、果たして論理的と言えるでしょうか？　この思弁のパンドラの箱をいったん開いてしまったら、それはどこまで行くのでしょうか？

遺族の幻覚は、人間の逸話と伝説――幽霊や霊媒――の全く新たな領域にまで広がっていきますが、それは本書での探求・説明の範囲をはるかに超えています。これは科学者にとって虎の棲息する森林地帯ですが、何にせよ興味深いものなのです。

第8章 —— グランドファーザーズ・クロックとその他の奇妙な出来事

おおきなのっぽの古時計　おじいさんの時計
百年　いつも動いていた　ご自慢の時計さ
おじいさんの　生まれた朝に　買ってきた時計さ
いまは　もう動かない　その時計

（ヘンリー・クレイ・ワーク、一八七六〔保富康午訳〕）

死の瞬間の奇妙な出来事は、必ずしも視像や、存在の感知という形を取るわけではありません。しばしばもっと陳腐なことが起こるのです。私たちのもとにも、不意のノックやラップ音、ドアを閉める音、壁から写真が落ちたり写真立てが俯《うつぶ》せに倒れたりといった現象が寄せられています。電話が死の瞬間に鳴るという話もありますが、注文通りに電話が鳴った事例は一例のみです。以下の話はメアリ・Gから寄せられました。

夫が死ぬ前、とある友人が、姉の死の時刻に彼女の幽霊を見た、と言いました。少し恐かったです。夫はいつ死んでもおかしくない状態で、とても愛していましたから、もし幽霊なんかが出たらどう反応していいか判《わか》りませんでした。そこで私はテレパシーでメッセージを送りました、幽霊は見たくないので、電話を鳴らして報《しら》せてねと。彼は朝の未明に亡くなり、その朝はちょうど目覚めたばかりで、電話が鳴った夢を見ました。受話器を取ると、彼の声がしました、「ハーイ」。とても元気そうで、愉快な感じでした。そのすぐ後、彼が入院しているホスピスから電話があり、彼が死んだと告げられました。これらのことから、私は死後の生のようなものがあると確信しているのです。

高齢者福祉施設での研究で、面談に応じてくれた看護人の多くが、説明の付かない出来事を話してくれました。死んだばかりの人がいた部屋の電気がひとりでに点《つ》いたり消えたりしたとか、時計が止まったとか、壁から絵が落ちたとか。あるいは入所者の部屋の電話が、部屋に誰もいないのに葬儀の日の間鳴り続けていたという話もあります、「まるで」と面談相手は言いました、「死んだ人の霊がまだそこにいたかのように」。また、死んだばかりの人の存在を感じたとか、跫音《あしおと》を聞いた、姿を見た、まるで入所者が死後もしばらくの間その辺を「うろうろして」いたようだった、という話。死んだばかりの入所者の部屋に入った後、肩を押されているような感じがした、という人もいます。

死者と関係する匂いはとても頻繁に体験されています――キース・ウィルソンは父の死の後、家に帰るクルマの中で父の煙草の煙の「圧倒的な匂い」を嗅ぎました。時には音楽が聞えることもあります。キャサリン・ナイトは、叔父の死にまつわる妹の話を聞かせてくれました。

数年前の七月、叔父はフランスの病院で未明に亡くなりました。同時刻、妹はロンドンのフラットで、突然動物の唸《うな》り声を聞いて目を覚ましました。彼女は狼だと思いました。彼女によれば、それはまるで録音された動物の声で、誰かがテープレコーダの「再生」ボタンを押したかのようでした。それくらい唐突だったのです。その唸《うな》り声は二秒か三秒続いて、いきなり止まりました。誰かが「停止」ボタンを押したかのように。彼女は極度の恐怖の感覚に圧倒され、ベッドサイドの電気を点《つ》けっぱなしにしていました。あまりにも恐かったので、布団の下に縮こまってしまいました。恐怖を感じている間、あたりは不気味なほど静まりかえっていました。この体験は一五分から二〇分ほど続きました。叔父が死んだと知ったのは翌日のランチタイムでした。

機械の故障

私たちは通常、機械は私たちからは独立しており、人間に対しては全く無頓着だと思っています。けれども私たちの行動を省みれば、とても近しい関係を持っている機械がたくさんあるのです。たとえばクルマは、単なるクルマではありません――中にはそれに名前を付けて、深い愛情を持って接している人もいます。数多くの超心理学実験が、機械的システムに対する精神の影響を示しています。(1) 一九八〇年代にユリ・ゲラーは精神の作用によるスプーン曲げのデモンストレーションを行いました。曲がったスプーンで溢れ返る国中の食器棚が、彼の真似をしようとした子供たちの数を証言しています。しかしながら、自分の子供たちが本当にスプーンを曲げることができたとは信じた両親は少数でした。ロンドンはキングズ・カレッジのヘイステッド教授はこれらの子供たちを調査し、いくつかの確証的なデータを得ましたが、これは依然として論争の的となっています。

また、非常に細かい仕事をする人は精神を落ち着ける必要がありますが、それは手先を安定させるだけではなく、彼らと対象物との関係こそが最も重要な要素だからでもあります。臨終期暗合は精神が精神に影響を及ぼすことを示していますが、そこからさらに進んで、機械もまた精神によって影響を受けると仮定したとしてもそう大きな飛躍ではないのかもしれません。当然、臨終者の精神もまた例外ではありません。次にご紹介する、ＴＶと警報システムが故障した話は、看護師たちの話と同様にこのことをよく表しています。

ルーシー・グリーンとその伯父は、病院のベッドで昏睡状態にある彼女の父のベッドサイドに座っていました。

ＴＶの画面が全く映《うつ》らなくなり、音声も完全に消えて、それから看護師が部屋に駆け込んできて、なぜ警報器を鳴らしたのですかとたずねました。まさにその瞬間、私の父は五八歳で息を引き取ったのです。誰も警報器なんて鳴らしていませんが、なぜかそれが看護師のオフィスで鳴り出し、またＴＶが急に故障した理由も誰にも判《わか》りませんでした。父が死んでから少し経つと、ＴＶは普通に戻りました。後で私は、警報器が鳴り出した件について看護師に尋《たず》ねましたが、あれは誰かが死ぬと決まってそうなるのですとの答えでした。私は死後生を信じているわけでも信じていないわけでもないのですが、この出来事は間違いなく私の目を開き、そこには誰にも理解できない何かがあるのだと考えるようになりました。

ロン・ベイカーは華々しいスケールでの機械の故障を語っています。私たちに送ってくれた以下の話の中で、ロンは人生でただ一度の奇妙な事象を体験しました。以来、ずっと彼は不思議に思っています。

一九五四年、私はサセックス州へイスティングズの近くにある空軍レーダー施設、RAFフェアライトに勤務していました。銀行休日の週末、キャンプのほとんどの者が七二時間の外出許可証をもらっていた中で、私は週末一杯運転任務に就いていました。基地に残っているのは最小限度の人員のみです。夜遅く……私は構内交換設備にいて、当直オペレータと共に遅いコーヒーを飲んでいました。きっかり午後一一時、交換機がシャットダウンして、交換機が主電源に接続されていることを示す緑のランプまで消えてしまったのです。ここで本来なら、緊急電源に切り替わったことを示す赤のランプが点灯していなければなりません。けれどもそれが点《つ》かないということは、交換機が完全に死んだということです。テレプリンターはPBXと同様、専用のGPO地上通信線で動いているにも関わらず、やはり死んでいます。つまり冷戦下の当時にあって、我が国の沿岸線を守っているチェイン・ホーム・レーダー監視ユニットの一つである本局が、他の局からの通信を完全に遮断され、レーダー網に破綻が生じているということです。これ以上もなく深刻な状況です。PBXオペレータが設備に対してありとあらゆる可能な検査を行っている間、私は衛兵詰所へ行って問題を報告し、GPO緊急サービスに問題を報告するため、誰かをへイスティングズに派遣する手筈《てはず》を整えました。

これら全てに三〇分を要し、一一時三〇分きっかりに交換設備は復旧しました。これにより、GPOの技官に援助を要請することが可能となり、彼が完全検査を実施しましたが、全く故障は発見されませんでした。そこで当面、親部隊の当直将校に出来事を報告する以外、もはやできることは何もありませんでした。けれども翌朝の九時、休暇で帰宅していたPBXオペレータの一人であるブラウンという航空兵の家族から、司令官宛に電報が届きました。彼は突然急病に罹り、前の晩の午後一一時に死んだというのです！

GPOおよびわれわれの技術職員がさらなる検査を行いましたが、地上通信線にも交換機にもテレプリンターにも何ら異常は見つかりませんでした。そして同様の問題が発生することも二度とありませんでした。

ここでもまた、オペレータと装置の間に関係があり、彼の死に共感するかのような不具合が発生しています。人間と機械とのこの奇妙な相互作用はしばしば超心理学の文献に登場するもので、主として思春期の少年少女と関係したポルターガイスト現象が電子機器や電話装置への干渉を惹《ひ》き起こす事例が知られています[2]。

けれどもこれらの死亡時刻と関係した奇妙な現象の中で、その発生頻度から言っても民俗的記憶への浸透ぶりから言ってもおそらく最も興味深いと思われるものは、時計が停止する現象です――おじいさんの時計を歌った古い歌にあるように。さて、ほとんどの人が経験があるでしょうが、時計というものは実際に時々止まりますし、またさしたる理由もなく再び動き出したりもします。それがたまたま死亡時刻と一致したとしても、他の事象と同様、単なる偶然で片付けられるのが一般的です。ですが次の事例においては、驚くべき時間の一致、臨終者と時計との密接な繫《つな》がり、そして彼自身が自らの死の決定的な瞬間にそれを指さしたという事実が、この話を格別に説得力あるものにしています。

一九七〇年代初頭、私の大叔父（祖母の兄弟）が家で死にました。彼は私の祖父母と暮らしていました。彼のベッドの足許《あしもと》の壁には、古い箱形時計がありました。一〇〇年ほど前のもので、彼に「受け継がれた」ものです。私の知っている限り、動いたことはありません。祖父によれば、大叔父が死ぬ時、彼は唐突にその時計を指さしました。するとその時計は午後四時、ほぼ正確な時刻を打ちました。同時に大叔父は死にました。

この話では、オッサ山にペリトン山を重ねるように、偶然に偶然が重なっています。それは——彼の憶《おぼ》えている限りでは、初めて——彼の大叔父が指さした瞬間に時を告げました。しかもほぼ正確な時間を。そしてそれは、所有者の死の瞬間でもありました。

マーガレット・キャサリンとデイヴィッド・エクルシャルもまたよく似た話を述べています。マーガレットは——

私の母が運動ニューロン疾患の末期だった時、話すことは非常に困難でしたが、誰かがやって来て彼女のベッド脇に立ち、恐がることはないと言って安心させてくれた、それに彼女が死ぬ時には一緒にいてあげると言ってくれた、というような内容を私に伝えました。彼女のところに来たのが誰なのかは判《わか》りませんでしたが、彼女はそれで安心しきっていて、心穏やかに全てを受け入れていました。最後に彼女が死ぬわずか数日前のことでした。死ぬ日の朝、クルマに乗るために車庫に入ると、彼女の時計が眼に入りました。とてもお気に入りのもので、彼女のフラットを片付けた際に全ての荷物と一緒に車庫に入れたばかりのものです。その時、車庫になんて入れっぱなしじゃ悪いから、と思いついて家の中に持ち込み、時間を合わせて、テーブルに置いて仕事に出かけました。仕事中、看護師から電話があって、その日の朝一一時一〇分前に母が亡くなったということでした。その日に死ぬとは予想されていなくて、私は一緒にいてあげられなかったことを後悔しました。真っ直ぐ家に帰り、家に入って真っ先に気づいたのは、あの時計がまさに一一時一〇分前きっかりに止まっていたのです。その朝に巻いたばかりなので、なぜ止まったのか解《わか》りません。それから二一年たった今もうちのマントルピースの上で順調に動き続けているのですから。

ジェニー・スタイルズの叔母が突然悲劇的な最後を迎えた時のことです。彼女はロンドンにある叔母の勝手知ったるアパートの片付けに行きました。「叔母が死んでから初めてその家に入った時に気づいたのは、全部の時計が同じ時間に止まっていたということでした。彼女の死亡時刻にです」。

人が発条《ばね》式時計と近しい関係にあることは間違いありません。毎週のように巻かなければならないし、発条《ばね》式は完全に正確ではないので時々合わせてやる必要もあります。だから発条《ばね》式ならそういうこともあり得ると言えるでしょう。けれども電気時計の場合はそういう主張は困難です。電気を入れれば動くのですし、定期的に狂うこともありません。発条《ばね》式の時計なら死亡時刻に止まることもありうるという仮説も立てられますが、電気時計ではそれはありません。でも少し考えてみれば、そうとばかりは言い切れないことが判《わか》ります。時計は私たちの生活の親密な一部です。私たちの行動は時計によって調整され、四六時中時計を見て、起きるべき時も寝るべき時も教えてくれます。だから発条《ばね》式と電気式の間に劃然《かくぜん》たる区別を設けるべきではないのかもしれません。発条《ばね》式仮説を覆す事例は次の話だけではありません。

デイヴィッドの事例――

私の父は午前三時一五分に死にました。午前八時三〇分頃、私はアーチーおじさんに会いに行きました。父と仲が良かったので、電話するより直接告げに行って、何ならそのまま家に連れて来ようと思ったのです。アーチーおじさんがドアを開けた瞬間、彼が憔悴《しょうすい》しているのが判《わか》りました。父が死んだという話を始めると、彼はそれを遮《さえぎ》って、知ってると言いました……誰かから電話があったわけじゃないが、ちょっとあのマントルピースの上の時計を見てくれよと――それは三時一五分で止まっていました。しかも彼自身の腕時計も、さらにベッドサイドの時計も、家の中の時計という時計がその時刻で止まっていたのです。ラジオか何かのLEDディスプレイですら、3：15で点滅しています。これには完全に面喰らってしまいましたが、アーチーはこの現象自体は喜んでいて、ただ親しい人が亡くなったことを悲しんでいるのでした。

たぶん、自然界の事象は何であれ単独では起こらないという事実を受け入れる方がより論理的なのでしょう。誰かの死に影響されてベルが鳴り、電気系統が停止するのなら、それらよりもはるかに親しい関係を築いている時計がそうならない理由はありません。

ジュリー・ルイスの祖父は徒競走の賞品の時計を持っていましたが、それは彼の死と同時に止まりました。彼女によれば「おじいちゃんは死ぬ直前、おばあちゃんに、自分はもうすぐ逝《ゆ》くよと告げたそうです。なぜ判《わか》ったのか解《わか》りません。ただ、その時が来たと解《わか》っていたのです」。そしてジャニス・アシュトンもまた、興味深い「時計の暗合」の話をしてくれました。

（死ぬ前の）数週間、父はどういうわけか家の周囲に転がっていた古い時計を弄《いじ》っていました。もう動かないやつです。週末に訪ねるといつもそれを弄《いじ》っていて、とうとう動くようにしてしまいました。

父の葬儀の日、この時計はマントルピースの上にあって、調子よく動いていました――葬儀に行く前にそれに気づきました。けれども、葬儀が終わってこの時計を見ると、もう止まっていて、二度と動くことはありませんでした。それで棄てられてしまったのです。

ピーター・ターンブルによれば、父の小さな電池時計が、父の双子の兄の死亡時刻に止まったそうです。それから電池を交換するまでもなくまた動き出し、また元気に動いていたのですが、父の認知症が進むと共にその時計も進むようになり、父が死ぬ頃には通常の二倍の速度で動くようになって、時計としては使い物にならなくなったのです。

たぶん父が死んだら止まるのだろう、と思っていました。それで、その時計を耳に当てるのが習慣になってしまいました。その柔らかだけどとても速い動作音が聞えたら、こう呟《つぶや》くのです、「じゃあまだ生きてるよな、ジョニーのやつ」。

実際に父が死んだ時には、ターンブル氏は二・三日の間、その時計を忘れていたのですが、その後、やはり止まっていたのが判《わか》りました――午前四時三七分、公式の死亡時刻である四時四五分の八分前です。

その時計が、予《あらかじ》め死亡時刻を予知してその少し前に止まったのか、それとも実際の正確な死亡時刻を指していたのかは判《わか》りません。何にせよ私はその時計を開けて、電池を取り出し、スーパーグルーで蓋を接着して棚に戻し、父のフラットキャップを上にかぶせました。それは今もそこで父の死亡時刻を表示しています。陰気だという人もいたけど、私の父は良い奴でした。

同様に奇妙な話ですが、何年も止まっていた時計が死亡時刻に理由もなく動き出したという事例もあります。次の二つの話のように。

ジャニス・レインの事例――

私の父は一八ヶ月前に亡くなりました。葬儀の朝、一八歳の誕生日に買ってもらった時計を着けていくことにしました。もうかれこれ一八年間も着けていなかった時計です。仕舞い込んであった箱から取り出すと、まだ動いていて、時刻も正確でした。この時計は発条《ばね》式で、電池ではありません。この時計のことがあって、葬儀の日もやり遂げることができました。父が一緒にいてくれているような気がしたのです。この体験をするまで、死後の生なんて信じていませんでした（信じたくはあったのですが）。

アイリーン・チェンバレンの話――

ここヨークシャーでの隣人メアリ・ホームズが、同居するためにランカシャーから母親を連れて来ました。ほとんど荷物を持ってこなかったのですが、その中に古い振り子時計がありました。数週間後、隣人はその時計を止めざるを得なくなりました。その鐘の音が、特に夜間、とてもうるさかったからです。

それから三年後、メアリは休日の旅行に出かけ、母はしばらくバーンリーに戻りました。ある日、病院から私に電話がありました（メアリには繋《つな》がらなかったのです）。メアリを連れてくると、病院は彼女の母が亡くなったと告げました。彼女を連れてメアリの家に戻り、お茶を淹《い》れました。座っていると、壁のあの古い振り子時計が二度鳴ったのです。三年間、一度たりともそんなことはありませんでした。そして彼女の死後、彼らは数ヶ月間その時計を置いておきましたが、鳴ることはありませんでした。その時計が鳴った時、私たちは時計から六ヤードほどのところにいて、そばに近づいたわけでもありませんでした。こういう話を目にしても信じることはなかったのですが、今でもまだ、あの老婦人の時計が、少なくとも数年間止まっていたのに、どうやって彼女の死の後で鐘を鳴らすことができたのか、説明を付けることができません。

この種のことについて、特に意見はありませんが、これは私には説明の付かないことでした。この手紙を書くつもりだということを友人に話すと、彼女は義母の時計にまつわる不思議な話をしてくれました。彼女の義母が亡くなった時、夫は母の家から古いウェストミンスター時計を持って帰ってきました。もう動かないのですが、いつか修理するつもりで戸棚に置いておきました。それで数年後、彼らは座って義母の話をしていました。すると突然、戸棚の時計の鐘が鳴ったのです。

OK、何らかの説明は付くのかも知れません——けれども彼女は、私の体験と同様、その時計に誰かが近づいたわけでもないし、二人も戸棚から数ヤードのところにいたと言いました。

周りに時計がある時は、気を付けて！

一ダースを越える時計にまつわる事例報告を寄せられ、私たちはこの種の話は単なる伝説ではないと理解しました。そして興味本位に、「おじいさんの時計」の起源を調べてみました。話というのはこうです。

歌に歌われている時計（床時計とか長箱時計、柩《ひつぎ》時計などと呼ばれていました）は、一九世紀初頭、ノースヨークシャーはピアスブリッジのジョージ・ホテルのロビーにありました。ホテルの経営者は独身のジェンキンズ兄弟。その時計は何年も前からそこに有り、古い時計らしからぬ特徴がありました——いつも正確だったのです。

ある日、兄弟の一人が死ぬと、その古い時計は突然遅れ始めました。何人もの時計職人が直そうとしましたが、直りません。毎日一時間ずつ遅れていったのです。それからしばらくして、生き残っていた方の兄弟が九〇歳で死ぬと、その時計は発条《ばね》をいくら巻いても動かなくなりました。ホテルの新しい経営者はそれを修理しようとはせず、ロビーの陽の当たる隅に置いておきました。その針は、後で死んだ方のジェンキンズ兄弟の死亡時刻を指しているのです。

一八七五年頃、アメリカの作曲家ヘンリー・クレイ・ワークがイングランドへの旅行の途上でたまたまこのジョージ・ホテルに泊まりました。この古時計の話を聞いた彼は、それを歌にしようと決意しました。ヘンリーがアメリカに戻ってその歌を出版すると、楽譜が百万枚以上も売れただけでなく、その種の時計は「グランドファーザーズ・クロック」と呼ばれるようになりました。

これらの物理的、もしくは機械的な出来事は興味深いことに、臨終者と当人にとって意義深い物体との間に何らかの繫《つな》がりがある可能性を示唆《しさ》しています。さらに、物理現象ですから臨終者と特に感情的繫《つな》がりのない人にも見ることができます。もしもこれらのことが実際に起こっているのなら、それが誰にも気づかれることなく終わったということも頻繁にあるのではないかという気もしてきます。時計とTVは日常生活の一部です。けれども、たとえば三〇年にわたってカレドニア特急を担当してきた技師がホスピスで死んだとして、その瞬間に急行の動力が五分ほど止まったとしても、「このオールド・フレッドは技師にお別れを言っているのかな?」などと考える人はいないでしょう。私たちの文化にはこのように、私たちがそれに気づけるほどの認知力がないがために見ることができないものの事例がたくさんあるのでしょう。もしも本気で探し始めたなら、どれほどのものが見つかることでしょうか?

興味深いことながら、これらのエピソードは臨終者の視像や、死者が挨拶をするために遺族のもとを訪ねる現象のような深遠な意味はないように見えます。とは言うものの、元型と共時性というユングの概念は、普遍的な死神の元型が発動すると死が起こるように、何らかの深遠な意味においてこの瞬間に宇宙の構造が変わり、その反響が日常的な出来事や現象に顕《あらわ》れたことを示唆《しさ》しています。「共時性」という言葉自体、時間（chronos）の観念を含んでおり、時計の停止として顕現したこの時間の繋《つな》がりは、死という元型的な出来事の一部と見做《みな》されるのです。

あるいは、グレニス・ハワーズの見解をとるべきでしょうか[3]？　それによると、これらの体験は全て、遺族と死者の間に継続的な関係が存在することを示唆《しさ》しており、生者と死者を隔てる概念上の境界は私たちが考えるよりもはるかに流動的だというのです。

本章で論じた出来事は本当にただの偶然なのかもしれませんが、だからといって興味深さが薄れるわけではありません。アラン・ケレハーは[4]、とある日本女性のために満足できる回答を探して苦労した時のことを記しています。彼女はとても仲の良かった母親と、どちらが先に死んだとしても、死んだ方があの世からコンタクトする、という約束を交わしました。そしてこの女性はアランにたずねたのです、もはや母が死んで二年も経つのに、まだ連絡がないのはなぜですか、と。それは死後生など存在しないということなのか、何か難しいことがあるのか、それとも約束を破棄したということですか？　アランはとある友人に助言を求めました。この友人は日本で長く働いていて、このような込み入った難問について日本人と議論するのに慣れていたのです。彼は言いました、そういう質問をされたらこう答えるよ、「本当に連絡がなかったと断言できますか？　注意深く考えて見てください。本当になかったのですか？」。身近な人の死の後に夢を見たり、奇妙で説明のつかない出来事を体験し、それが死者との繋《つな》がりを示していると確信するのはとても良くあることです。けれどもしばしば、そのような徴《しるし》を求めて必死になっているのに、見たもの感じたものを深読みしすぎるのを恐れるあまりにそれを拒絶したり、あるいは悲しみに囚われすぎて周囲で起こっていることに気づかなかったりすることがあります。けれども大事なのは、このような体験をして、それが自分にとって重要だと思えたなら、自分の直観を信じるということです。アランはこう結論づけます――

何であれ、意味を見出すことはできる。確かに、自己欺瞞と個人的意味の間にははっきりした境界線がある。だが、それを他人に決めさせてはならない。あなたを愛する者を知っているのはあなただけなのだ。ある種の恋文には秘密の暗号が隠されている。メッセージの中には、あなたにしか判《わか》らないものもある。死においてもだ。

動物の奇妙な振舞い

昔から良く知られていることですが、動物は何からの超常的感覚によって情報を得ることができます。その感覚は私たちもかつては持っていたのかも知れませんが、今では失っています。ルパート・シェルドレイクの『あなたの帰りがわかる犬――人間とペットを結ぶ不思議な力』(5)は、二五〇〇例もの事例を分析し、猫と犬が示す説明のつかない行動には三つの主要な領域があると結論づけました――テレパシー、帰巣感覚（動物は極めて長大な距離を渡って住処《すみか》に戻ることができる）、予知（しばしば地震や火山の噴火を予《あらかじ》め感知する）です。ペットを飼っているほとんどの人が、猫や犬が心を読むような振る舞いをする事例を挙《あ》げられるでしょう。犬はしばしば、飼い主が出先から家に向かって出発すると、それが何マイルも彼方《かなた》であろうと察知して玄関で帰りを待っていたりします。猫は飼い主が獣医に連れて行こうと考えているだけでそれを察知する能力があることがよく知られています（著者である私たちは個人的に、その明白な証拠を持っています。うちにいる灰色の子の前向き研究［一定の期間を経て前向きにデータをとる縦断研究のひとつ］に基づいて）。シェルドレイクはロンドンの六五軒の動物病院に、猫の飼い主が予約を守るのに困っていないかとたずねました。六四軒がそのような問題を認識していたのみならず、いくつかはもはや猫の予約は受けていないとまで言いました、「猫の予約は上手《うま》く行かないので」。それは単に、飼い主が猫バスケットに近づくのを猫が察知するということではないのです――猫は実際に、飼い主が「一時一五分までに着くには、そろそろにゃんこを探さないと……」と考え始めた瞬間にそれを察知して身を隠すのです。

死の認識は間違いなく、人間だけのものではありません。たとえば象は、たとえ家族でなくとも、他の象が病気に罹《かか》ったり死にかけていたり、あるいは死んでしまった場合には関心と同情を示します。また、〈ニュー・イングランド・ジャーナル・オヴ・メディシン〉に最近掲載されたデイヴィッド・ドーサの論文「猫のオスカーの一日」(6)には、私たちを魅了するペットの予知能力が示されています。オスカーはロードアイランド州プロヴィデンスの高齢者福祉施設に住んでいて、入所者が死期を迎えるとそれを感知する不思議な能力を持っています。患者に死期が迫ると、オスカーが現れてベッドに跳び乗ります。職員はオスカーの本能に気づいて尊重するようになり、彼が選んだ患者の親族に連絡します。けれどもその理由はわかりません。彼は単に体調を崩しているだけだとか、まだ数日の余命がある患者には関心を示さないのです。一つの仮説は、猫の鋭い嗅覚が死の迫った人の新陳代謝の微妙な変化を嗅ぎ取るというものですが、なぜ猫がそれに興味を示すのかを説明できる人は誰もいません。

このように、猫や犬の示す超常的感覚を考えれば、多くの人、多くの友人が死にまつわる猫や犬の出来事を教えてくれたことも不思議ではありません。

アン・リデルのニューファンドランド犬は、彼女の母が死んだ夜に奇妙な行動を示しました。「午前四時三〇分頃、彼は突然吠え始めたのです――いつもの鋭い警告の吠え方ではなく、唸《うな》るように。ただちに母親が死んだとわかりました。そのすぐ後に、それを裏付ける病院からの電話があったのです」。

マイケル・フィンチの母はマクミラン・ユニットにいて、癌のために死の淵にあり、すでに昏睡状態でした。ある夜、マイケルは犬を散歩に連れて行くために病院を出て家に戻りました。

私は死ぬまで、決してこのことを忘れません。一九九五年一一月一二日午後一〇時四五分、この犬は狼のように唸《うな》り始めました。背骨が慄《ふる》えました。その瞬間に母《かあ》さんが死んだのだと判《わか》ったからです。五分にわたって、犬はなす術《すべ》もなく唸《うな》り続け、それからベッドに戻りました。この犬はキング・チャールズ・キャヴァリアで、当時一二歳でしたが、それまでこれほど深く野性的で耳障りな声を出したことはありません。一時間ほど後に父と姉が戻ってきましたが、私の考えは当たっていました。母さんは午後一〇時四五分に亡くなったのです。

私たちの友人の一人が、この奇妙で説明のつかない犬の話をしてくれました。アランの両親は彼が四歳の時に離婚して、離婚後、彼と日本人である母は日本に行って、母の家族と数ヶ月過ごしました。日本の家族のほとんどは「合いの子」の子を家に入れるのを嫌がりましたが、母方の叔父の一人がこの人種差別に抵抗し、アランと母親を受け入れてくれたのです。数ヶ月後に彼らは故国に戻りましたので、以来、アランは日本の親族とはほとんど連絡を取っていませんでした。一九九〇年代にアランは叔父と再会し、他の親戚たちに抵抗してくれたことに対して個人的に礼を言うことができました。それから毎年、叔父はアランにクリスマス・レターをくれるようになりました。

ある夜、アランと妻のジャンが居間で寛《くつろ》いでいると、アランの向かい側の妻の椅子の足許《あしもと》に寝ていた犬が突然立ち上がり、とても奇妙な行動を始めました。いきなり唸《うな》り始めたのです――これまで見せたことのない行動です。まるでアランに向かって、あるいは少なくともアランの方向にいる何かに向かって唸《うな》っていました。しばらくして唸《うな》るのを止めましたが、アランではなく、明らかにアランのすぐ横のどこかを凝視しています――アランのすぐ横に誰かが座っている、あるいは立っているかのように。けれども言うまでもなく、そこには誰もいません。一分か二分後に犬は落ち着きましたが、アランとジャンは狐につままれたようでした。翌日、アランの母親から電話があり、昨夜叔父が死んだと告げられました。ちょうど犬が変な行動を開始した頃です。アランは研究者であり、空想の人ではありませんが、この二つの出来事のつながりはあまりにも強く、単なる偶然では片付けられないと感じました。

スーザン・バーマンによれば、彼女の夫が亡くなる時、彼女はベッドで一緒に寝ていましたが、彼の足許《もと》で飼い猫が丸くなっていました。彼が息を引き取った時、猫の背中の毛が静電気のように逆立ちました。

高齢者福祉施設での研究(7)で面談した介護人も、似たような話を聞かせてくれました。とある入所者の猫はいつも彼のベッドで一緒に寝ていました。その猫は彼の死の瞬間にたまたま部屋に入ってきたのですが、この時そこにいた看護師は次のように述べています。「それは毛を逆立て、悲鳴を上げて室内を何回かぐるぐる駆け回った後、そのまま飛び出していきました。もうそこにはいたくないと言うかのように。猫は、入所者のために集まって来た霊を感じ取ったのです」。

さらに強烈なのが、コックス家の猫の話です。これには私たちの二人の古い友人が関係しています。何《いず》れも生化学者で、とある大学の研究所に勤めています――空想に耽《ふけ》ったり、薄弱な根拠に基づいて異常な結論に飛び付いたりすることのない夫婦です。ブライアンの年老いた叔母は、亡くなる数年前に彼らを定期的に訪ねていました。来る度に、彼女はずっと一つの特定の椅子に座り、猫は（猫はたいていそうですが、家族の誰かが一つの特定の場所に長時間じっとしていることを喜んでいました）ずっと彼女の膝に乗っていました。叔母は常々、自分が死んだら夫の隣に埋葬してちょうだいよ、さもないと化けて出てやるから、とブライアンに言っていました。それから数ヶ月後に彼女は死にました。彼女が死んでから葬式までの間、その猫は奇妙な行動をとりました。居間に行くと全身の毛を逆立て、叔母の椅子を避け、ソファの後ろに隠れるのです。葬儀が終り、叔母が遺言通り夫の隣に埋葬されると、猫の行動も普通に戻りました。

猫のオスカーは死に直面してもずっと落ち着き払い、むしろ死を探知していたのに対して、私たちが話に聞いた動物のほとんどは自分の見たり感じたりしたものに非常に惑乱するようです。犬は吠え、唸《うな》り、猫は全身の毛を逆立てます。臨終者の存在を感知しているにせよ、死を認識しているにせよ、彼らにとってそれを見つけ出すことが心安らぐ体験などではないことは明らかです。人間はそうではありませんが――けれども人間には結局のところ、概念的枠組みというものがあり、その内側でそれを解釈することができます。動物にとっては、それは単なる新しい体験であり、理解を絶するものであるがゆえに恐ろしいのでしょう。

次の話には興味深い捻《ひね》りがあります。ここでは猫の飼い主が夢の中で臨死体験を共有し、死後もその存在を感じているということです。ダニー・ペンマンの飼い猫バフィは年老いて、目も見えず、癇癪《かんしゃく》持ちで、何ヶ月もの間、断続的に病気を繰り返していました。

彼女はこれまでに出逢った中でも最高の小さな生き物でした。ロンドンにいた頃に我が家に来て、私は心から愛していました。ある夜、瞑想をしていると、とても奇妙なことが起こりました。半分を過ぎた頃、「長く暗いトンネル」現象を体験していたのです。こんなことはこれまで一度もありません。私はベラ（ダニーのパートナー）と一緒にいて、間にはバフィがいました。彼女はいつものようにのろのろと動き始めましたが、突然毛並みが艶々して動きも速くなり、それから幽霊のように白くなりました。そして私たちから離れ、光の方へ飛んで行きました。私たちは二人とも、とても美しくて強烈な光を浴び、バフィはその中へ飛んで行ったのです。どういうわけか私の両腕は勝手に万歳の体勢となり、私はベッドに倒れました。「現実世界」の寝室のドアのすぐ外で、バフィは興奮して鳴き始めました。そのすぐ後に彼女の病状はどうしようもなく重くなり、獣医へ連れて行きました。そして眠らせました。彼女は私の腕の中で逝《ゆ》きました。これほど辛かったことはありませんが、これ以上苦しむのを見ていられなかったのです。

その夜は眠れず、彼女が敷き藁《わら》の上でぽんぽんする音が聞えました。その音に間違いありません。今朝は彼女が毛繕いをしている音が聞こえました（あまり明瞭ではありませんでしたが）。とても奇妙で、動揺する出来事でした。

動物に関連した話の最後に、鳥を取り上げましょう。鳥は伝統的に、死と関連づけられています――通常は死の予兆として――私たちのところにも、鳥に関する話がいくつか寄せられています。二つの事例では、死の直後に小鳥が家の中に入ってきて、平然と家具にとまった後、また飛んで行ったというもの。大して異常なことでもありませんが、その鳥が平然としているように見えたというのは間違いなく妙なことです。普通なら、家の中に飛び込んできた鳥は辺《あた》りを飛び回り、慌てて逃げようと窓に衝突したりするのが普通です。けれどもこの二例において、体験者はこれを死と関連した出来事と感じました。看護師アリソン・ホールは、一人の患者が死んだ後の話を聞かせてくれました。死の後の部屋の空気の重さ、死後に「何か」がそこに留まっていて、解放してやる必要があるという感覚は、何人もの人から聞かされました。

室内を歩くのも大変で、と言うのも空気が重く、床の感触はまるでタールのようなのです。窓を開けると……室内の空気は爽やかになり、窓の向こう側に鳥がいるのに気づきました。病院の窓の桟に鳥がとまるのはごく普通のことなのですが、これは真冬の午前四時頃で、外は暗く、夜明けには早すぎますし、これは鷗《かもめ》ではありません。私は鷗《かもめ》以外に白い鳥を見たことがなかったし、霊を解放するために窓を開けずに部屋を出たこともありませんでした。

次の三つの事例は、普通の鳥の普通の状況での振る舞いをはるかに逸脱しています。それぞれ烏《クロウ》、黒丸《ジャック》烏《ドー》、梟にまつわる話です。

私の父は重病で、一九九九年七月二〇日に、ラスティントン村の小さな病院で、拡張型心筋症で亡くなりました。母と姉、私は最後の週は病室で過ごしました。その間、三羽の大きな鳥がいつも窓の外の地面を歩いていて、どこかへ行ったかと思えばまた戻って来たり、でもたいていは姿が見えていました。

退職してロンドンから移り住んで以来、父は鳥をウォッチングしたり鳥に関する本を読むのが好きだったので、外に鳥がいるよと教えてあげたのですが、不運にもベッドの位置関係でそこからは見えませんでした。数日後、彼が意識を失ったので、私は彼の尊厳のために個室に移すよう看護師に頼みました。私たちはその部屋でさらに三日間、父と寝食を共にし、夜の間は彼に歌いかけ、手を取って話しかけました。意識はありませんでしたが。この間、私は姉に、近隣の学校の荒っぽい少年たちの話をしました。彼らは、私の息子の卒業した学校を彼らのライバルだと考えていて、私の息子を探して辺《あた》りをうろうろしていたのです。息子は今、大学に通っているので見つかったりしないだろう、連中もその内諦《あきら》めるだろう、と言いはしましたが、心配でした。三羽の鳥はこちら側に移動していて、やはり父の病室の窓の下の地面にいます。病院は平屋でした。午前四時かそのくらいに父は死にました。その日の朝に姉と母は帰りましたが、私は残っていました。見知らぬ人に父を託すのが嫌だったのです。けれども徹夜で彼の遺体を見守る気もありませんでした。その腕を組ませると温かさが維持できて、その辺りだけ暖かくなることが判《わか》りました。私は四時間か五時間そこにいました。それ以来、その場所で鳥は見ていません。

私はブライトン在住で、当時Aレベル・カレッジに通っていた息子も電話で話を聞いていて、祖父の状態の深刻さを判《わか》っていましたので、バイトに行かずに家でいろいろ手伝いなどしていました。その日の午後に家に着くと、息子は奇妙なことが起きたと言いました――祖父の死とは関係のない話だと考えていたようですが。曰く、過去二日間、大きな黒い鳥が裏庭に現れ、外の欄干に留まっていたのです。うちの猫のアビシニアンは戦士の血統で、自分の縄張りに入ったものは何であれ攻撃するのですが、それが家の中に入って、外に出ようとしなかったと言います。そして息子によれば、近所の猫も全員、同じようにしていたと。鳥は二日間、ただそこに留まっていただけで、彼によれば不思議なことに、全く嫌な感じはしなかったとのこと。それから今朝、父の死の数時間後に、その鳥は猫のドアから入ってこようとしたのだと。

私はこの大きさの鳥がそんなことをするとか、実際に人のいる場所に入ってきたなんてこれまで聞いたことがありません。父が私の息子のもとに、彼を見守るよう使者を寄越したのだと感じました。たぶん父は私と姉との会話を聞いていたのです。意識がなくとも、聴覚は損なわれないからです。

私の父はロシア・ポーランド系ユダヤ人で、だからともかく家族を守ろうとする人でした。自分の一番年嵩の孫が危険な状態にあると知れば、彼は必死になったでしょう。彼はいつも家族を、経済的のみならず物理的にも守っていました。死の瞬間、父はどんな手段をとってでも、息子のところへ来たのでしょう――自分がそこにいけないことに強い不満を抱いていたかのように。

サラ・クィンネルの話――

私の母は子供の頃、黒丸烏を飼っていましたので、今でも見ればそれと判《わか》ります。私たちは家でそれを見たことはありませんでしたが、祖父が死んだ日に突然現れ、庭とキッチンを彷徨《うろつ》いたのです――猫の横を通り過ぎて。猫は気にもしませんでした（うちの猫は祖父が好きで、彼が家に来ると、ずっと膝に乗っていました）。それは母を見てかーっと鳴き、立ち去りました……何だか妙な話で、人に話すと気が狂ったと思われるのですが。

オリー・ロビンソンの梟は関係者の死後、しばらくしてから現れたので、臨終期暗合よりもどちらかと言うと死後コミュニケーションのカテゴリに当て嵌《は》まります。けれどもこの梟の突拍子もない、全く柄にもない行動、そしてそれがオリヴァーの母親の心に惹《ひ》き起こした感情からして、ここに含めたいという誘惑に抗うことはできません。

梟が初めて現れたのは、暖かな四月の朝のこと。オリヴァーの祖母の死から数ヶ月後のことでした。オリヴァーの母によれば――

台所の外でひどい大騒ぎが起こりました。庭の鳥たちが騒いでいるのです。何があったのかと外に出てみると、小鳥たちはオークの木の低い枝に留まっている梟に急降下攻撃を仕掛けています。梟が日中に外にいるのも奇妙だし、小鳥たちがそれを追い払おうとしているのも奇妙です。それは静かに木に留まって、時々ほーっと鳴いています……

暖かくなって来て、私は家の南側のフランス窓を開けました。庭に出ると、大きな羽ばたきの音がして、梟がすーっと飛んできて、私の目の前の草の上に着陸しました。大きな黄褐色の梟で、高さ一二インチほど。茶色の眼で私を見上げ、ほーっと鳴きました。とても人懐こいのです。どこからか逃げてきたに違いないと思って、警察に電話し、飼い梟を逃がした人はいないかたずねましたが、そんな記録はないとのことでした。

その日は一日中、外に出る度にその梟が降りて来て私の前に立ち、ほーっと鳴くのです。まるで何かを訴えようとしているようでした。その大きな茶色の眼はまるで人間みたいで、同じく茶色だった母の目を思い起こさせました。彼女は去年の夏に死んでいましたので、たぶんこの梟に何かのメッセージを託したんだわと思いました……夜になって夫と子供たちが帰ってくると、私は梟の話をしましたが、それ以上は何も考えませんでした。

私たちはいつも寝る時には一番上の窓を開けるのですが、その夜、電気を消すと、窓のところでどしんどしん、ばっさばっさという大きな音がしました。あの梟が来て窓に留まろうとしているのです。夫はすごく嫌がっていました。

翌朝は土曜日で、みんなでキッチンでのんびり朝食を摂っていました。もうすでに暑くなっていたので、私はキッチンの窓を開けました。シンクの上の大きな窓を開けるや否《いな》や、大きな羽ばたきの音がして、梟がキッチンに飛び込み、アーガ［商品名：大型焜炉《こんろ》］の上の大きな炉胸に留まりました。子供たちと夫が退避してドアを閉める間に、私は外のドアを開けて、外に出てもらおうとしましたが、キッチンの中ですっかり寛《くつろ》いでいる様子です。反対側の隅まで飛んで行って、カーテンレールに乗り、私を見ています。ものすごい翼長で、驚いたことに、何一つ倒したり壊したりしていません。そして最後に窓から飛んで行きました。梟は裏のポーチに留まっていて、その日の朝の内にクルマへ向かうと、真っ直ぐ降りて来て、私が運んでいた鍋に留まりました。クルマで門から出ると、それは門柱の上から私たちを見ていました。

夫はもう二度と餌をやるなと言いました。私はずっとそばに置いておきたかったのですが。その夜、もう一度うちの窓に、翌日にはポーチに降りて来ました。けれども私の足許《あしもと》には来ませんでした。数日後、それは姿を消しましたが、時々直ぐそばでほーっと鳴いている声が聞えるのです。

空を飛ぶ能力は常に魔法の力、大いなる夢と見做《みな》されてきました。たぶん、だからこそ鳥は常に超自然的な要素を持つと考えられ、多くの神話や伝説において、人間界と超自然界や神界とを繋《つな》ぐものとされ、誕生と死の両方と関連づけられてきたのです。ある文化においては、人間の魂は鳥の形で地上に降りたとされます。また多くの文化で鳥は人間の魂の象徴、あるいは運び手とされて死後は天に向かって飛び、あるいは魂を死後の世界へと導く守護者とされます。古代エジプト人は、魂が肉体から解放されると鳥の形となると信じ、墓には空気穴を設けて、鳥が自由に出入りして肉体を見に来れるようにしました。ユダヤの伝統では、「魂の案内人」は鳩です。シリアでは、墓に描かれた鷲は魂を天に導く案内人を表していますす。

たぶん、これらの鳥にまつわる魅力的な現代の物語は、これらの神話の起源を示しています――あるいは、それらが単なる伝説ではないということとを示しているのかもしれません。

第９章

光と霧の視像

宗教的・神秘的伝統では、光は特別な意義を持っています。定期的に瞑想する人は光から成る意識の帯域に入って行くと言います。その根源的性質は至福、共感、普遍的な愛。光は臨死体験の主要な特徴でもあり（私たち自身の研究によれば、七〇％以上の人が光を体験します）、その性質は常にポジティヴなものとされます——暖かく、愛に満ち、平穏で、共感的で、また圧倒的、だから人はそれに惹《ひ》き寄せられます。しばしば光は、臨死体験のトンネルの出口で見えてくるもので、トンネルの闇を潜り抜けてそこに近づけば近づくほど明るくなりますが、この暗黒の通過なしに光だけを体験する人もたくさんいます。

私は美しい光を見て、そちらに向かっていきました。その光の中に入りたいと思いました。あまりにも平穏だったので、戻って来るのには葛藤がありました。

彼女は遠くに光を見ました。それに惹《ひ》かれて行きましたが、断固として言いました、「まだだめです」。

ダイアン・ブラウンの夫アランは脊髄膿瘍および敗血症と診断されました。その診断を受ける前日の苦痛はあまりにも甚だしく、何度も神に死なせてくださいとお願いしたほどです。この時の彼の体験には、古典的な臨死体験のあらゆる特徴が含まれています。

突然、彼はこの上なく素晴らしい色彩を見始めました。これまで体験した何にもまして美しいものでした。気がつくと彼は浮遊しており、色彩は眼も眩《くら》むような明るさの白いふわふわの光になりました（彼自身の表現です）。全ての苦痛は去り、雲が分れて手が彼を招いていました。彼は進みましたいと願ったのです。私のことや子供たちのことも頭にありません。ただその光の方へ行きたいと願っていました。それから、彼の言葉を借りると、「どっかの糞野郎が僕の背中を蹴飛ばして、気がついたらベッドにいた」。ええ、とても怒っていました。

臨終者が報告した体験と、死の淵から甦《よみがえ》った人――アラン・ブラウンのように――の臨死体験とを比べると、相違点よりも類似点の方がはるかに多いことが判《わか》ります。つまり論理的に考えればこの二つの体験には関係があり、一つの連続体を形成しているということです。このことは私たちに寄せられた話の中にも明確に見てとれます。また、実際の死の数日前もしくは数週間前から死の前駆症状として光が見えるようになることがあります。老人ホームで働いていたジュディス・ウィルソン夫人曰く、「死の数日前に明るい光の話をしていた人を数名見ています。何《いず》れも口を揃えて、それはとても美しかったと言いました。光の中に人影が見えたという人もいます。この人たちは全員、安らかに逝《ゆ》きました」。

同じ現象に気づいた人はたくさんいます。

……死が近づくと、マイクは……しばしば眠りに落ちて、眼を覚ますと、強い光が見えたが、まだ行く時ではなかった、と言っていました。

父が死ぬ二週間ほど前、父は死んだ家族たちの話をするようになりました。彼らが訪ねて来たというのです。特にもう何年も前に死んだ私の母と兄が。明るい光があり、それから彼らを見て、話もできるのだそうです……私が家族と一緒にいた時、父に呼ばれました。部屋に入ると、父は言いました、「あの明るい光をご覧」（ベッドの向かいの壁の辺りのようでした）。父はそれをじっと凝視し、身を起こしました。「あの美しい光を。なあ綺麗じゃないか？」。私には何も見えませんでした。

とはいえ、死の瞬間の光で特に興味深いのは、時に臨終者と一緒にいた人が、あたかも同じ視像を共有しているかのようにその光を見るということです。この現象は臨終者自身の他、看護人や親族などもしばしば報告しています。この光は通常、明るくて白く、強烈な愛と共感の感情を伴《ともな》っており、時には部屋全体に充満しています。しばしば身体から流出もしくは包囲し、死のプロセスの間持続します。

突然、夫の胸からこの上なく鮮やかな光が輝きました。そしてこの光が上に上って行くにつれ、この上なく美しい音楽と合唱が聞こえてきました。私の胸も永遠の喜びで満たされ、私の心臓も上って行ってこの光と音楽に合流するかのように思えました。突然、肩に手が置かれ、看護師が言いました、「ごめんなさいね、今ご臨終です」。光も音楽も消え、私は先立たれたという気持ちで一杯になりました。

八七頁で紹介したディリス・ギャノンの体験の特徴は、彼女を「毛布のように」包んだ光でした。事故で母親が死んだ夜、ダイアナ・マーチャントは悪夢を見ました。その中で彼女は「この上なく素晴らしい照明弾、あるいは『太陽光線』、純白の光を見て、それから深い眠りに落ちました」。彼女はこの「信じられないほど明るい光」の中に母の霊がいて、「天に上っていった」と信じています。ジョウン・ロヴァットが、死の床にあった母の手を握っていた時の話です――

突然私は彼女の父がベッドの足許《あしもと》に立っているのに気づきました。母もまた彼を凝視しています。その顔は喜びに輝いています。この時、私の目には彼女の顔が金色の光を放っているように見えました。その光は彼女の頭頂部から離れていき、天井に向かいました。母の顔に視線を戻すと、もう息をしていませんでした。

ジョウンが、ベッドの足許《あしもと》に父が立っているのに「気づきました」と述べているのに注意――文字通り、「見た」と言ったわけではないのです。あたかも、死に逝《ゆ》く母と体験を共有していたように思えます。ジャッキー・バートンの語る、父の死の際の体験もまたほとんど一言一句、多くの臨死体験で語られているることとそのままです。彼女は目を閉じていたと信じていますので、ここでもまたこの二人、生者と臨終者は内的・主観的体験を共有していることになります――

お父さんは一九八〇年代初頭に他界しました。息を引き取る瞬間、私は隣で手を握っていました。眼は閉じていたと思います。この時、私に言えるのは、全てが消滅し、明るく白い、灼き尽くすような光だけが残ったということです。その中にあったのは完全な平安でした。痛みも、思考も、時間もありません。数秒、または数分続いたでしょうか。どれだけ続いたかは判《わか》りません。

以下の事例もまた、その瞬間を体験する親族にとって、それが莫大な感情的意義を持つことを示しています。

私の母は一五年前に他界しました。そしてその数時間前、私は全く筆舌に尽くしがたい体験をしました。部屋の周囲に美しい光の輪が見えて、何かとても平穏な感じがしたのです。とても忘れられません。私は目を擦《こす》り、気のせいだと思いましたが、それは確かにそこにあるのです。寝不足で疲れていたのだという人もいるかもしれませんが、私はとても平和な気持ちで、まるで部屋が暖かいオレンジ色に輝いているようでした。母はその数時間後に逝《ゆ》きました。この体験は忘れられません。

アンドルー・ゴードンは祖母が死んだ日に見た夢を忘れられません。こんな幼い子供は実際の死の概念など持っていないでしょうし、また光と死を結びつける先入観などありませんので、彼の夢が臨死体験者の体験と極めてよく似ているのは興味深いことです。本当に彼は祖母と何らかの形で体験を共有していたようです。

当時、私はまだ六つか七つでした。私は眠っていて、おばあちゃんが明るい光の中へ上って行く夢を見ました。私に何か言っているのですが、思い出せません。けれども忘れられないのは、その時、彼女が空中に浮遊して手を振っていたことです。私は非常に感動し、よく憶《おぼ》えていますが、翌日目を覚ますと母さんが、おばあちゃんは死んだんだよ、と言ったのに、驚きは全くなかったのです。その夜のことは忘れられません――おばあちゃんは死んだのですが、あの夢はいつも私の慰《なぐさ》めとなっています。おばあちゃんはにっこりしながら、安全な場所に引き上げられたのです。

スウ・ブラウン博士の母は一九七九年一〇月、脳出血を伴《ともな》う病気に罹《かか》り、リヴァプールの病院に入院しました。当時彼女は大学院生で、スウォンジー大学でＰｈＤの勉強をしていました。それから数日後に叔母から連絡があり、母が入院して状態が良くないと報《しら》されました。彼女はただちに、病院に駆けつけました。間に合いますようにと必死に祈りつつ、なぜもっと早く報《しら》せてくれなかったのかと怒っていました。翌日、病院へ行くと――

母親が目を覚まして話していました……そして叔母と叔父もいたので、あまり個人的に母と話す機会がありませんでした。けれども一つだけはっきり憶《おぼ》えているのは、母がとても奇妙なことを言ったので、いらっとしたことです——父が会いに来たというのです。父は五年も前に死んでいますから、この時の私は、母は病気のせいで頭がおかしくなってるんだと思いました……面会時間が終わって帰る前に、母は翌日、私一人で来るようにと言いました。

言っておかねばなりませんが、母と私の関係は良好ではありませんでした。しょっちゅう小言を言われ、何をやっても気に食わないようでした。一方、私の学業成績については誇りを持っていました……一人っ子の私の子供時代は惨《みじ》めなものでした。とは言うものの、母と二人きりになりたいとは思っていて、翌日は叔母に少し二人きりにしてくれるよう頼んでみようと決意していました。

その夜、病院から戻ると、すっかり疲労困憊《こんぱい》したのですが、叔母の家の客間で就寝したのは深夜でした——真夜中過ぎだったと思います。当然ながら不安でストレスを感じていました。眠りに就きましたが、午前四時頃、突然目が醒《さ》めました。すっかりです。室内は光に満ちていました（電気は消えています——そして一一月のことで、この時間には外も暗いのです）。私は暖かさを感じ、そして独り言を言いました（たぶん）、死ぬのは全然良い、恐がることは何もないと。室内は暗くなり、数分後に電話が鳴りました。病院からで、近親者に話したいと。そして残念ですが、お母様は昏睡状態になり、数分前に亡くなられましたと言いました。私ははっきりこう言いました。「はい、知っています。ありがとう」。電話を置き、叔母に報告した後、またベッドに入って寝ました。

後になって、二、三時間しか寝ていないのに（しかも疲労困憊《こんぱい》して）、母の死の時間に起きてしまったのは単なる偶然か、あの時の不安とストレスのせいだ、と考えました。けれどもなぜ部屋に光が満ちていたのか、説明が付きません——もちろん、熟睡と覚醒の間の束《つか》の間に何らかの幻覚を見ていた、と考えることはできますが。あの体験には助けられました。あれのお陰で、特に親しくもない親戚の家に寝泊まりしながら、葬式の準備などもできたと思います。私の主要な懸念は、母が病院で一人で恐かっただろうということで、けれどもこの体験のお陰で、そのプロセスは彼女にとってそれほど恐ろしいものではなかったと考えることができました。

私は信心深くもありませんし、自分は単に地球に生きる生き物の一つに過ぎないと見做《みな》していま す。けれども私たちがまだ完全には理解できていない事柄に関する可能性に対してはオープンですし、もしも何らかの特別なコミュニケーションが可能なら、そしてあのようなことが本当に起こったのなら、それは私と母の間のわだかまりを解くためだったと思っています。

スウは母親よりもずっと父親の方に近しかったということですが、一九七四年に父が急死した際には同様のことは起こりませんでした。私たちに寄せられた体験にはそれが生者によって惹《ひ》き起こされたことを示す証拠は何一つありませんが、この事例のようにその多くは死に逝《ゆ》く人の手で惹《ひ》き起こされていることを強く示唆《しさ》しています。スウの母は死ぬ前に彼女と二人きりで話をしなければならないと考えていたのでしょう。そしてスウ自身、二人の間には母が解きたがっているわだかまりがあると感じていました。スウの反応——暖かさと静けさの感覚、その後すぐに寝直したという事実、そしてこの出来事によって母の死との折り合いをつけることができたと感じたという事実——は両者の間のわだかまりが解けたことを強く示唆しています。死の前の和解の重要性は、私たちが面談した多くの介護人が強調していました。このような和解が達成できれば、臨終者の部屋は平安と愛の感覚で満たされるとの証言もありました。

一九八二年一〇月初旬、ニール・ハンドリーは予知夢を見ました。その中で彼の父が（当時は七六歳で、健康上の問題は何もありませんでした）言いました、「もう十分だ、今月末に行く」と。ニールは変な夢を見たなあと思いましたが、それ以上特に気にしませんでした。そして一〇月の最後の日——

真夜中、私は母の叫びで目を覚ましました。父が急病だと言うのです。そこで救急病院に電話しました。父は重度の脳卒中に罹《かか》り、翌晩に死にました。彼が病院で死んだ時、私は家で寝ていましたが、電気ショックを感じて目が醒《さ》めると、電線がバチバチ言っていました。それで目が醒《さ》めたのですが、寝室は電気の青い光としか言いようのないもので照らされていました。目が醒《さ》めて一分ほどこれを見ていた時に電話が鳴り、父がたった今死んだと看護師が告げたのです。

このニールの体験は、父親に関する不安な夢から目覚めたとも解釈できます。その夢の中で電気ショックを感じたわけですが、起きてみると電線がバチバチ言っていました。しかしもう一つの解釈もあります。この時の彼は微睡《まどろ》みの半醒半睡状態にあり、その中で部屋が青い光に照らされている幻覚を見ていたということです。けれども彼は完全に目覚めていたと言っているので、この可能性は低そうですし、電話の完璧なタイミングからすると、彼の体験が父親の死と無関係だと論ずるのは無理があります。おそらくニールの言う通り、その瞬間、彼は何らかの形で臨終の父と繋《つな》がっていたのでしょう。

A・ベル夫人は一人っ子で、「言葉にできないほど父親を愛して」いました。二〇年前に彼が癌で死のうとしている時——

サウサンプトンの病院で、彼と共に十日間、恐ろしい日々を過ごしました。彼が死ぬ日は、私たちは日中、ずっと彼といました。私の夫と私は午後五時か六時頃、サリーに住む子供たちの家に向かいました。母は父に付き添っていました。途上、私はこの青い光が、まるでお別れを言うみたいに私のところに来たのを感じました。それは衝撃、感覚です――何と言っていいかわかりません。その時にはわけがわかりませんでした――けれども家に着くと、まさにその瞬間に彼が死んだと告げられました。このことは忘れられません――彼は確かに私のところへ挨拶に来て、これから旅立つと告げたのです。母さんは一緒にいましたが私はいなかったので、だから私のところへ来たのです。

「アリ」は深く愛していた大叔母の死に関する、次のような客観的で詳細な話を聞かせてくれました。この話の詳細を知るにつれ、もしもこの現象のことを予《あらかじ》め教えられていれば、私たちの多くがその存在を認識し観察するのではないかとも思えます。心理学の根本原理の一つに、私たちは期待したものだけを見る、注意しているものだけを見る、というものがあるからです。

彼女の頭頂部から顔にかけての辺りに、白い光というか形としか言いようのないものがありました。そのとても明るい光で、彼女の顔は光り輝いて見えました。それ以上彼女に近づけないと感じました、物理的にそうなのか、それとも、これはとても特別で重要で神聖な瞬間だから、邪魔してはいけないと感じたからなのかは判《わか》りません。私の奥深くにいる何かが、これは彼女がこの世を「去ろう」としている瞬間だと告げていました。私は彼女の霊というか魂というか、内なる存在が彼女の肉体を去る「瞬間」を目撃していたのです！

これまで誰かの死の瞬間に立ち会ったことはありませんので、どうなるかは知りませんでしたが、それが起こると、あらゆることがすんなりとわかりました……この視像がどれくらい続いたのかはわかりません。実際には数秒というところでしょう。けれど、あまりにも衝撃的だったものですから、その間ずっと息を止めていなければならない、何であれ邪魔しちゃいけない、と感じました！　彼女の髪は、力というか圧力が頭の天辺《てっぺん》から上へと持ち上げているというか噴き上げているかのように逆立っています。その光というか形は徐々に頭と顔の辺りの周囲から消え、後に残ったのは室内の「完全なる平穏」としか言いようのないものでした。私は黙ったまま彼女のそばへ近づき、キスし、旅の安全を祈りました。彼女はもうここにはいません。部屋は空虚に感じられました。彼女の死の前にも、さまざまな機会にこの部屋は空っぽになりましたが、今のこれは「別物」でした……以前はここにあった実在、エネルギーもまた、一緒になくなってしまったかのようでした。これこそが死なのだと思います！

アリはまた、その時の出来事を他の人に伝えようとした時のことも語っています。同様の話はよく寄せられますが、他の人に体験を否定され、見たもの聞いたもの、直観などを疑われた時の辛さと不満は筆舌に尽くしがたいものです。

大叔母のオデットが亡くなった夜に起こったこと、というか私が目撃したものについて、語ることはできませんでした……話したくて話したくてたまらないのですが、世間の多くの人は聞く耳を持ちません……家族に話した時の反応は、「嘘だね、そんなのあるはずない」でした……私の「体験」を完全に否定されるのが、これほど辛いとは思いませんでした。

アリの話からも明らかですが、死の体験の特徴を知り、理解する人は極めて少数です。もしもこれらの現象が広く認知されていれば、現状は大きく変わっていたでしょう。

肉体を離れる魂？

死の瞬間に何らかの形態もしくは霧のようなものが肉体から離れるのが時折目撃されるということを初めて知ったのはニュージーランドで開催されたカンファレンスで、そこで出逢った一般開業医の人から次の話を聞いたときです。彼がゴルフをしていた時、もう一人のプレイヤーが心臓発作を起こしたのです。様子を見に近寄ったところ、「白い形」のようなものが肉体から立ち上り、分離しました。これまで多くの死に立ち会いましたが、このようなものを見たのは初めてだったということです。

死の瞬間に肉体から分離する何かを知覚する、あるいはその近辺で目撃するという現象についてはほとんど論じられていませんが、医療従事者や、臨終者の親族などはしばしばそれを報告しています。とはいえ、通常は直接それについてたずねられた時だけですが。話は多種多様ですが、体験の中心は肉体を離れる何らかの形態で、口や胸、あるいは頭から出ます。何かが足から出たという話もあります（頭から肉体を離れるという観念はしばしば仏教文献に書かれており、体外離脱体験をした人も、頭頂部——王冠のチャクラ――を通じて出たり入ったりしたと述べています)。目撃者の多くはそれを「魂」もしくは「霊」が最後に肉体から離れたのだと解釈しています。

雲、煙、霧

目撃されているのは「煙」「灰色の霧」「白い霧」「とてもか細く白い形」などさまざまで、肉体のそばを漂《ただよ》った後に消えてしまいます。時には肉体の上に留まった後、天井を突き抜けて消えたこともあり、また愛、光、共感、純粋、時には天の音楽などが伴《ともな》っていたとも言われます。室内の全ての人が見るわけではなく、その出現は束《つか》の間で、知覚してもすぐに消えます――誰かが部屋に入ってきたとか、話しかけられただけで消えてしまいます。

この体験をした人、特に愛や光が伴《ともな》っていたと言う人は大いに慰《なぐさ》めを感じ、その感情は死後も長期にわたって続きます――そしてさらに重要なことに、その体験はその後、何年もの間、慰《なぐさ》めとして心に残るのです。多くの場合、実際に見たものの記述には言葉では不十分です。ジル・ファーンリーは、父の死の際に見たものを語っています――

父が死んだ時に起こったことを記述するのはとても難しいです。全く予想もしていませんでしたし、それまで見たこともないものが、父の身体《からだ》と頭から立ち上ってきたのです。はっきりした、繊細な煙の波というか線というか(煙というのは正しい言葉ではありませんが、ほかに喩《たと》えようがないのです)そんな感じのもので、そして消えてしまいました。見たのは私だけです。私はとても安らかな、慰《なぐさ》められた気持ちになりました。特に親しかったわけではないのですが、と言うのも私も姉も幼い頃から寄宿学校に送られたので。私は神は信じません。けれども死後の世界に関しては、正直、どう考えたらよいかわからないのです。

この話ではっきり指摘されているのは――実際、私たちに寄せられたほとんどの話がそうなのですが――誰もこんなことが起こるとは思ってもいなかったということです。だから見た人はまず驚きますし、すぐに状況が理解できる人もほとんどいません。ジルも他の人々と同様、信仰に基づく期待も何もなく、また特に父に近しかったわけでもないという点では二〇四―二〇六頁で紹介したスウ・ブラウンと同様です。

次の二つの事例では、雲のようなものが肉体から出た現場ではなく、離れた場所から目撃されています。これはむしろ臨終期暗合を示唆《しさ》する特徴です。

夫と私は死に瀕している八三歳の祖母を見舞いに行きました。帰り際、門のところで義父とその妹に声をかけました。話している時、灰色の雲のようなものが家の背後（彼女の部屋のある辺り）から出て来て、空へ上《のぼ》って行くのが見えました。数秒ほど見ていた時点で、義父に「中に入って、おばあちゃんの様子を見ましょう」と言いそうになりました。けれども不幸なことにそうしないで、今見たものについても誰にも言いませんでした。家に着くと、義父から電話があり、家の中に戻るとおばあちゃんが死んでいたということでした。雲もない三月の晴れた夜で、煙の上がるような煙突のある家もありませんでした。

次の体験には、特に近しいものではない父娘の関係が出て来ます。ジーンの代わりに手紙をくれた妹によれば、一九六六年に父が死んだ夜――

私の父は心臓発作で数日前から入院中で、重体でした。ジーン〈父の娘〉は、家で編み物をしていた時、突然部屋に何かがいるのを感じました。それで編み物を止めて目を上げると、「大きな煙の玉」のようなものがありました。その玉は雲のようで、床からだいたい二フィートくらいのところまで浮かんで行きました。雲は部屋の中を彼女の方へ向かってきて、目の前で止まりました。彼女は振り向いて時計を見ました。ちょうど午後一一時でした。ジーンは、雲が自分を待っているような気がして振り返りました。その時間が大切だというかのように。それからまた部屋の中を移動して、消えてしまいました。その夜遅く、親戚がジーンの家に来て、父が午後一一時に死んだことを告げました。彼女がこの雲を見た時刻です。

五人の子供たちの中で、父はジーンに対して一番厳しかったのですが、彼女は父によく尽していました。彼女は良く、あれは父さんが別れを告げに来たのかしらと言っていました。私はあれは彼女に辛く当たっていた父の悔恨《かいこん》だったのかな、最後の最後に娘にひどいことをしていたことに気づき、良心と悔恨《かいこん》の念から彼女のもとへ来たのかなと思いました。

多くの臨終期暗合の事例と同様、ここでもこの体験を「惹《ひ》き起こしている」のは臨終者であり、この訪問は臨終者の和解の願い、あるいは遺族との緊張関係や紛争の解決の願いを反映しています。

これらの臨終期体験では通常は現象を見る人と臨終者の間には強い感情的絆《きずな》がありますが、そうではない例もいくつかあります。私にこの現象を教えてくれたニュージーランドの一般開業医と同様、次の事例は臨終者との間に個人的な繋《つな》がりのない人から寄せられたものです。ジルが病院で看護師をしていた当時、死の迫った患者が室内の目には見えない誰かを見ていたり、話していたりすることは良くあることだったそうです。サウス・クリーヴランド病院で彼女はもう一つの奇妙な体験をします。それは彼女にすら良くは理解できない体験でした。

夜勤をしていた頃、隣の病棟に男性の患者がいました。予後は良くないのですが、死が差し迫っているというわけではありませんでした。その夜、状態の悪化を懸念して泊まっていく親戚が二人いました。二人は関係者用の仮眠室に入りました。午前三時頃、私ともう一人の当直の看護師は看護師詰所でお喋《しゃべ》りをしていました。詰所の照明はたった一つのアングルポイズだけです［2組の2本の軸に2本のばねが付いたものの先に、傘付きの白色電球が付いた自在灯］。詰所の隅に白い霧が見えました。そこにあったのですが、すぐに消えました。ただちに火事だと思いました。廊下のすぐ先に小さなキッチンが在るのです。私は病棟の一方の端、同僚はもう一方の端に向かって歩いて行きました。それぞれの部屋を点検した同僚は、急いで私のところへ来て、あの人が死んでいる、たぶん死んだばかりだと報告しました。

私は急いで夜勤の人に電話して、寝ている親戚たちを起こしてもらいました。彼らを待っていると、さらに多くの親戚たちが集まって来ました。家で寝ていたら突然目が醒《さ》めて、急いで病院へ行かなきゃという気がして、何か悪いことが起きたと思った、と言うのです。

この事例では、目撃された「霧」は身体からはかなり離れています。そしてジル自身はそれを患者の死と関連づけてはおらず、同僚に「あれはあの人の霊だったのよ」と言われてそうかと思ったそうです。確かなことは、彼女が「白い霧」を目撃して、その出現が患者の死と同時だったらしいということだけです。

「陽炎《かげろう》」を見る

それが蜃気楼や陽炎《かげろう》を思い起こさせる場合もあります。アン・リデルは、親友の死の直後に見たものを次のように述べています。「ゲイルが来て、アニクが死んだと言いました。私たちは黙りこくってベッドの周囲に座りました……そこで私が見たものは全くの予想外でした。アニクの身体《からだ》の上の空気が動いているのです――路上に見える陽炎《かげろう》のようですが、ゆっくり渦を巻いているのです」。

同様の話はほかにも寄せられています。これは姉が死んだ時のペニー・ビルクリフの話――

私はどこをとっても「不思議ちゃん」などではなく、地に足の着いた人間で、看護師（最近ではホスピス）として仕事をしてきましたので、たくさんの死を目撃してきましたが、これまで亡霊の類いは見たことがなく、実際、もしも見たらと思うと恐くて。当時もそんなことは考えもしませんでした。私は彼女の頭のすぐ横に立っていて、横から見ていました。そしてたぶん呼吸が止まった時（正確には判《わか》らないです）、私は素早く動く「鬼　火《ウィル・オ・ザ・ウィプス》」が、口の右横から出て来て身体《からだ》を去るのが見えたのです。その衝撃と美しさに息を飲みました。それは液体か気体のダイヤモンドのようで、無垢《むく》で、きらきらしていて純粋で、想像しうる限り最も透き通った水溜まりの渦を上から覗《のぞ》き込むような感じでした。それか、透明な陽炎《かげろう》のような。それは二つのわずかに厚い部分が、真ん中の薄い部分で繋《つな》がっています。そして素早く上昇して、消えてしまいました。

これは私が見たものの概要に過ぎません。これが私自身の人生に与えたインパクト、感情的側面、それがもたらした慰安についてはいくらでも語ることができます。もちろん、それは必ずしも、肉体的な死の後に存在するものがあるということを証明するわけではありません。なぜなら私自身、自分の姉に何が起こったのかを知らないのですから。それは単に、消滅のプロセスの一環だったのでしょう。

「微風」

死亡時刻に「微風」とか「空気の吹き付け」があったと語っている人もいます。これは通常、何かが部屋に入ったか、死者の「霊体」が肉体に別れを告げたとか解釈されています。

キャシー・ホームズ夫人は、母が死んだ時、兄と共にベッドサイドに座っていました。

その時、周囲の空気がぱたぱたするのを感じ、実際に物理的に風が私の顔と両腕に当たりました。突然扇風機が点《つ》いたかのようで、思わず周囲や天井を見回してしまいました。けれども扇風機などどこにもありません。この体験の直後に母は死にました。この話を司祭様にすると、それは天使が母を迎えに来たのだということでした。司祭様は天使の力を固く信じておられました。

私は確かに物理的な何かを感じたのですが、周囲には私の顔に空気を吹き付けるようなものは何もありませんでした。実際、何かが顔の前で動いているような感じがして、何度も手で払ったほどなのです。私は司祭様の言ったことに対する論評は差し控えますが、私自身は天使を信じています。この体験のお陰で、母の死も平安に受け入れることができました。本当に司祭様の言ったとおりだったのかもしれないし、地上の肉体を去る母の霊があれを起こしたのかもしれません。

ジョン・ペニントンも、二〇〇六年一〇月に父が九一歳で世を去った時に似たような体験をしました。これはその場に居た複数の人がその現象を目撃した珍しい事例です。ここではジョンと妹、息子の全員が、室内に微風が吹き込んでくるのを感じました。

妹のマーガレットは窓のすぐ横に座っていて、私の息子は反対側でした。父さんは突然、最後に目と口を閉じ、それからまたゆっくりと開きました。顔が緩《ゆる》むと、二度と動くことはありませんでした。それが起こった時、マーガレットは少し驚いて叫びました。突然カーテンが巻き上がり、室内に突風が吹き込んできたからです。息子もまたそれを目撃しましたが、誰もその現象を説明できません。窓は少し開いていて、その日の戸外は全く無風というわけでもありませんでしたし、微風くらいは吹いていましたが、垂れ下がったカーテンは午前中、微動だにしていなかったのです。

私の妻は誰かが、たぶん私の母が、その瞬間に彼を迎えに来たのだと信じています。私は生来の懐疑主義者で、人はこのような時に慰《なぐさ》めを求めるものだということはわかっていますが、それでも説明は付きませんし、実際偶然にしては出来過ぎていると思います。だからそういうようなことが起きたのだと思います。それを否定するのは困難です。

デイヴィッド・ワトソンは、超常現象に関しては一貫して懐疑派ですが、父の死に際して説明の付かない出来事を体験し、それがずっと心に残っています。彼の父はデイヴィッドが一一歳の時に最初の脳卒中の発作を起こし、そしてデイヴィッドが一五か一六の時に死にました。

彼が死んだ夜、私は父が寝ている部屋に隣接する自分の寝室にいました。彼が重体なのはわかっていて、もう長くないと思っていました——何日か、できれば何週間か。突然、とても高い音に気づきました——あまりに高すぎて、実際にはほとんど聞えず、鼓膜への圧迫感だけがあります。それは通り過ぎるでもなく、むしろ強くなっていきます。どういうわけか、私は父の部屋へ行かねばという気がして、行ってみると音はさらに強くなりました。同時に、何というか生きた「存在」のようなものに気づきました。それと部屋が、圧倒的な圧力に満ちているのです。激しい雷雨の前に感じるような圧力です。この時初めて、父の呼吸が困難になっているのに気づきました。しばらくして彼は死んでしまいました。この時点で感覚は消え、部屋は静かになりました。現象は最低でも五分くらいは続いたと思います。

思い出す度に感銘を受けるのは、彼が死に瀕していることは知ってはいましたが、あの瞬間に部屋に行かなくてはならないと感じた圧力は圧倒的で、しかも死の瞬間とほとんど正確に一致していたということです。室内にいると感じた「存在」については言葉でははっきり言えませんが、ただ強烈で、でも恐くはなかったです。

誰かが死んだ後、室内に「何か」が残っているという感覚はしばしば言及されます。そしてこの同じ現象――風が吹き込むとか、圧力を感じるとか――はしばしば、死から数時間後に起こったりします。しばしば人は、出発を促すかのように、死の後に部屋の窓を開けねばという気持ちになります。

葬儀屋が夫の遺体を片付け、義妹と私はキッチンでお茶を飲んでいました。突如、一陣の風が数秒間、私たちの間を吹き抜けました。それから、私たちは近くにある彼の母親の家に行きました。私たちのために朝食を用意してくれるとのことだったので。すると突然義妹が言いました。「また風が吹いたわ。今、ここにいるわ」。奇妙なことですが、そこにいた全員がそれを体験したのです。

このような話からすると、死のプロセスは息を引き取る瞬間に限定されるものではないようです。マリアとキース・リーズ夫妻の体験は、息子の死から数時間後に起こりました。そしてここにも、これまでの話と共通する「ゆらゆらする霞」「優しい微風」が登場することからして、これが実際に息子の最後の挨拶だったことを否定するのは困難です。二〇〇二年九月、マリアとキースの末っ子デイヴィッドは、バイクの事故で死にました。息子が担ぎ込まれた病院に夫妻が駆けつけると、彼は生命維持装置に繋《つな》がれた状態で、何とか顔を見てさよならを言うことはできましたが、その日の午後に死にました。その夜、マリアと夫は寝室に向かうことができず、どうせ眠れないと判《わか》っていたので、居間でうたた寝をしていました。マリアはいつもの椅子で、キースはソファに横になっていました。それはたまたま、デイヴィッドがいつも寝転んでたところでした。その時――

私は頬に風を受ける感覚で、浅いうたた寝から目覚めました。キースが起きているか確かめるためにそちらを見ると、ゆらゆらする霞が（暑い夏の日に道路の上に見える陽炎《かげろう》に似ています）眠っているキースの頭の上に浮かんでいるのが見えました。それからそれはゆっくりと天井まで昇り、そこで消えてしまいました。これまでその部屋で風など感じたことはありませんし、あの夜あの部屋で感じたような風も未体験のものです。その発生源を探しましたが、どこにもありません。私は心から信じています、デイヴィッドがさよならを言いに来て、私が見たのは彼の「霊」であり、私が感じたのは彼の最後のキスだったのだと。私たち自身が死ぬ前に死んだ息子に出会えたというのが事実なら、私たち自身の死も恐くないし、むしろ期待して待つべきものだと思います。

死の主観的体験

これらのイメージ――「煙と陽炎《かげろう》」、光――に関しては、実はそれを見る人は臨終者自身が体験しているものを見ているのだ、という興味深い解釈があります。西洋では死は純然たる物理現象であると見做《みな》されていて、これまで臨終者の主観的な精神状態に関する研究は全く為《な》されていません。一方チベットの文化では精神状態の主観的探求、および他者の精神状態の主観的探求が許容されており、死のプロセスにおいて意識がゆっくりと分離していくプロセスが詳細に記述されています。

これらの終末期体験と、ダライ・ラマの説く死の段階とを比較したら？　死というのは結局のところ、普遍的な人間の体験なのですから、それを見る枠組みを純然たる西洋的あるいはキリスト教的なそれに限定しないというのは当たり前のことです。

ダライ・ラマは死もしくは溶解を次のようないくつかの段階に分けています。溶解の第一のレベルでは、臨終者は脆弱《ぜいじゃく》かつ無力になり、眼も開かず、精神状態の中に陽炎《かげろう》のような青っぽいものが顕《あらわ》れます。「それは日光が夏の砂漠を照らす際の水のようなものである」。

第二の溶解と共に臨終者はもはや喜びも苦痛も、また精神意識に付随する感覚も意識しなくなります。この段階の精神状態は「立ち上《のぼ》る青い煙のようである。それは、雲の中でも煙突からうねり出る煙にも似ている」。

第三の溶解で人はもはや自らの両親の名を忘れ、食べ物を摂《と》る能力はなくなり、呼吸はもはや規則的ではなく、呼吸に呼吸を重ねることになります。この解体の精神状態は「螢《ほたる》のようである。煙突から立ち上《のぼ》る煙の中の燃える赤い火花、あるいは穀物を煎る煤《すす》のついた鍋底の赤い火花のようである」。

第四の溶解と共にもはや動くことはできなくなり、人は世俗の活動の意味を理解するために精神を使うこともできなくなります。これは呼吸が停止する段階です。肉体はもはや感覚を体験できません。このレベルの精神状態は「燃える酪灯《らくとう》のようなものである。酪灯《らくとう》の炎が消える直前に燃え盛るようなものである」。意識を維持する能力が顕著に低下します。

第五の溶解では意識の崩壊がさらに進みます。精神状態は極度に透明かつ空虚になる兆《きざ》しが現れ、白い光のようになります。「月光に照らされた、雲一つない秋の夜空のようである」。

第六の溶解では体内のエネルギーの流れの崩壊がさらに進み、精神状態には赤もしくはオレンジ色の見かけの空虚が兆《きざ》しますが、さらに透明になります。「秋の空のように輝く、雲一つなく、日光に照らされる」。

第七、すなわち最後から二番目の溶解と共に、プロセスは完成に近づきます。精神状態は「空虚な黒い見かけで、夜の始まりの漆黒に満たされた、雲一つない秋空のようである」。時にこれは、強烈な生命力と記述されます。この状態には精神が欠けていますので、時に「大空《たいくう》」と呼ばれます。また、(死のプロセスで初めての)意識の喪失と関連づけられます。

短期間の無意識状態の後、私たちは第八の溶解に目覚めます。それは死の透明な光で、「一切空」。これは実際の死であり、基本的な「法身」が形成されます。普通の人はほとんどの場合、三日間透明な光に留まると言われています。これはチベット仏教では極めて特別な時間で、この状態から完全な霊的進化に、さらには解脱へと至る進歩の機会があるのです。

ダライ・ラマは実際に死ぬ前にこれらの段階を学ぶことを勧めています。それによってそれは心の中に埋め込まれ、死のプロセスの間にそれと認識することができるようになるからです。このシステムにおいては、透明な光の兆《きざ》しが魂の進歩の機会です。かくして、「私たち」(魂)にとっていつこの状態が来るのかを知ることが重要となるのです。

ダライ・ラマの定式化には、これまでの事例との間にいくつかの類似を見出すことができます。光、陽炎《かげ》のような霞、霧と煙は何《いず》れもこの枠組みに当て嵌《は》まります。中にはチベット仏教のイメージにある螢《ほたる》や赤い火花のようなものを報告した人もいます。リンダ・リンチの兄が癌で死にかけている時、彼の妻とリンダはともに「奇妙な小さな火花のような明るい光が、兄の身体《からだ》の周辺から出て来るのが見えました。たくさんではなく、二つか三つが、束《つか》の間です。この話を人にしたことはありません。けれども、兄の妻も同じものに気づいていてその話をしたので、私も彼女にだけは同じものを見たと言いました」。

そのほかにも、チベット仏教のイメージに当て嵌《は》まる話をした人がいます。「黄色／オレンジ色の〈火花のような〉光が三〇分ほどの間、私の身体《からだ》に入っていました。これは夫が死んだ夜のことです」。

行ったり来たりする小さな穴のような小さな光が見えました、それから、頭の後ろから始まって、ゆっくり前へ来て、私は幸福を感じ、そして明るい光がありました、どんどん明るくなっていって、あまりにも明るすぎて見ていられなくなりました……マーガレットは、その時に死んだのです。

チベット仏教のシステムでは、前述の透明な光の後に人は死のバルドに行き、そこで人々と会います。これは臨終者が視像の中で出逢う人々と同じものでしょうか？

私たちにその体験を寄せて下さった皆さんが語っていたのは、勉強したわけでもない、それどころか西洋では認められてすらいない、人類共通の死のプロセスの要素だったのでしょうか？　人は自分がこのような体験をしたことを「証明」することはできません。美しい日没や、特定の音楽があなたを深く感動させる力を持っていることを証明できないのと同じです。体験する人としない人がいる理由もわかりません。私たちがダライ・ラマほどの説得力ある説明を提供できないのは確かです。けれども、これらの体験を研究できるというのは私たちの強みです。私たちはそれらを収集し、分類し、パターンに当て嵌《は》めるために科学を使うことができるのです。それから、それがどのような意味を持つのかを考えることができます。

科学はそのように進歩してきましたし、私たちの理解はこのように進歩するのです。そして西洋では、そのようにして私たちの文化は進歩するのです。臨死体験はこれらと同じ特徴を多く含んでいますが、そのことはおそらく、これら全ての現象が同じ方向を指していることを示しています。それを体験した人にとって、それが現象それ自体よりもはるかに広くて深い意味を持つということを認めねばなりません。それを単なる幻想だとか空想だとか一蹴《いっしゅう》してしまうのは、暗黒時代に留まり、人間の体験の一つの広大な領域を黙殺することに等しいのです。その領域は、十分に注意を払うなら、最終的にはそれ以外の方法では決して知り得ない、生と死に関する極めて根本的な何かを教えてくれるでしょう。

第10章

魂の探究

この劇は、他の場面は悉《ことごと》く美しいものであろうと、最後の場面は陰惨である。ついに土が頭の上にかけられる。これで永遠におしまい。

（ブレーズ・パスカル、一六七〇）

墓の先に何かがある。死は全ての終わりではなく、蒼《あお》ざめた亡霊は打ち破られた火葬の薪から逃亡する。

（セクストゥス・プロペルティウス、紀元前三〇頃）

これらの臨終者による霊的体験が、「蒼《あお》ざめた亡霊」が実際に火葬の薪から逃亡し、肉体の死を生き延びた証拠を提供する可能性はあるでしょうか？　仮にそんなことはなくても、だからといってパスカルの侘《わび》しい視点が証明されたことになるのでしょうか？

あらゆる文化の宗教に、死後に人間存在の一部が生き残るという信仰があります。死の確実性を認識して以来ずっと人間は死後生存の可能性について熟考し、次に何が起こるのかとの疑問を抱いて来ました。

とはいえ、今日の人々が「魂」と呼ぶものの意味、その言葉と概念の含意は歴史を通じて変わり続けて来ました。ほとんどの採集漁労集団は人間の魂に関する漠然とした観念を持っています。たとえばオーストラリアのアボリジニは聖と俗、人類とその他の自然界に区別を設けません。アボリジニの祖先、すなわち祖霊《トーテム》はその土地の動物の形を取り、そこから部族や地方の人々が発生しました。そして人間は自分の動物や植物のトーテムと同じ生活を共有します。彼らは多種多様な人間の魂を信じており、それは大きく分けて二つのカテゴリに分類されます。一つは西洋の自我に当たるもの——自己創造の自律的な媒介で、肉体に随行し、その人のアイデンティティを構成します。もうひとつは「夢見」および／あるいは神に由来します。後者は大自然の中の祖先のトーテムの場所から出て来て、その力が人間に入り、人生のさまざまな段階で活力を与えます。死ぬと、自我的な魂は当初は危険な亡霊となって死んだ肉体と所有物の近くに留まりますが、最終的には存在をやめます。一方、祖先の魂は永遠です。彼らは大自然へと、そして特別のトーテム的存在および／もしくは神と関連づけられた場所および祭具へと回帰します。

　死と関連する儀式は霊が安全に霊界へと戻れるようにすること、戻って来て生者を困らせないようにすることを目的としています。すなわち生は異なる形で持続すること、死は単なる移行であり、死後の世界での幸福は生前の生活の質に影響されるものではないということが普遍的に信じられていました。

　北アメリカのアボリジニである、アラスカおよび北西カナダのアサバスカ族（ナバホ族およびアパッチ族の祖先）は多くの要素から成る霊を信じています。死ぬと善良な霊体は来世へと旅立ち、邪悪な霊体はしばらくの間、肉体のそばに留まって生者に害を為《な》します。ほとんどの採集漁労集団と同様、彼らは死後の世界については比較的曖昧《あいまい》な考えしか持っていませんが[1]、その中には死者の魂は石のカヌーで死者の世界へ運ばれるというものがあります。悪人の魂を運ぶカヌーは沈み、彼らは首まで水に浸《つか》かりますので、魂の最終的な安息の地にたどり着くことはありません。[2] またある集団は輪廻転生があると考えていますーー動物の形や異なる性、あるいは異なる血統へーー特に、早死にした者は生まれ変わりやすいということです。

ナバホ族も同様に二層の魂を信じています。一つは呼吸もしくは風と関係しており、もうひとつは影のような霊体で、しばらくの間、肉体周辺に留まり、生者に害を為《な》します。この「影のような霊体」という観念が生じたのは、当時も今と同様、前章で論じたような雲や煙のような現象が時折報告されたからなのでしょうか。ナバホ族は死後の世界に関して矛盾する信念を持っています。一つの見方によれば、死後の世界では各自がその個人的アイデンティティを維持しており、あの世の神が存在します。もうひとつの見方では、死後の世界などというものはなく、魂は根源的な生命力、宇宙の創造力の一部なのです。個人の不死性は、その子孫を通じてのみ成立します。[3] ナバホ族のあの世観は特に陰気なもので、四日間の旅で地下にある場所に到達します。そこは混沌と危険に満ちた場所で、死者の魂が住んでおり、死者は先に死んだ親族によってそこへ連れて行かれます。[4] この陰鬱な旅は死とそれにまつわる全てに対するナバホ族の否定的な態度と忌避感の反映ですが、同時にまた、私たちがこれまで見てきた臨終期視像の興味深い残響でもあります。集団としてはナバホ族は死後の魂がどうなるかについて、異なる見解を持っています。アイデンティティの一部の要素は保存されるという見方がひとつ。もうひとつは魂から人格が「洗い流され」た後、未分化の淵へと回帰するというものです。

ギリシアの霊魂観

近代の西洋的霊魂観のルーツは古代ギリシア哲学にあります。古代ギリシアの霊魂観は明確に人間だけのものでした。ホメロスの詩では「魂」という言葉を二つの異なる、おそらく関連し合った形で用いています――第一に、人間が戦いにおいて危険に曝《さら》し、死によって失う何か。そして第二に、死に際して身体《からだ》を離れ、死者の影もしくは似姿としてあの世、死後の世界へ行く実体。そしてここでもまた魂が「肉体を離れる」という観念は「影」という言葉と共に、死者の身体と関連づけられる朧気《おぼろげ》な形態の目撃体験に由来するのではないかと思われます。

魂の存在こそが生きた人間と死んだ人間とを区別するものであるとしても、それは当人の思考や行動とは何の関係もありませんでした――倫理的な含意は何もなかったのです。紀元前五世紀と六世紀にプラトンとアリストテレスの影響の下で魂の概念は拡張され、全ての生きとし生けるもの、動物は疎《おろ》か植物までも含まれることとなりました――つまり生命のあるものとないものとを分かつものとなったのです。ミレトスのタレスは磁石にも魂があると考えたとされています。磁石は鉄を動かしますが、運動を開始するのは生命あるもののみであることから、磁石は生きており、ゆえに魂を持っているはずだと(5)。

魂は徐々にさまざまな特性を獲得していきました――紀元前五世紀の終わりまでには、人は美食で「魂を満足させるべき」と言われていました(そしてまた、「ソウル・フード」という概念は今なお生き残っています)。強い感情、特に勇気が魂に帰せられるようになり、最終的には魂は倫理的特質の源もしくは運び手と考えられるようになったのです。そして肉体と魂の区別も始まりました。

「魂」と死後存在を結びつける考えは紀元前五〇〇年頃にピュタゴラスの思弁から生まれました。けれども魂は不死であり、肉体を離れた魂は思考と知性の生活を楽しむと最初に示唆《しさ》したのはソクラテスです。プラトンの『ソクラテスの対話』は知覚可能で分解・破壊できるものと、知覚不能で知性的《インテリジブル》（知性によってのみ理解できる）かつ不滅のものとを区別しています。彼は、魂は知性的な存在に最も近く、肉体は知覚可能で朽ちやすいものに最も近いと結論しました。魂の不滅に関する彼の緻密《ちみつ》かつ最後の議論は、生命は基本的に魂に属しているのだから魂は不死でなければならない――すなわち不滅であると結論づけています。アリストテレスは魂を存在の「精髄」と定義しましたが、それが独立した存在であることは否定しました。それは肉体の活動であるので、肉体から離れて存在や活動はできない。だから不滅ではないと。とはいえ彼は、魂の一部である（と彼が考えた）知性は不滅であり、肉体とは別であると考えていました。

キリスト教の到来と共に、魂に関する新たな観念が進歩しました。ユダヤ＝キリスト教の思想では、魂は私たち各自――「創造主の似姿」――の中にある神の神的側面です。死と死後の生は常にキリスト教信仰の中心でした。肉体は魂を取り巻いており、地上で成し遂げられる思考と行動の知識を魂に伝えます。かくして魂は個人の地上での生活の一部となりますが、死後は肉体から分離して進んでいきます。キリスト教神学によれば、人間だけが不滅の魂を持っており、動物は単に肉体だけの非霊的存在です。このことは進化論とは折り合いが付きません。進化論は猿と人間は連続していると見做《みな》すからです。ですが、ヒト科の進化のある時点で神が介入して人間に魂を挿入したとすれば、あれこれ不満はあったとしても解決できない問題ではありません。一方、原理主義的なキリスト教創造論者からすれば、進化という事実を否定すれば問題は解決します。伝統的なキリスト教の教義では魂はこの人生にしかなく、救済の機会はたった一度しかありません。それによって当人は天国か地獄、あるいは（カトリックの伝統では）煉獄《れんごく》のいずれかに割り当てられます。だからキリスト教徒にとっては、個人の最後の行き先は極めて現実的な関心の的となる問題なのです。

宗教改革以後は地獄はあまり強調されなくなりましたが、ウォルター[6]によれば、地獄という概念に最後の死の接吻を与えたのは、地上の地獄である第一次世界大戦でした。軍隊付き司祭の誰一人として、自分が埋葬している勇敢な若者が地獄に落ちる可能性を敢えて指摘する者はいなかったからです。そして遍在する地獄の恐怖の脅迫がなくなると、天国の喜びに達するための苦闘もその切実さを失ってしまいました。今や多くの教会は死後生よりも人生や社会における教会の役割を強調するようになっています。国際社会調査プログラムが一九九一年に一七のキリスト教国で実施した調査は、死後生を明確に信ずるか否かを問いました[7]。トップは合衆国で、五五％の人が死後生の存在を信じていました。最も低かったのは東ドイツです（六・一％）。UKは二三・八％で一一位でした。ほとんどの西洋人にとって、個人的に死後生を信じている人でも、神との一体化よりも他者との再会の方に重点が置かれていました。二一世紀の現在ですら、「魂」という言葉の意味は極めて曖昧《あいまい》で、ほぼ全ての宗教集団が――全ての個人が、と言っても良いでしょうが――独自の魂の概念を持ち、そしてほぼ全ての概念がそれぞれ異なっているというのが実情です。

東洋の霊魂観

キリスト教の魂の観念――人間だけに与えられた特質――と、仏教における精神の概念を比較すると興味深いものがあります。進化論は仏教徒にとっては何の問題もありません。仏教では人間も動物も共に「有情《うじょう》」であり、意識のより深いレベルに溶け込むことによって死後も生き延びます。この意識レベルを

「極めて微細な意識」と呼び、そこには始まりも終わりもありません。全ての生命は有情であり、ゆえに魂がありますので、全ての生命には倫理的命令があります。輪廻転生も進化論も肯定し、人間の形を失って動物として生まれ変わることもあるわけですから、動物のことも自動的に気に懸けるというのは大きな意味で利己的な意味合いを持ちます。チベット仏教によれば、死に際して魂は肉体を離れ、四九日の間、肉体のない存在となった後で転生します。来世での転生の性質は、今生での生き方の性質に依拠します。この哲学には多くの転生を経た「古い魂」という概念が含まれており、これは輪廻転生のサイクルを脱するのが如何に困難かを示しています。とはいえチベット仏教によれば、死のプロセスには後述する一点があり、その点においては普遍意識に到達することが可能で、ゆえに人は解脱の知識なしに死んではならないとされています(8)。

クルアーンには魂についてはほとんど述べられていませんが、イスラムの信仰は多くの点でキリスト教の伝統に似ています。ムスリムは、この世界は単なる試練であり、死は終わりではなく始まりだと信じています。ムスリムが他者の死を聞くと、クルアーンのこの節の最初のセンテンスを唱えます。アラビア語で Ina Lilahee wa Ina Ilahee Rajeoon。「誰でも皆死を味わうのである。だが復活の日には、あなたがたは十分に報《むく》いられよう。業火から遠ざけられた者は、楽園に入れられ、確実に本望を成就する。この世の生活は、偽りの快楽に過ぎない(9)」。イスラムの伝統では、死の直前に死の天使が来て、問いかけます。「あなたの主は誰か、あなたの預言者は誰か、そしてあなたは、義務である祈りをしたか?」。もしもその人が善き人生を送ったなら、彼の魂は平穏に引き上げられますが、悪人にとってはこれはとても厳しい時となります。その魂は復活の日まで、辺獄のような場所(Al-Barzakh)に留め置かれ、その日が来ると神が天国に行く者と地獄に行く者とを決定します。善き魂は辺獄でも平穏に過ごし、幽霊となって親族を訪ねたりもできますが、悪の魂は罰せられ、審判の日までひどい状態に置かれます。

ヒンドゥ教には、魂の目的と運命に関する多種多様な信仰があります。その最初期から、ヒンドゥ教徒は魂は肉体の死後も生き延び、喜びもしくは苦しみの場所のどちらかに行くと信じていました。最終的には輪廻転生の考えが生じます。すなわち魂（死後）は終わりなき輪廻転生の周期でこの世界に転生しつづけ、その周期から脱するには「解脱」するしかありません。ヒンドゥ思想の本流であるヴェーダ哲学では、魂は永遠にして不滅であり、あらゆる形態をとることができます。人間、動物、植物、あるいは神々。どんな形態に宿ろうと、あらゆる魂は同一です。魂とほぼ同義なのがアートマンで、これは私たちの中にあるブラフマン（神）の一部です。(10) アートマンは非個人的で普遍的で内在的なリアリティです。肉体を持った魂は「ジヴァ」と呼ばれます。

ユダヤのラビ文献には、さまざまな魂の定義があります。ユダヤ神秘主義の古典的文献である『ゾーハル』によれば、魂には三つの要素があります。ネフェシュは人間の中で生きて活動している部分。この世で初めて息を吸った時に肉体に入り、最後には死にます。ルアハは中間の魂もしくは霊、ネシャマーは上位の魂で、何れ《いず》も個人の行動と心情に基づき、長い時間をかけて作られます。ネシャマーこそが人間を他の生命と区別しているもので、神の存在と臨在を認識するものです。死ぬとネシャマーは源に還《かえ》ります。

死のプロセスに特段の関心を示した二つの文化があります。古代エジプトの『死者の書』と「棺柩文《かんきゅうぶん》」には来世への魂の旅の詳細な指導が記されてます。エジプトの『死者の書』は「ピラミッド・テキスト」を参照しています。これは葬送用のテキストで、その多くはピラミッドの内壁に刻まれたヒエログリフの銘文に遡《さかのぼ》ります。これらの「ピラミッド・テキスト」は紀元前二三五〇—二一七五年頃に作られたもので、人類史上最古の文書記録であるばかりではなく、またさらに古い出典を参照しています。『死者の書』は「復活および魂の不滅に対するエジプト人の不動の信仰」を明らかにしています(11)。

チベット仏教の伝統では、臨終者の魂を次の転生まで導くのは僧の役割です。チベットの『死者の書』が最初に文字化されたのは八世紀のことで、それよりもはるかに古い口承の要素を統合し、「領域の地図」を提供しました。これは死の瞬間に肉体を離れた個人が死後の状態を旅する様子を記述しています——その旅は、ある意味で臨死体験に驚くほどよく似ています。

科学による魂の探求

これらのさまざまに異なる「魂」の観念の枢要《すうよう》は、何か——意識の何らかの側面——が肉体の枷《かせ》の外に出て、おそらくは肉体の死後も生き延びることができるというものです。この多様かつ多文化的な実体が存在する確かな証拠はあるのでしょうか？　何を以て証拠とするかは、「証拠」の定義によります。一方では、あらゆる霊的伝承の真面目な実践者が報告している神秘現象があります。これらの体験は容易に科学的手法によって計測したり検査したりできるものではありません。伝統的な西洋科学は今頃になってようやく、主観的データの計測の方法を発見しつつあるという段階だからです。もう一方には、観測可能な科学的現象——経験主義的実験の柱——があります。それはこれまでのところ、どうやら肉体の外で存続しうる意識というものがありそうだ、と仄《ほの》めかしているに過ぎません(第11章参照)。

客観的概念と主観的なそれを混同した時に生じる困難の実例が、魂の計測の試みに見られます。

一九二一年、医師ダンカン・マクドゥーガルは、魂の実在――およびその重量――を計測するための、見通しの甘い実験を計画しました。人間の体重が死の直後にどのように変化するかを計測しようというのです。彼は六人の臨死者を計測し、人間は死の直後に一一―四三グラム体重が減ると報告し、その平均である二一グラムが魂の物理的重量であると推定しました。けれどもその後の追試でこれを再現し得たものはありません。

魂の物理的計測に関するその他の提案は、これほど非現実的なものではありません（大同小異ではありますが）。ジェラード・ネイハム博士は、身体の周囲に電磁波探知機をずらりと並べて、放射される電磁エネルギーを探知するという手法を提唱しました。彼によれば、意識的実体が死ぬと、その中にあった魂は単純に消えるわけにはいかず、その全エネルギーを用いてこの時空内で何か別のものに変換されるか、あるいはここでの存在を超越してどこか別の場所に移動するというのです。この説の難点は、死後には荷電粒子の分子流束と共に多くのエネルギー的プロセスが微弱化しますので、そのため必然的に電磁気エネルギーが放出してしまうということです。魂のエネルギーを他のエネルギー源と区別できるかどうかは明らかではありません。私たちの知る限り、このアイデアを推進しようとした人は誰もいません。

体外離脱体験と魂

魂という概念を生んだのは体外離脱体験である、という興味深い仮説があります。実際、体外離脱体験は魂の存在を裏付ける実証可能な証拠であると言われてきました。けれどもむしろ逆に、魂という概念の方が体外離脱体験から生み出されたものではないかというのです。体外離脱体験は比較的一般的で、自然発生的に起こりますが、また恐怖のような強い感情が引き金になることもあります。ドイツはマインツのヨハンネス・グーテンベルク大学の哲学者トーマス・メッツィンガーによれば、初期の人類もおそらくこのような体験をしました。そして彼らがこの体験を、自分の一部が肉体から分離して完全に独立した意識を持つことができる、と解釈したのは当然のことだったというのです。

ここではないどこかへの旅

人間の魂に関するこれらの多様な見方から、何か共通するテーマが出てくるでしょうか？　まず第一に、人間は一次元的な存在ではなく、肉体的な面と霊的な面を持っているということです。次に、この霊的側面はこの人生において修正を受け、当人の行為が刻まれます。また魂の観念の中心には連続性という概念があります——死は単なる消滅、存在の終焉ではなく、何かが起こるのです。最後に、人間の非物質的側面の究極の目的は旅だということ。死後の旅という観念は古代から存在しており、旅人のアイデンティティや目的地の性質こそ多様ですが、すでに見たようにその概念自体はほとんど普遍的です。旅の目的地はそれを見る枠組み次第で、その枠組みは文化、宗教、個人の信条の組み合わせから作られます。ここで言えることは、それは「ここではないどこか」への旅だということだけです。

ほとんどの人は直観的にこの世界には何かしらの意味があると感じています。純然たる機械的・決定論的世界観は、時代遅れで限定的な一九世紀の機械論的科学の観点から見たものであり、個人の超越的価値観の可能性を全否定します。私たちにはより大きな視点が必要なのです。それは私たちの抱いている直観的信念——われわれは重要な存在であり、より大きな全体の一部であり、われわれの行動には個人的な責任が伴《ともな》い、未来において個人的・宇宙的な何らかの帰結を迎えることになる、という信念——を包含する視点です。

魂の概念は物質科学的にはほとんど意味を持ちませんが、この宇宙を再び霊的なものとして見ようとする根強い運動があり、このような観念の枠組みの中では魂の概念は再評価されています（第11章参照）。けれども私たちにとってはるかに重要なのは、これらの体験をした、目撃した人にとっては、それが感情的に素晴らしい意味を持つということです。とある重度の脳卒中で入院した母の娘は、母がしょっちゅう、自分の死んだ母親や姉妹の訪問を受けたと述べていることに困惑します。曰く——

幻が見えたりするのは病気が惹《ひ》き起こした混乱のせいなのかどうかは判《わか》りませんが、意識ははっきりしているように見えました。当時はとても奇妙なことに思えたので、母《かあ》さんが最後を迎えようとしている頃、病院付きの司祭が会いに来たので聞いてみました。彼が言うには、このようなことはとても良くあることで、しょっちゅう遭遇しているとのこと。そして彼によれば、生から死への移行は半透膜のようなもので、霊はしばらくの間、その膜を自由に出たり入ったりしてから、最終的には旅立って行くのだそうです。彼の言葉はこの時の私にとってはとても説得力があり、また慰《なぐさ》められました。

霊的あるいは超越的な世界を信ずることは、人間にとっては自然なことに見えます。人間は永遠に生きることはできないという事実と折り合いをつけ、死の恐怖を和らげるための人間の究極の戦略は、肉体の死後も生き延びる何か、あるいはこの地上における束《つか》の間の生存の後に存在し続けるものという観念を生み出すことです。先史時代から現代に至るあらゆる文化、あらゆる民族が、肉体の死後も生き延びる何か——それを魂と呼ぼうと、意識あるいは精髄と呼ぼうと——を信じていた証拠が見つかります。

たぶん、魂の探究において最も見込みのあるアプローチは、物的証拠と共に経験上の証拠を探すことでしょう。たとえば肉体の脳から独立して機能しうる意識の側面があるかどうかを見てみるのです。心停止中の完全な無意識下で起こると考えられる臨死体験は一つの可能性です。それが示しているのは、一時的な脳死状態においても意識が機能しうるということです。意識、および意識と脳の関係の本質と科学的理解については第11章と12章で論じますが、それはこの全領域の解釈において死活的に重要なものです。

いずれにせよ、もし魂が存在しないなら、私たちは単に機械的な存在であり、束《つか》の間の生命の入れ物であり、ただ生物学と文化のみに従っている存在であるということになります。臨終者、あるいは臨終者や「魂の目撃例」の報告者らの話を聞くのは、人間が単に機械的な自動人形ではないことの証拠を得る最短の方法でしょう。個人的な体験は客観的な科学的証拠にはなり得ませんが、死を理解する方法を確かに示しているのです。ですから私たちのほとんどは、お気に入りの毛布を離さない子供のように、この「蒼《あお》ざめた亡霊」が存在するという信念を手放すまいとするのです。そして如何に束《つか》の間のものであれ、この内なる確信を強化する目撃譚を歓迎するのです。

第11章

最後のフロンティア
――意識に関する未解明の問題

これらの曖昧《あいまい》な知識の領域に関する探究における最初の偉大な教訓は、偉人たちの不信を、また彼らによる詐欺や痴愚の告発を、それが他の正気で正直な人々による反復的な事実の観察に反していく場合には、重要なものとして受け入れないということである。（A・R・ウォレス）

神経科学にとっての最大の躓《つまず》きの石は、意識の問題です。私たちは外界からの刺激が神経組織を通じて脳に到達するメカニズムは知っていますが、それが如何にして主観的な世界観を惹《ひ》き起こすのかはわかっていません。西洋において現在、脳機能の説明を試みて意識の本質に取り組んでいる主要な哲学学派は二つあります。無論、それ以外にもさまざまな立場はありますが、話を簡単にするためにここではこの二つの学派に絞ることにしましょう。

一方の極にあるのはデネットの神経哲学です。彼によれば、意識と主観的体験は神経網（互いに繋《つな》がった神経細胞の集団）の機能に過ぎません。個人の体験と意識の拡張状態を説明するには、神経網に関する詳細な知識さえあれば事足りるというのです。彼のこの極めて不完全で貧しい哲学は、観察可能な活動だけが科学的データの基盤であり、科学は個人の主観的体験に目を向けてはならない――「他者の精神へのピープショー」[1]――という信念に由来しています。この見解の残響は、先頃の「サイエンティフィック・アメリカン」の論文にも見出すことができます。そこで意識の還元主義的見地のリーダーであるクリストフ・コッホとスーザン・グリーンフィールドは、異なる体験によって異なる神経網が興奮するという見解を述べています。[2]この記事において彼らの述べていることはいみじくも正解です。すなわち神経科学者は「神経の電気的・科学的活動から意識がどのように生じるのかを明解に説明しうる脳の内的な働きについてまだ十分には理解していない」。けれどもまたこうも述べています、「かくて、最初の大きな一歩は最高の〈意識に相関した脳活動〉[ある特定の意識的知覚を共同して惹《ひ》き起こすのに十分な、最小の神経メカニズム]を決定することである」。この論文の表題は「如何にして意識は生じるか」「解明された意識」ですが、不幸にも著者たちが見ているのは〈意識に相関した脳活動〉のみです。けれどもそれは現時点で、そしておそらくは今後も、意識を解明することはないでしょう。

もう一方の極はネイゲルの哲学に代表されるもので、彼によれば一人称の体験がどのようなものであるのかを客観的な三人称の視点から知るのは不可能です。ネイゲルによれば、蝙蝠《こうもり》の脳の機能の神経生理学についてどれほど理解しようと、蝙蝠《こうもり》であるとはどういうことかを知ることはできません。[3]つまり主観的体験の解明には神経網を越えた新たな原理が必要であるということです。

サール[4]はその中間の立場から論じています。彼は主観的体験を神経網の特性と見なしてはいますが、現時点で神経網の機能を完全に理解すれば意識は十分に解明できるというデネットの主張には与《くみ》していません。彼は意識を、脳の機能と見ています。「湿り気」は酸素と水素が組み合わさって水ができることから生じるように、意識は神経網から生じます。彼の観点は人間ではなく、脳に焦点を当てています。そしてわれわれが認識するこの世界は脳によってわれわれのために構成されたものだというのです。足の指を刺すと、痛みは足ではなく、脳で感じるのです。悲しみは脳の機能です。今日の気分はどう？　私の脳はとても悲しいです、ありがとう。サールの見方は、全く新たな原理を生み出すためには、神経哲学におけるニュートンが必要だということです――全く新しい、意識の原理です。脳と意識に関する現在の仮説を概観したい向きには、*The Blackwell Companion to Consciousness*[5] がお奨めです。それと、神経科学に興味がある方なら、*Philosophical Foundations of Neuroscience* も必読です。明晰《めいせき》さのお手本のような同書は、意識に対する物質主義的アプローチを分析し、この分野のリーダーたちが提示した主要な仮説の多くの誤りを指摘しています。[6] エキサイティングなポイントは、意識の問題は現在、神経科学のアジェンダに載せられており、試験的な理論がどんどん提出され、議論されているということです。

二〇世紀末における最も抜本的な認識は、科学というものが文化的に限定されているということでした。トーマス・クーンの有力な書物『科学革命の構造』[7] は「パラダイム・シフト」という用語を導入し、この概念に世間の耳目《じもく》を集めました。クーンによれば、「パラダイムは科学界のメンバーが、そして彼らだけが、共有しているものである」[8]。科学の進歩における障害の一つは、傑出した科学者たちの中核グループがパラダイム・シフトに失敗し続けて来たことです。どんな犠牲を払っても、単純で機械的なニュートン的科学にしがみつこうとした彼らの欲望です。科学は確かに私たちの周囲の客観的世界を検査し定量化することにおいて目覚ましい成功を収めてきました。けれども科学は、主観的な意識体験の研究に関しては限界が多々あります。西洋科学が調査できるのはあらゆる現象の物質的側面のみです――「どこでもないところからの視点」と言わる所以《ゆえん》です。でも少し考えてみれば、マックス・ヴェルマンが指摘したように(9)、全ての現象は基本的に心理的実在であることがわかります。つまり「客観的」性質と「主観的」性質とでは異なる証拠が必要なのです。客観的性質を調べるには、心理学的概念が一致しているかを問います。たとえば、同じ実験をしている時には全員が同じポインタの示度が見えるか？ 主観的性質を計るには、同様に同じ環境下で同じ心理状態にあるかを調べるわけですが、この場合はポインタはありません――他の人たちがそれをどう記述するかを見なければならないのです。

「科学原理主義」――世界の物質的性質を理解すればそれについてのあらゆることを解明できるという信仰――は、意識の性質に関する仮説の提唱に関しては西洋科学を甚だしく縛り付けています。このことは生命科学と心理科学において特に顕著であり、そこで観察されているのは意識の状態を反映するとされる脳の機能です。このように前進を厭《いと》うのは今に始まったことではなく、科学というものは常にこうでした。科学者というものは得てして、既存の立場に固執するものなのです。はるか大昔の一八七五年、一九世紀の主要な進化論思想家であり、動物種の地理的分布の専門家であったアルフレッド・ラッセル・ウォレスは、自らこの限定的な視点の拘束を体現して見せました(10)。ウォレスは博識家で、社会科学や労働改革の分野でも活躍していました。自分自身の仕事においてこの拘束的な態度にぶち当たった彼は、新たな真実は試練なくしては受け入れられることはないという真実を指摘する資格があります。

避雷針としいう主題を王立協会に持ち込んだベンジャミン・フランクリンは夢想家として嘲笑され、その論文は『哲学紀要』への掲載を拒否されました。光の波動説の素晴らしい証拠を提出した（量子力学における最も偉大な発見のひとつです）ヤングは、やはり当時の人気科学者らに嘲笑され、馬鹿扱いされました。『エディンバラ・レヴュー』（一八〇三）は、彼の仮説を「ヤング博士の……多産にして実り豊かな頭脳から引っ張り出された空想、大間違い、無根拠な仮説、余計な虚構に満ち満ちている」と評しました。『エディンバラ・レヴュー』は線路の実用可能性を主張したトーマス・グレイに拘束服を着せろ、と大衆を扇動しました。サー・ハンフリー・デイヴィは、ロンドンをガス灯で照らすというアイデアを嘲笑しました。スティーヴンソンがリヴァプール—マンチェスター鉄道に蒸気機関車を使うことを提唱したとき、学識深い人々はそれが時速一二マイルを出すことすら不可能だとする証拠を出しました。フランス科学アカデミーは、偉大な天文学者アラゴが、電信について論じようとしただけで彼を嘲笑しました。

科学上の変化を受け入れようとしないこの傾向には長い歴史があります。コペルニクスすら、古代ギリシアでピュタゴラス学派が数学と幾何学で目覚ましい進歩を成し遂げた時も、彼らは習慣的にその「人並み外れた努力によって勝ち得た高貴な発見」をごく親しい内輪の人にしか与えなかったと述べています。コペルニクスは『天体の回転について』の序文で、特定の人が自分の主張を耳にするや否や、彼らは「叫ぶであろう、このような見解を抱くとは、私はただちに舞台から放逐されねばならぬと」と予言していま
す。(11)

つまり科学は、もはや世界の仕組みに関する究極の権威者と見做《みな》すことはできません。なぜなら科学者は自らのローカルな文化に埋め込まれており、そのこと自体が科学およびその意味に関する彼らの理解を規定しているからです。世界観はただ一つではなく、数多くあります。それを解明するには、ただ一つだけの科学ではなく多くの科学が必要なのです。異なる種類の科学を確立するためには、「パラダイム・シ

フト」が必要でしょう——主観的な証拠を研究し対象とする科学です。それは意識を理解するために問わねばならない質問を問うことになるでしょう。このような科学はまさしく、意識を構成する異なる心理状態の探求に絶大な効果を発揮してきた東洋的なパースペクティヴのそれなのです。たとえば仏教の思考では瞑想状態の心理的効果が定義され、実践によってどのように意識が変化するかを測るために集団間での比較が行われています。そこには超越状態とそれに至る道に関する深い理解があります。

とはいうものの、西洋においてもこのような限定された知的基盤による頑固な思考傾向は徐々に崩壊しつつあります。特に、常に最も純粋なる科学と考えられてきた物理学における進歩には興味深いものがあります。世界の先進的な物理学者たちが、この宇宙は唯一なのか、あるいはマルチバースなのかという問題を論じた最近の本[12]は、先頃ロンドンで王立協会の主宰する場で論じられました。マルチバース理論は現時点では純然たる理論だけのものです——それに対する証拠は、それが数学的に可能であるということだけ。けれどもポイントは、この問題に関する物理学者の見解は分れているとはいうものの、そのトピック自体は現代の物理学界においてタブーとなってはいないということです。これに対してたとえばテレパシーなどは因習的な還元主義の科学者たちの間では話題にすらなりません。テレパシーに関しては主観的な事例証拠が山ほどあり、さらには客観的・科学的証拠まで蓄積されていますので、その一部は本章で後述します。テレパシーを説明する理論もありますが——たとえば精神は「場」であるとか——やはり理論だけのものです（とはいえ、マルチバースのために掻《か》き集められるものよりもはるかに多くの事例証拠はあるのですが）。依然としてこの主題は多くの生物科学者の間ではタブーとされていて、中にはそんなものは全くのたわごとだから論じる必要はないという理由でこのトピックを論じることさえ拒否する者もいます。確立された信念体系に反する証拠は証拠にならないので、黙殺しても構わないというわけです。ウォレスはまた、私たちのように新しい概念を証拠に基づいて取り扱う者が必ず憶《おぼ》えて置かねばならないもう一つのことを述べています。「これらの曖昧《あいまい》な知識の領域に関する探究における最初の偉大な教訓は、偉人たちの不信を、また彼らによる詐欺や痴愚の告発を、それが他の正気で正直な人々による反復的な事実の観察に反している場合には、重要なものとして受け入れないということである」。

ウォレスの教訓は終末期体験や臨死体験の研究においては極めて適切です。私たちが引き出す結論は何であれ、「正気で正直な」人々の観察に基づくものになります。それに値するものは重要なものとして受け入れねばなりません。

意識に関する現在の見方

現在の科学的な見方の主流はデネットのものです――つまり心理的プロセスは脳の中においてのみ生成されるのであって脳と肉体のみに限定されているというわけです。現時点での意識の理解は、かなりの部分がイメージング技術によって確立されてきたものです（fMRIおよびポジトロン断層法）。これらは異なる精神状態における脳の血流を記録することができます。検査された精神状態のタイプは実際に極めて幅広く、睡眠や夢、罪悪感、計画と記憶、内的・外的行動中、感覚の評価、アイデアの構築などが含まれています――ここでは少数を挙《あ》げたに過ぎませんが。神秘的な変性意識状態や、瞑想中の僧、カルメル会修道女、祈っている人などの特殊な集団に関するデータもあります。

これらのデータは、意識の基盤をなす大脳のメカニズムの一部についても還元主義的科学が最終的には何らかの説明を提供するだろうという見方の裏付けとなっています。けれども、それが本当の意識そのもの（主観的体験）を直接提示すか否《いな》かは疑わしいままであり、さらに脳を越えた意識の拡張を考慮していないことは確実です。意識が神経網の機械的機能に過ぎないのなら、それは非局所的にはなり得ません。王立協会に提出された最近の論文[13]には、還元主義的立場を脱する近年の一歩が示されています。その著者たちによれば、脳内の因果性《コーザリティ》が完全にニュートン物理学の粒子・原子等の運動によって決定されるとする限定的還元主義者の機械的科学は現在では四分の三世紀ほど時代後れになっています。現在では、それに代わって脳機能に対して量子力学理論が適用されるようになっています。これは、量子力学的システムを見る際には物質的世界と意識の世界の双方を考慮しなくてはならないと主張したフォン・ノイマンの数学に依拠しています。つまり彼らの論文によれば、脳は量子力学的システムだということです。これは、神経伝達物質の接合部自体が量子の影響を受けることに加えて、そもそもフォン・ノイマンの世界観は神経伝達物質の個々の分子のレベルから、脳全体およびその中で生じる精神プロセスまで含むものに拡張されているからです。彼らは、精神プロセスと脳が埋め込まれた精神的（社会的）コンテクストは、フォン・ノイマンの理論の主張通りそれ自体が原因物《コーザル・エージェント》であるということをはっきりと示しています。脳には二つの領域が含まれており、いずれも因果的《コーザル》です。すなわち、フォン・ノイマンの言うプロセス1（ニュートン科学が提供する原子と分子）とプロセス2（意識のプロセス、思考、感覚、信念など。量子力学的システムに影響を及ぼし、それ自体が因果的である）です。かくして意識は一挙に、脳の作用に関するあらゆる理論の中に定位置を占めることとなりました。けれどももっとわくわくするのは、主体が埋め込まれている意味のマトリックス――文化、家族関係など――が今や脳の機能を、脳を越えた領域にまで拡張するということです。

シュヴァルツらは、意識プロセスの因果的効果を極めて単純かつエレガントに示しました。チョークから作った偽薬は口から摂取した場合は不活性ですが、それをパーキンソン病の被験者に強力なパーキンソン病の治療薬だから飲めば歩けるようになると言って与えると、被験者はこれを飲んで症状の緩和を実感し、歩行も容易になります。その上、これによって運動回路に繋《つな》がった脳の領域（大脳基底核）もまた活性化されるのです。この活性化はチョークの作用とは何の関係もありません（ニュートン的分子作因システム）が、チョークにパーキンソン病を緩和する効力を付与しているのは個人の（脳に対して非局所的）意識もしくは先入観だということです。このような状況においては、フォン・ノイマンが提唱した二つの領域はいずれも因果的ということになります――歩行の向上における神経化学（プロセス1）、およびこれは強力な新薬であるということによる意識の変容（プロセス2）。

意識と脳機能を結びつけるもうひとつの興味深い仮説は、主流派の科学界からは受け入れられていませんが、アミット・ゴスワミの説です。[14] 彼によれば、意識は宇宙の基本要素であり、エネルギーのように存在しています。彼の主要な貢献は観察者の本質に関するもので、彼によれば観察者はただ一人しか存在せず、それは普遍的で分割不能な意識だというのです。この見方は宇宙の基本的性質の記述を反映しています。それは通常、幅広い超越体験を持ち、宇宙は一体で、意識は全ての現象の基盤であると報告している人たちが記述しているものです。

クリス・クラークとマイク・ロックウッドの量子力学理論、およびロジャー・ペンローズとスチュワート・ハメロフの量子重力理論[15]もまた見込みがありますが、本書で論ずる範囲を越えています。量子力学的効果の示唆《しさ》するところによれば、宇宙は高度に相関しており、遠距離の粒子もまた互いに相互作用しています（アインシュタイン＝ポドルスキー＝ローゼンのパラドックス）。これの意味するところは、素粒子もまた互いに絡《から》み合っているということ、その絡《から》み合った状態において長大な距離を越えて互いに繋《つな》がっているということです。さらには、小さな原子や分子サイズの粒子に留まらず、巨大な粒子の集合体、たとえば人間もまた絡《から》み合い、ゆえに繋《つな》がり合うことも可能であるとまで論じられます。ゆえにこの非局所的繋《つな》がりを通じた精神の相互連絡性は、理論的には十分可能であるということになります。ディーン・レイディンは、それを裏付ける科学的研究を多数引用しつつ、この主張を詳しく述べています。(16)

精神の相互連絡性の証拠

過去五〇年の間、精神は脳に限定されるものではなく、また精神が他の精神に（テレパシー）、あるいは物質の精神に（サイコキネシス）直接影響を及ぼすことを示す実験が数多く行われてきました。この主題について興味のある方には、*The Couscious Universe*(17)をお奨めします。同書では幅広い研究が参照され、これらの効果を示すメタ分析が検証されています。

神経イメージングの発達と共に、極めて複雑な精神状態の研究も可能になってきました——ニュートン的な還元主義化学の原理を、脳を超越する精神のような非ニュートン的原理の探求に用いることができるという好例です。たとえばｆＭＲＩは血流（機能）と脳の構造を画像化する方法で、複雑な体験や思考に与《あずか》る脳の異なる領域を表示することができます。ｆＭＲＩの画像は単に脳と体験との相互関係を表示するだけで、これらの状態を説明するものではありませんが、それに関係する神経プロセスの理解には役立ちます。

以下の研究を考えてみましょう。ハワイの一六名のシャーマン集団に、自分と近しい感情的接触を持ち、遠距離治療が可能であると思われる友人を選んでもらいました。実験において、その友人をｆＭＲＩスキャナにかけ、シャーマンの治療師を遠隔に置きました。ｆＭＲＩは血中酸素濃度の変化、脳内の各ポイントにおける血流を計測します。シャーマンは決められた無作為のスケジュールに従って「治療」をしたりしなかったりします。被験者は任意の時間に自分が「治療」を受けているかどうかを知りません。実験終了後に被験者の脳機能を調べ、治療を受けている時と受けていない時の違いを計算します。集団全体が、治療中に極めて明瞭かつ重要な変化が生じたことを示しました。そしてこれらの変化は、感情を司《つかさど》る脳の部位（前帯状領域、前頭葉眼窩《がんか》皮質など）に生じる傾向がありました。この実験は、ある人が感情的に繫《つな》がった（絡《から》み合った）他者に送った「ヒーリング・エネルギー」は、他者の脳構造の活動に実際的な変化を惹《ひ》き起こすということを示しています。これは注目すべきことで、何らかの形で被験者らの精神、そして脳が互いに繫《つな》がったと仮定しなければ説明できません。これは精神が非局所的であるという考えを裏付けるものです(18)。

テレパシー瞑想研究

この研究は、意識（精神）が場であるか否かを決定するものです。一五〇〇人の瞑想者の集団に、予《あらかじ》め決めた時間に同時に瞑想させます。一〇〇〇マイル以上離れたところの三つの部屋にいる三人の瞑想者の脳波を測定します。時に瞑想者は遠くの瞑想者と同時に瞑想し、また時には別の時間に瞑想します。この二つの条件下における脳の電気活動を比較すると、遠くの瞑想者が瞑想している時に脳機能の計測値とコヒーレント性が有意に増加したことがわかりました。これもまた、精神が場として働くという仮説を裏付けています。(19)

電話テレパシー

ルパート・シェルドレイクによる電話テレパシー実験は、実験室外で行われたかなり奇抜な実験的パラダイムによるテレパシー実験です。電話テレパシーとは、電話が掛ってきた時にそれをかけてきた相手が誰だかわかるという能力のこと。彼は地元の新聞とウェブサイトに広告を載せて参加者を募《つの》りました。「電話を取る前に、誰から掛ってきたかわかりますか？　サイキック研究プロジェクトの楽しくて簡単な実験で、結構な報酬をお支払いします」。

第一シリーズの参加者は、電話をかけてきたらテレパシー的にわかると思われる四人の友人を選ぶよう依頼されました。電話が鳴ると、相手の声を聞く前にそれが誰からの電話かを当てるのです。ほとんどの人がそんな友人を四人も選ぶことができなかったため、第二シリーズでは参加者にとって見ず知らずの二人の発信者が提供されました。これによって、発信者が親しい人か否《いな》かでの反応の違いも比較することができました。

偶然の成功率は二五％になるはずです。六三名の参加者による五七一回の試行で、全体の成功率は四〇％。九五％自信があるのは三六％から四五％までに限られました（すなわち、成功率はたいていの場合、三六―四五％の間）。この効果は統計的に極めて有意です（$p=4 \times 10^{-16}$）。電話がランダムな時間にかけられた時にも、また予《あらかじ》め電話をかける時間が知らされていた場合にも、同様にポジティヴな効果が得られました。三七名の参加者については、送信者が親しい人かそうでないかで成功率は著しく違いました。親しい発信者の場合は五三％が正解（$n=190$;$p=1 \times 10^{-16}$）。親しくない発信者の場合、正解率はわずか二五％で、まさに偶然レベルでした。この違いは極めて有意です（$p=3 \times 10^{-7}$）。また、発信者と被験者の距離の効果も調べました。少なくとも一〇〇〇マイル離れた海外の発信者の場合、成功率は六五％（$n=43$; $p=3 \times 10^{-8}$）。発信者が英国にいる場合、成功率は下がりました（三五％）。ほとんどの場合、海外の発信者は被験者に近しい人でした。つまりテレパシー的に言えば、感情的な近しさは物理的な近さよりも重要らしいのです[20]。

この実験は他の人々によって追試され、通常はポジティヴな結果が得られました。

これらの実験は明らかに、相互連絡性を示しています。これらや、また治療や祈りをとり入れたいくつかの実験から、ベノアは包括的な説明を提供しています[21]。つまり精神は場であって脳に限定されるものではなく、意識体験はおそらく精神場の機能として、人と人との間で直接伝達できることを示す優れた事例が明確に存在するということです。

とはいえ、非局所的精神を説明しようとする理論は何も現在の神経科学を駆逐するものではありません。神経科学は意識が脳を通じて、またその内部で働く基盤として依然として有用です。もしも意識体験を脳の状態に統合できるような理論を構築でき、そして臨終者が別のリアリティが見えると証言するなら、彼らの精神状態ともう一つのリアリティの描写を正確に相関させるような理論も得られるでしょう。このような精神の相互連絡性を示す理論なくしては、あれほど多くの「正気で正直な人々」が証言している臨終期暗合を十分に説明できるとは思えません。さらに重要なことに、これらの理論によって主観的体験の全体像が私たちの意識の科学の正式な一部となり、人類の霊的本質についての理解が深まることになるのです。

超越論哲学

このように科学的研究と事例報告のいずれから見ても、感情的に近しい人は何らかの形で場によって繋《つな》がっていると考えられます。もしそうなら、霊的導師たちが述べているように、愛は人と人を繋《つな》ぐ構造であるようです。意識の拡張状態の開発はこの見方を裏付けます。超越的なものに眼を向ける理由は、この状態から見た普遍的観点が多くの点で臨終者の報告と類似しているからです。

自己啓発という概念は、オルダス・ハクスリーの『永遠の哲学――究極のリアリティ』(22)によって初めて広く注目を集めたもので、一九六〇年代の西洋で勢いを得ました。ビートルズはマハリシ・マヘッシ・ヨギの「超越瞑想」を信奉し、それに続いて西洋で人気を博する数多くの東洋の集団が爆発的に増加しました。けれども、東洋哲学は東洋の術語で表され、また隠されているがゆえに、その概念は西洋精神にとっては容易に到達できるものではありませんでした。過去五〇年間、仏教哲学で明快に説かれている超越体験（悟り）を得た数多くの著述家が、超越状態に至るための自己啓発のプロセスを説き明かそうとしてきました。私は彼らを「超越論哲学者」と呼んでいます。彼らは超越状態の本質を明快に説明するのみならず、西洋の概念を用いて究極のリアリティの本質を表現し、それに到達する道（およびそのための厳しい修行）を記述しました。

人間の精神にとって可能な知覚状態の幅をより良く理解するためには、これらの新たな観念を科学的に研究する必要があります。つい最近まで、自発的な超越状態の神経生理学を研究室の環境下で研究することは不可能でした。修行を積んでいない被験者にとってはこのような状態は極めて短期間、せいぜい数時間から一日、二日程度しか続かないからです。それ以上に、これらの体験をする人というのは極めて例外的で、それこそヒマラヤの洞窟にでも行かなければ見つからない、と考えられていました。けれども今や、西洋育ちの神秘家たちが研究のために大量動員できるようになりました。

　東洋の「悟り」という概念に興味がない人は、この項は読み飛ばしたくなるかもしれません。けれども先へ進みたい人のために、私は一九世紀末まで遡《さかのぼ》る幅広い人々の中から、現代の超越論哲学者四人を選び出しました。通常の自我意識の機能、そしてそれを使っている限り超越の門（禅宗で延々と強調される点）に至ることができない理由を明快に解き明かしたのが、為無為の著作です。こんな筆名ですが、為は実際にはアイルランド人のテレンス・グレイ（一八九五―一九八六）。「為無為」とは道教の用語で、「何も行わないことを行う」といった意味です。彼の『オープン・シークレット』[23]は、これらの（西洋にとって）新しい概念を紹介したもの。彼によれば、通常の精神による認識という行為自体が世界を主観と客観に分割してしまいます。認識する前は世界は統合体です。認識すると主観と客観が生じますが、その何《いず》れもが独立して存在したことはありません。天気の良い日に外へ出て、自分自身（観察者）とは異なる存在である美しい丘を眺めるのは気分が良いものですが、これはすでにあなたが見ているリアリティの本質を誤解しているのです。というのも、何かを見ている「あなた」（主体）というものは存在しないからです。これは何も知覚が存在しないということではなく、当然ながらそれはありません。けれども真の知覚プロセスは、主観と客観の分裂を許容するものではないのです。この主観／客観の分裂こそ、私たちの自我構造を維持している心理的プロセスの基盤にあるものです。この自我構造とは、私たちが当たり前のように本当の自分だと思っている「私《アイ》」ですが、為無為に言わせればそんなものは虚構に過ぎないのです。彼は時間に関しても同様にぶっきらぼうに、真の認識という観点から見れば存在するのは現在だけだと喝破します。偽りの自我が何かを認知するや否《いな》や、さまざまな脳のプロセスが働き、そして認識が形成される時点ではそれはすでに過去となっています。ですからその意味では現在というものも存在せず、ただ時間と共に朽ちる束《つか》の間の過去の記憶があるだけなのです。さらに未来については、少し省察すれば純然たる空想上のものだと判《わか》りますから、一蹴《いっしゅう》することができます。ゆえに超越的な観点から見たリアリティの図は、世界は真の知覚によって虚無から立ち現れる統合体であるということになります。これは従来とは異なる世界理解の方法であり、ゆえに従来とは異なる科学を必要とします。

自我意識による主観／客観の分裂を用いている限り、超越的視点に到達することはできません。このことをエレガントに記述したのがアメリカの哲学者で、長年にわたって自ら超越体験に達することを試みたメリル＝ウォルフです。(24) 数学者であった彼は超越に達するための数学的ヨガが存在すると信じてました。以下は単なる比喩ですが、感じは伝わると思います。メリル＝ウォルフによれば、その道を用いていては特定の点に到達することができないことを示す数学的関数が存在します。彼が挙《あ》げている無限級数の実例は、$1+\frac{1}{2}+\frac{1}{4}+\frac{1}{8}+\frac{1}{16}$……というもので、これは全部足し合わせても絶対に2にはなりません。これによって彼が示したのは、通常の精神は主観／客観の分裂を作り出すことにより、リアリティに対する偽りの破壊的な認識をしていますから、超越して普遍へと到達することはできないということです。偽りの自我は真のリアリティには到達できません。ゆえにもう一つの門戸を見出さねばならないのです。この門戸には、たとえば現在のみに留まることを学び、長期間にわたって精神を啓明することなどが含まれます。けれども彼はまた、普遍的意識の中心にあって、制限され限定された点源を見るのはどういうことかを素晴らしい筆致で記述しています。この点源とは自我意識であり、これこそが私たちの通常の知覚に厳しい制限を加えている元凶です。彼の最も根本的な貢献は、科学こそ強烈な霊的修行であるという事実、超越に到達する道の一つは基本形態を実証する現象学の終わりなき探求であるという事実を示したことです。これはゲーテが述べた創造的状態のプロセスにかなり近いものです。彼は植物界の形態の本質を追究し、「全ては葉である」との認識を得ました。

この新種の哲学者をもっと探求したいと願う人には、エックハルト・トールをお奨めします。彼は今、この瞬間にいることのパワーを唱導し、現在に深く沈潜すればするほど知覚は変容することを示しました。彼の著書『さとりをひらくと人生はシンプルで楽になる』[25]は、出発地点として最適です。最後に、フランス人のアラン・フォルジェ。彼が説く四つのテクニックは、入念に規則正しく取り組むならば、知覚を清め、遂には自我意識が死んで、超越に至ります。[26]これらの新たな情報があれば、「真の」科学者は今や自分の精神を研ぎ澄ませ、この創造的な宇宙の素晴らしい広大さを体験し、その単一性を知覚し、遍在する愛の力を体験することができるのです。

死と意識との関係

超越的神秘体験から得られた証拠によれば、意識は統一体であり、この宇宙の根源的成分です。とはいえ超越的視点から意識を論ずることは、私たちが今ここで体験していることとはほとんど関係がないように見えます。そこでもっと簡単に言うと、一つの仮説によれば意識とは普遍的なものであり、それを通じて私たち全員が互いに繋《つな》がる場なのです。脳のプロセスは科学がまだ定義していない方法で意識と繋《つな》がっています。そして今やこの理論を死のプロセスに当て嵌《は》めることができるのです。まず第一に、人生の最後の数日に起きる臨終期視像。これは心理的牽引力が外界から離れ、臨終者自身の内的世界へ向かう時に起こります。死んだ家族の訪問は極めてパワフルで、通常は大きな喜び、承認、和解が生じます。死者は臨終者を連れに来たとか、死のプロセスを手伝いに来たなどと「告げます」。時には室内に入ることもあるし、また外にいて、命が尽きる時までだんだん近づいて来ることもあります。交渉も可能で、一日かそこら死のプロセスを待ってくれるよう頼むこともできます。彼らは臨終者を迎えに来たと言い、臨終者は彼らが旅に付き添ってくれると言います。臨終者がこれから旅立つ領域を描写する場合、それは通常は光、愛、喜び、共感に満ちた世界です。時にこの光と愛は死の直前に室内に「漏れ出し」、臨終者を包むこともあります。同時に、臨終者の側にも愛する人に手を差しのべて繋《つな》がろうとする衝動があります。時には何千マイルもの距離を越え、別れを告げて相手を安心させるという目的です。当人の人生のさまざまな異なる領域が、死の瞬間に繋《つな》がるようにも見えます。時には動物が奇妙な振る舞いをしたり、時計が止まったり、部屋のベルが鳴ったり、電灯が点《つ》いたり消えたりします。死のプロセスのこれら全ての側面は、意識の理論に上手く当て嵌《は》まっています。意識の理論においては宇宙は高度に相互連絡しており、その中核にあるのは愛と光なのです。一方でそれは、意識は脳によって生み出され、その脳に局所的に限定され、死の瞬間に完全に消滅するという現在の神経科学の概念にはほとんど当て嵌《は》まらないのです。

私見では、意識の十全な説明には脳のメカニズムの詳細な役割、脳の内側と外側における精神活動の説明、そして普遍的な意識や私たちの相互連絡性に対する説明が必ず含まれていなければなりません。また幅広い精神状態、たとえば当人がそれを通じて宇宙の構造を透かし見たと主張する超越体験についても説明されねばなりません。

西洋には、臨終者の主観的視点がどういうものかに関する記述はほとんど存在しません――死者が生き返って私たちに報告するということもなければ、科学的に不適切という理由でこの分野の研究も行われていなかったからです。けれども、そのギャップの架け橋となるような、重要ないくつかの体験があります。心停止中に発生する臨死体験です。心停止は臨床死に最も近いモデルであり、事実上の臨床死状態にある時に何かを体験したと当人が主張するなら、少なくとも彼らの言う内容が実際に死の主観的体験である可能性を考えてみる必要があります。

第12章——意識と臨死体験

真実は煩悶と試練とを伴《ともな》ってこの世界に生まれる。あらゆる新たな真実は抵抗を受ける。世界が新たな真実を、あるいは古き真実ですら、それに反対することなく受け入れることを期待するのは、起こりえぬ奇跡を探し求めるのと同義である。

（A・R・ウォレスの言葉、死後出版、一九一三年）

第9章で概略したように、他の文化は臨終者の精神状態を死の歩みの最後の数歩と呼吸の停止として描き出しています。西洋にはそのような試みはありませんでしたし、臨終者に死の直前の精神状態について質問するような調査を提案しようものなら、倫理委員会の大反対を受けるでしょう。とはいえ、死とはどういうものかを語ることのできる一群の人々が存在しています。心停止中に臨死体験をした後に生き延び、その体験を伝えることができる少数の人々です。心停止中、その人は臨床的には死んでいるので、彼らの語る話は死の真相に近いものと考えるのは合理的です。私たちはこの特定の集団を他の臨死体験者と区別するために「仮死体験者」と呼ぶことにしましょう。なぜなら心停止に陥った人はみな同様に意識不明となり、同じ蘇生プロトコルを施《ほどこ》されるからです。他の臨死体験の場合、その人が実際に意識不明になったのかどうか、あるいは仮になったとしても、その意識不明のレベルなどははっきりしないからです。けれども、まずは普通の臨死体験の特徴をざっと見ておきましょう。その基本的な部分は仮死体験とほぼ似通っています。

臨死体験の現象

「死んだ」人が生き返って話をするというのは特に真新しい話ではありません。同様の体験は二〇〇〇年前から神話や伝説に書き記されています。一六世紀オランダの画家ヒエロニムス・ボスは臨死体験と思われる絵を描いています。トンネルの向こう側に天使と光がある絵です。

臨死体験はレイモンド・ムーディ博士の書物『かいまみた死後の世界』(1)が一般の注目を集めて以来、広く研究対象となっています。英国初の研究はマーゴット・グレイによるもので、心理学者である彼女は自らも臨死体験者。その体験から深遠な影響を受けました。(2)その後も私たちのものも含めてさらに多くの研究が続きました。さらにこの本のための調査中に学んだことは、死のプロセス全体に対する私たちの興味を掻《か》き立てました。特に興味を惹《ひ》かれたのは、当人が全く意識不明であるにも関わらずこのような明晰《めいせき》で構造がしっかりしており、はっきり憶《おぼ》えている臨死体験があるという事実です。(3)

臨死体験はさまざまな状況で起こります――必ずしも当人が純粋に臨死しているとか、単に意識を失っている時ばかりではなく、場合によってはごく自然に、また極度のストレスや苦痛や恐怖の結果として、あるいは麻酔中や特に命に別状はないが重篤《じゅうとく》な病気の時などにも起こります。全く同じ臨死体験は二つとなく、顕著に文化的な違いもあります。逆に同じ文化の中では気味の悪いほどの類似があり、体験者の年齢、性別、信仰、無信仰にかかわらず、共通する要素が何度も何度も登場します。西洋文化においては、これらはまずは平安、喜び、至福の圧倒的な感覚があり、肉体が感じているはずの苦痛の感覚は完全に欠落しています。しばしば当人は肉体を離れたかのように感じ、天井に近い高い所から肉体を見下ろしています。真っ暗なところに入る場合もあり、通常は暗いトンネルで、それを潜《くぐ》り抜けると光の点が見え、近づくにつれてどんどん大きく、明るくなっていきます。光は磁石のようで、その人を惹《ひ》き付けます。この時点で彼らは「光の存在」に会うこともあります——信仰者にとっては宗教的存在であったり、あるいは単に「存在」が、神や神のようなものとして感じられたりします。ある時点で彼らは障壁と出会い、そこを越えると戻って来れない、それ以上は行けないと感じます。時には死んだ友人や親族がこの障壁の向こうにいて、戻るよう指示したり、まだ来る時ではないと言ったりします。障壁の向こうにはしばしば典型的な英国風の庭や風景が垣間見られます。「走馬灯」を見た人もいます。時には「最後の審判」のように当人の過去の行為が吟味されることもありますが、他の何かに裁かれているように感じるのは極めてまれです。よくあるのは自らが自らの裁判官となって、過去の行為を吟味しますが、その行為の結果や、それによって他者に与えた苦痛も見えています。最後に肉体への帰還があります。ゴム紐の先のように、突然「引き戻される」のです。

　ほとんどの人にとって臨死体験は人生で最も深遠な体験となり、生涯にわたって鮮明に覚えています。特に信仰を持たない人でも、ほとんどの人が死は終わりではないと信じるようになります。そしてほぼ全員が死の恐怖がなくなり、生の価値を再認識し、人生の目的が更新されたと報告しています。とはいえこれらの感覚は九死に一生を得た人のほぼ全員に共通するもので、臨死体験をしたかどうかはあまり関係がありません。けれども臨死体験をした人の方がさらにさらに深遠な影響を受けるようです。(4)

仮死体験

意識の問題に関心を持つ人にとって特に興味深いのは、心停止を伴《ともな》う仮死体験でしょう。心停止中の脳機能に生じることは判明していますし、この体験中に活性化する生理機能も推測できるからです。

■心停止中に起こること

心停止の徴候は臨床死のそれと同じです。心拍出量、呼吸努力、脳幹反射のいずれもが消失。心臓はもはや血液を脳に送らず、酸素レベルは低下し、血圧は0となり、神経機能は大幅に途絶し、患者は意識不明となります。意識喪失は急速——ちょうど失神と同じです。心拍と脳電図の同時記録は、一一秒以内の心停止と、脳波の平坦化を示します。つまり実際に、臨床上は死んでいるのです。死の国際的定義を思い起こしてください——呼吸および心拍出量の停止と脳幹反射の欠如（もはや咳も窒息もできません）。これが心停止後の正確な臨床上の状態です。

ただちに心肺蘇生術（CPR）が開始されたとしても、血圧は脳に必要十分な血流を送れるほどには上がりません。心停止を生き延びたほとんどの人は、脳に何らかの後遺症が残る損傷を受けますし、CPRが長引けば長引くほど脳の損傷も起こりやすくなります。TVのドラマでは心停止後に病院で蘇生に成功する話がいくらでも出て来ますが、現実には蘇生に失敗するのが普通です。心停止と脳損傷に関する

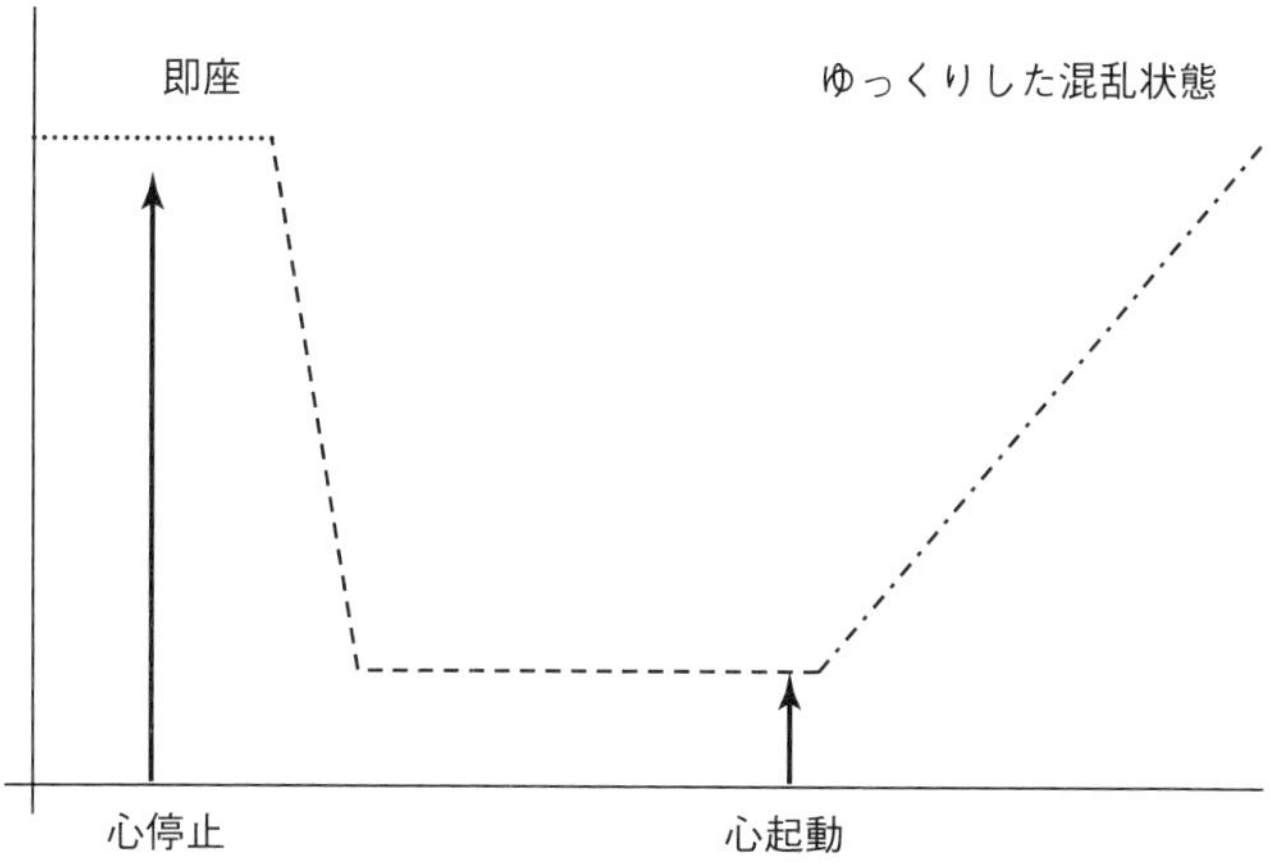

この図は、心停止と心臓再起動後の意識の変化を示している。
心臓が停止すると意識は失神と同様、数秒で失われ、再起動後数時間から数日は回復することはない。

一九九九年のニコルらの(5)研究によれば、一七四八件の心停止の事例中、生き延びたのはわずか一二六名。生存率は七％ほどです。ほとんどの救命室では蘇生の成功率は二％から二〇％ほど。ニコルらの生存者の内の八六名が面談を受けましたが、ほとんどの者は何らかの脳損傷を負っていました。最終的に心臓が動き出し血圧が上昇すると、血液循環は徐々に正常に復しますが、通常の脳機能は即時には戻りません。そしてこの回復中の精神状態は混乱しているという事実を忘れてはなりません。

心停止中の脳活動の停止を示す平坦な脳波図、およびその後の脳損傷の発生見込みの高さはいずれも、心停止中の完全な意識喪失を示しています。懐疑的な物質主義者の中には、この状態でも脳は活動していると主張する者もいますが、動物や人間を対象とする研究データはそれを否定しています。心停止中は脳は機能しておらず、心臓が再起動するまでは機能が再開することはありません。この間、私たちの世界を構成しているあらゆる脳システムが事実上、シャットダウンしているのです。脳はイメージを創り出すことはできません。だから明確な構成を持つ明晰《めいせき》な物語を体験するなどということは不可能なはずです。それに記憶も機能していませんから、もしもその体験が起こったとしても、憶《おぼ》えていられるはずはありません。ですから理論上、誰にとってもこの状態で起こったことを何であれ体験したり記憶したりすることは不可能なのです。また、もしもゆっくりした意識回復中に何らかの体験が起きたとしても、それは混乱を極めており、仮死体験の特徴である明瞭で明晰《めいせき》な物語にはなり得ません。

ですから科学の観点から見る限り、仮死体験はこのプロセス全体のどの時点でも起こりえないのです。特に体験者が証言している時間——意識喪失中に起こったというのは最もあり得ないことです。しかしながら、一〇%ほどの人が心停止後の仮死体験を報告していますので、このデータをもう少し見ていきましょう。

問題は、心停止中の仮死体験の正確なタイミングを判断するのが極めて難しいということです。ほとんどの研究は遡及的——すなわちその体験が起こった後で当人に質問し、医療記録を見るという手法です。中でも最も古いのは一九八二年のセイボムの研究です。(6) ここにはさまざまな経緯で臨死状態に陥った患者が出て来ます。たとえば重度の外傷、代謝異常や全身性疾患による昏睡状態、等々。また、心停止に陥った場所も病院の中もあれば外もあります。ある患者は意識不明の状態で自分が施されている蘇生措置を見ていたと主張しています。セイボムが彼らの証言を医療記録と照らし合わせた結果、証拠から見る限り、意識不明状態で実際に死の体験が生じていたことがわかりました。

より最近ではいくつかの有望な研究（患者が措置を受け、どのような医療が行われたか、および全ての医学的介入が行なわれた時間が正確に把握されている研究）が発表されました。サム・パーニア博士と私は、心停止に陥り、サウサンプトン病院の冠状疾患集中治療室[7]で蘇生措置を受けた人を対象にした最初の有望な研究を行いました。その詳細はサムの著書『科学は臨死体験をどこまで説明できるか[8]』に記されています。冠状疾患集中治療室を選んだのは、心停止中に起きたことを正確に知ることができるのみならず、研究対象となる患者全員が同じ医療と同じ蘇生措置を受けるからです。もう一つの利点は、回復した患者にすぐ話を聞けること。私たちの知りたかったのは、彼らのうちの何人が仮死体験を体験していたのか、そしてしていた場合はそれが伝統的な臨死体験に似ているかどうかということです。また、その体験が起こるのが正確にはいつかという問題を解けるかどうか——意識を失う前なのか、意識不明中なのか、回復中か、回復後か？

パーニア博士が面談した心停止を生き延びた六三名の内、八九％は停止中の記憶がなく、一〇％ほどが仮死体験を報告しました。意識喪失中に起こったというのです。これらの仮死体験は予想通り、文献に報告されている臨死体験に極めてよく似ていました。また、仮死体験は薬物や電解質、血液ガス、信仰などの文化的要因によるものではないことも判明しました。これらの要素は全て実際の仮死体験をしていない集団と同一条件だったのです。というわけで、何らかの興味深い現象が起きていることは確かです。私たちは現在、さらに大がかりな研究を続行する予定です。

科学は再現性を必要とします。この研究を追試した他のグループも類似の結果を出しています。とあるオランダのグループは三四四名もの心停止の生き残りを調査し、論文審査のある主流派科学雑誌「ランセット」に結果を発表しました。[9] その内四一名（ほぼ一二%）が仮死体験を報告しました。仮死体験の発生は意識不明時間の長さや、薬物にも影響されていません。けれども、体験の直後に実際に死んでいた集団の方がより多く仮死体験を報告していました。つまり、死に近づけば近づくほど仮死体験を得やすくなるようです。

その他の最近の研究でも同様の結果が報告されています。合衆国のシュワニンガーらの研究では、[10] 二三%という高確率。グレイソン[11]は一〇%。集中治療室でのペニー・サルトリ博士の研究では、約二五%。[12] 明らかなのは、仮死体験は心停止と関連して起こり、その内容は臨死体験文献で報告されているものと類似しているということです。[13]

これらの研究は、素人にとっても科学者にとっても興味深いものです。というのもこれまでのところ、仮死体験の最も基本的な問題に対する決定的な科学的回答を出した者は誰もいないのですから。つまり、実際にそれはいつ起こるのか？　私たちの研究では、患者自身はそれが意識喪失中に起こったと感じています――これは大事なことで、前述のように、脳波が平坦になった臨床死の間になぜはっきりした意識を体験できるのか、全くわからないのです。この問題は死活的に重要で、なぜならそれは神経科学が直面する最大の問題の中心だからです――意識は完全に脳機能の産物であり、脳に限定されるものなのか？　私たちは仮死体験研究がこの神経科学における「意識ギャップ」を埋める一つの方法となることを期待しています。科学の観点から見れば、仮死体験は意識喪失中に起こるはずがないのに、まさにその時に起こっているという興味をそそられる証拠があるのですから。

体外離脱体験

仮死体験の多く――ほぼ三分の一――は、その前に体外離脱体験があります。つまり身体から出て天井まで浮き、蘇生措置を見ていたというのです。事例証拠によれば体外離脱体験と仮死体験は意識喪失中に起こっています。同じく事例証拠によれば体外離脱体験者は蘇生措置中に起こったことを正確に認識しています。セイボムによれば[14]被験者の中に何人か自分自身の蘇生措置を正確に描写した人がいて、これはつまり仮死体験が大脳の「シャットダウン」中に起こったことを示しています。BBCのドキュメンタリー番組「私が死んだ日」に出て来たパメラ・レイノルズの事例もまたそのことを示唆《しさ》しています。ケネス・リングは[15]盲人の臨死体験事例を報告していますが、彼らは彼の言う「心の眼」を使って体外離脱中に蘇生措置室を「見る」ことができるそうです。では仮死体験中に起こる体外離脱体験は本当に現実なのでしょうか？　つまり、それは検証可能かつ正確な知覚を含んでおり、それは当人の物理的な身体を離れた高い場所から見なければ知覚不可能なものなのでしょうか？　もしそうなら蘇生措置のプロセスの中のいつの時点で仮死体験が起こっているのかを初めて正確に確定できることになります。

その極めて有力な証拠の一つを、ペニー・サルトリ博士が提出しています。彼女は冠状疾患集中治療室で心停止から生き延びた患者の集団を研究しました。彼女の被験者の何人かは身体から出て蘇生措置を見たと述べています。彼女は彼らの言う自分自身に対する蘇生措置の話と、蘇生措置中に仮死体験を体験していない患者集団の話とを比較しました。後者は、その時の様子を想像で答えるよう依頼されたのです。一般的な考えでは、誰もがTVで蘇生措置の様子を嫌と言うほど見ているので、誰もがその手順を知っています。とはいえ実際には自分の蘇生措置を見たと主張する患者の描写は、そうでない人の想像よりもは

るかに正確だったことをサルトリ博士は示しました。後者の話の中には致命的な間違いが多々あったのです。(16)

サム・パーニア博士は同様の研究を四〇ほどの病院で行う計画を立てています。各病院は、年間二〇〇人の心停止患者を相手にします。その内五〇人が生き延びるとして、その一〇%が仮死体験を体験するとすると、病院一軒あたり五件の仮死体験。病院二〇軒なら一〇〇件の仮死体験が確保できます。少なくとも三分の一が体外離脱体験をしているでしょう。各人の蘇生措置の話を監視すると共に、心臓治療室のベッドの上にカードを隠して置きます。これは普通に室内に立っている人には見えないのですが、実際に体外離脱した人からは見ることができますので、実際に意識喪失中に仮死体験が起きた有力な証拠となるでしょう。これが上手《うま》く行くかはわかりません――私たちが持っている証拠によれば体外離脱している人は通常、下で気を失って横たわる自分自身を見ることに夢中で、どんなに興味深いカードがこれ見よがしに置かれていても、全然気にしないかもしれないからです。けれどもこれは彼らが心停止中に自分の身体を離れたことを示す客観的な科学的証拠を得る唯一の方法であり、おそらく反証不可能なものです。これ以外の方法では、またしても事例証拠に戻ることになります。

臨終期視像と仮死体験が全く無関係な現象だと考えるのは論理的ではありません。両者は一つの連続した事象の一部、あるいは同じ現象――死のプロセス――の異なる側面と考えるのが正しいでしょう。両者の間の共通点は容易に指摘できます。ともに愛と光に満ちた超越的な領域を垣間見せてくれますし、死に対する恐怖を消し去ってくれます。死んだ親族が目的を持ってその場に来るというのも両方の体験に共通しています――臨終期体験の場合はその人の旅立ちを手助けに、そして仮死体験の場合はまだその時ではないというメッセージを携えて、送り返すために。

また明確な違いもあります。第一に、肉体の外に出るという感覚は私たちに寄せられた臨終期視像の中では報告されていませんが、仮死体験の場合は三分の一で起こっています。また臨終期視像の場合、トンネル体験を述べた人もいませんが、その代わり臨終者はもうひとつの超越的な領域に出入りできると述べています。とはいえそれはただの移動であって、本当の旅ではなく、いとも簡単に行き来できる感覚があるようです。たぶん臨終者の先入的態度がトンネル体験を起こりにくくしているのでしょう。臨終者はしばしば意識の境界線上で時を過ごすので、少なくともあるレベルにおいては死が近づいていることを知っており、進行中の心理的マトリックスに埋め込まれています。それはここではないどこかへの旅であり、そこでは旅立ちのプロセスが長く続くこともあります。仮死体験では、その体験への移行――たとえばトンネルなど――と帰還は「肉体にいきなり引き戻される」と言われるほど唐突かつ画然とした出来事です。そこには明確な始まりと明確な終わりがあります。一方臨終期体験は一方向への旅で、愛していた人たちに導かれ、助けられているのです。

私たちに寄せられる話は、臨終者の精神プロセスの一部しか伝えてくれません。すなわち死の瞬間までです。仮死体験からの帰還者たちの話ははるかに明確で、矛盾するようですが旅を始める臨終者の精神状態に対するはるかに明瞭な洞察をもたらしてくれるのです。このように両者には違いもあるのですが、超越的な領域の記述の驚くべき類似は、確かに一つの超越的な領域が存在し、アクセス方法こそ違えど、臨終者はそこへ向かうのだという仮説を強く裏付けています。

第13章

良き死を迎えるために

信仰ではなく、その人の背景にある人生の豊かさがあって初めて、人は死の手に身を委ねることができるのです。

（マリ・ド・エヌゼル）

黒死病は人類史上最大の惨禍をもたらしたパンデミックの一つです。おそらくアジアに発祥し、一三四〇年代末には世界中で七五〇〇万人、ヨーロッパだけで二〇〇〇万人を殺しました——人口の三分の一から三分の二に当たります。その結果の一つが、臨終を看取る司祭不足です。そのため、二つの書物が出版されました。一四一五年ころと一四五〇年の『往生術《アルス・モリエンディ》』です。『往生術』は多数の木版画を収録した手引書で、中世末期のキリスト教の教義に従って、「善き死」を迎えるための儀礼と手順が説かれています。大人気を博した同書はほとんどの西欧語に訳され、西洋の図書史上初の死に方の手引書となりました。そこには友人や家族向けの臨終の場での一般的なルールや、死は恐れるべきものではないという慰《なぐさ》めも含まれています。

今や私たちは、二一世紀のための新たな『往生術』を必要としています。私たちは死を恐れ、生を愛していますので、死そのものについても、また死のプロセスについても、準備をしていることはほとんどありません。私たちの誰もが何《いず》れは死ぬのに、「正しく死ぬ」ための準備や覚悟をしている人はほとんどいないのです。

ほとんどの秘教文献、さらにキリスト教会も、私たちはいついかなる時にも死ぬ準備ができているべきだと説いています。というのも、その時がいつ来るのか、誰も知らないからです。聖人は財産を持ちませんでした（文字通り執着がなかったのです）。毎日寝るための毛布を丸め、炊事道具を片付けて、全てをきちんと整頓して、その日に死ぬ準備をしていました。ほとんどの人はその日が来ればそれに対峙する覚悟ができるだろうと考えていますが、実際には否応なく対峙せざるを得なくなるわけです。けれども奇妙なことに、結婚や子育て、退職などについては私たちは真面目に準備をしますが、死の準備はしたがらない、というより健康な時には真剣に考えることさえありません。遺言書を作成したり、家族の状況が変わった時に改定したり、思い出の品の詰まった屋根裏部屋を整理したりすることすらできないままだったりします。また、後顧《こうこ》の憂《うれ》いがないように険悪な人間関係を存命中に修復しておこうという気もありません。やるべきだというのはわかっています。けれども具体的にやる気にならないのは、ある意味で自分が消滅するという可能性に向き合いたくないからなのです。

現代の死

二〇世紀は西洋の人々にとって、死が普通に日常的な家の中の出来事ではなくなった最初の時代でした。過去においては人は若くして死ぬだけでなく、家の中で家族に囲まれて死んだのです。死は万人の体験の一部であり、たぶんそれに対する恐れも少なかったでしょう。先立たれることはごく普通のことだったので、それに対して話すことに躊躇《ためら》いもなく、話すこと自体が自然に慰《なぐさ》めとなったのでした。多くの子供たちはきょうだいの死に直面しました——一八六三年のイングランドの幼児死亡率は七％近くに達していました（二〇〇二年では〇・七％です）。かかりつけの医者は死に深く関わり、家族と共に臨終者のベッドサイドに座していました。それ以外にはほとんど何もできなかったのです。抗生物質もなければ鎮痛剤もほとんどない時代の医者の役割は、家族を支え、患者を慰《なぐさ》めることでした。対抗手段がない以上、病が進行して自然に死ぬのを待つのが普通の成り行きだったのです。

そして今、二一世紀の世の中では、死の予防と回避、あるいは少なくとも延期という点においては長足の進歩を遂げましたが、同時にまた、私たちは死に対してはるかに無頓着になりました。一方で医療従事者が異常なまでに延命に関与するようになり、しばしば最後の日々を集中治療室で過ごさねばならなくなりました。この無菌の環境下で、人工呼吸装置があえぎ、病棟のルーティンという忙《せわ》しない儀式が挙行され、心電図が電子音を鳴らし、穴という穴にチューブが突っ込まれた状況で、患者は最後の時間を過すのです。機械化された生命維持装置が役割を終え、心臓モニターがフラットになると、そこにあるのは静寂のみ。メルヴィン・モース(1)は、臨終の際には機械よりももっと人を集めることが必要だと提案しています。このことを常に念頭に置かねばなりません——もしもその選択が私たちに委《ゆだ》ねられるのなら。臨終を取り巻くハイテク機器はしばしば、臨終者の平穏と慰安のためというよりもむしろ親族や医療従事者の気分を良くするためのものであったりします。彼らは、自分たちにできることは全部やったと思って満足する必要があるのです。

昨年、私の父が胃癌で死にました。七週間も入院して、姪が見舞いに行った時には集中治療室にいました。その時彼女は父から奇妙なことを聞かされたと私に言いました。「おまえの父と家族全員が、外で私を待っている。けれどもあいつら（近くにいる医師と看護師）がまだ彼らを入れてくれないのだ」と。この時、彼はモニターや点滴、ドレーンなどに繋《つな》がれ、病院職員は彼の生命を維持するために懸命に働いていました。五週間ほど後、私は病棟からの電話でただちに来るように言われました。最悪を覚悟して駆けつけると、看護師は言いました、「あなたをお呼びしたのは、お父様が今、お母様と話をしている、と言われたからです。ご存じのように、臨終が迫ると、亡くなった方の姿が見えるのです」。

それから最終的に生命が終るや否《いな》や、遺体は無様なまでの慌て方で霊安室の冷蔵棚に片付けられ、あるいは家で死んだ場合は葬儀屋へ送られ、奇妙にもまるで生きているかのように飾り立てられて家族に面会させられます。昔ながらの通夜、すなわち家族や友人たちが柩《ひつぎ》の周囲に集まって最後の別れを告げ、自分なりの時間に自分なりのやり方でその人の死に折り合いをつけるといった考えはとっくの昔に失われました。たぶん私たちにはもはやそんなことをしている時間はないからです（あるいは、そう感じているからです）。死ははるかに個人的な事柄になりました。そして、これは損失です——どの程度の損失か、私たちは気づかないし、認めませんが。グラハム・ノートンは「オブザーバー」（二〇〇七年一一月一八日）のバーバラ・エレンの面談に答えて、どれほどアイルランドにうんざりしていたかを語りました。彼自ら、それを「我が青春の拷問部屋」と呼ぶほどでしたが、彼の父が死んだ時に地元のコミュニティがしてくれたことを見て、それとの和解に至ったのでした。「そういうようなことは好きになるわけがないと思うかもしれないけれど、父さんを亡くした時、みんながケーキだのウィスキーだのを持って集まってくれて、父さんのいい話を聞かせてくれたりするのは本当に良いもんだよ。その時初めてわかるよ、ああ、だからこんなことをするんだ――本当に良いアイデアだって」。

死ぬのに最適の場所

理想的な世界では、ほとんどの人はおそらく自宅で十分な看護を受け、慣れ親しんだ環境で死ぬことを望むでしょう。通常は家族もまた十分な支援を受けられるのであればこれを望みます。自宅での死は自宅での出産と似ています――自分で条件を作り、そして少なくとも最小限の独立とコントロールを保てるからです。自宅なら友人や家族も好きな時に来て帰れますし、病院にはつきものの孤立感もありません。

けれどもこれは常に現実的な選択肢とは限りません。それはある意味では社会の変化のためです。誰もが自分自身の居場所や助けてくれる親戚がいるわけではありません。片親の家は一人の収入が全てですし、共稼ぎの家は家にいる老いた親の面倒を見る暇のある人がいないということになります。十分な家族の支援がなければ末期症状患者の自宅看護など精神的にも肉体的にも凄まじい重荷であり、患者自身もこれを家族に押しつけたがらないのは間違いありません。病気が長引かない場合でも、一人で何もかも看護するのは困難です。高齢者の一人暮らしや福祉施設への入居が増え続けている昨今、自宅で死ぬ機会はますます減っています。現実はほとんどの人が病院で死んでいて、病院で死ぬという趨勢《すうせい》は着実に増えているのです。スカンジナビアでは九〇%の人が病院で死にます。一九七五年のイングランドとウェールズでは五八％の人が病院で死んでいました。二〇〇一年までにこの数字は六七％に上昇しました。自宅で死ぬ人はわずか一九％です。

とは言うものの、最近の保健省の報告書「最善を踏まえて――NHSにおける選択、対応、公平」[2]は、本心から自宅で死にたいという人およびその家族はそれを可能とするサービスにアクセスできるようにすべきであると認めています。癌患者の親族は自分たちだけで何とかしようと感じる必要はありません。特別な訓練を受けたマクミラン・ナースが癌で死にかけている人の家を訪れ、家族をサポートし、ホスピスでの経験を家にもたらしてくれます。私たちのほとんどが死に関して最も恐れているのはその苦痛です。けれども現在では電動注射器のような技術を用いて皮膚下にゆっくりと、連続的に鎮痛剤を注射し続けることができます。そしてさらに重要なことに、現代の薬品を使えば、激痛すら自宅で死にたい人にとっての問題にはなりません。

他の選択肢はどうでしょう？　病院は、どれほど優れた職員が必要な医療・看護を提供していても、常に患者およびその家族の感情的・社会的ニーズに応《こた》えてくれるわけではありません。多くのジュニアドクターや看護職員は死が迫った人のケアの訓練は受けていないと感じており、短期治療用病棟の職員はしばしば忙しすぎて、死を目前にした患者の話を聞いたりしている暇はありません。親族だって四六時中一緒にいることはできません。たいていの場合その人は孤独に死ぬのです。ホスピスは死にかけている人とその家族のための施設ですから、たぶん最良の解決策でしょう。けれども、癌以外でホスピスで死ぬ患者はほとんどいません――そして癌患者であっても、ホスピスで死ぬのは一六％で、五七％は病院、二二％は自宅で死にます。

エリザベス・キューブラー・ロス[3]とシサリー・ソーンダーズ[4]は、死が迫った人はサポート、ケア、慰安を必要としており、治療不可能な者として拒絶してはならない、という姿勢と認識のパイオニアです。彼らはまた、ホスピス看護は有効な選択肢であり、家で死ぬことができない人のための次善の策などではないということを示しました。ホスピスはペインコントロールの専門家ですが、それに留まらず、さまざまな点で患者のために適量の薬物を投与する技量に長《た》けています。多くのホスピスは死に逝《ゆ》く人が求める静《せい》謐《ひつ》で支えとなる環境を提供するよう設計されており、その経験に照らして、その人の苦痛の度合いや必要な麻酔の加減を判断することができます。職員は死に逝《ゆ》く人の看護に特化した訓練を受け、看護師は死のプロセスの間中付き添って、孤独死する者が出ないようにしています。ホスピスにはいくつかの宗派の司祭も所属しており、訪問して死に逝《ゆ》く人やその家族の慰安に努めます。また、遺族のケアに当たるサポートチームもおり、ほとんどのホスピスには喪中に家族が参加してサポートを受けられるグループもあります。とはいえ、だんだんと認識されるようになって来ましたが、ホスピスはペインコントロールと看護、遺族のサポートの面では優れていても、死に逝《ゆ》く人の霊的ケアという点ではまだまだです。職員も臨終期体験について理解したりまた患者に理解させたりする訓練は受けておらず、彼ら自身の間でもこうした体験を論じ合うことは滅多にありません。

善き死

私たちの言う「善き死」とは何でしょう？　「善き死」とは、簡単に言えば当人が死にたいように死ぬということです。自宅で家族に看取られて死ぬのが善いという人もいるでしょうし、またホスピスでプロの看護人の下で死ぬのを好む人もいるでしょう。一人で死にたいという人もいれば、どうしてもお別れを告げたい人がベッドサイドに来るまで生にしがみつく人もいます。ほとんどの人にとって「善き死」とはたぶん、平穏な心で、葛藤や誤解などが解けた状態で死ぬことでしょう。誰でもできるだけぽっくりと痛みもなく死にたいでしょう。眠っている間に死ぬというのが、ほとんどの人にとっては理想的でしょう。

ターミナルケアに対する霊的アプローチ

現在の私たちは、死ぬ際にできるだけ快適な状態で、痛みもなくすことはかなり上手です。逆に、死に逝《ゆ》く人の霊的な欲求を満たすことは上手ではありません。終末期の問題に関わる多くの医療従事者の「善き死」を手伝うためには死のプロセスのより良き理解と実存的な問題を扱う教育や訓練が必要だと感じています。とある従事者は言いました、「私たちはそれ（実存的な問題）にまつわる物事を探求することによって感情面ではそれを分析します。けれども、それをいつでも元通りにする技術がないのです。後に残るのは壊れた患者だけ、という危険があります。どんなに善意を持っていても、注意深さに欠ければ、物事をはるかに悪化させてしまうかもしれません」。あるいはまた、霊性を「教える」ことや、物事のやり方を処方することの難しさを訴える人もいます。なぜなら「死への処方箋」など存在しないからです。「自分が善かれと思うやり方で患者を死なせようとする人もいます。けれども人は自分なりのやり方で死んでいくのです。それを変えようとしてはなりません」[5]。

強い信仰を持つ人や、第3章で紹介した臨終期視像のような超越体験をした人は、しばしば死に直面した時に自分なりの安心を見出します。また個人的には体験はなくとも、これらの臨終期現象について議論するだけで助けになる人もいます。

とはいうものの、二一世紀の英国は概《おおむ》ね世俗社会であり、人々の信念は曖昧《あいまい》で混じり合っていて、しばしば矛盾しています。二〇〇一年の国勢調査では、一七〇以上の独立した宗教が存在しました。一九七九年から二〇〇五年までの間に、キリスト教徒の半数が日曜日に教会へ行くことを止めました。人口の七一％が自分自身を――少なくとも書類上は――「キリスト教徒」と答えているにも関わらず、六六％は特定の宗教や教会との実際の繋《つな》がりを持たず、何となく神を信じているというのは五〇％だけ、そして日曜日に教会に行くのはわずか六％に過ぎません。二〇〇三年のMORI（国際市場世論調査機関）調査でも、理論と実際の間の似たような相違が見られました――一八％の人が既成宗教の活動的な信徒だと答えましたが、二五％は世界宗教に属しているいると答えたのです、たぶん伝統もしくは社会的な理由でしょう。六〇％が神を信じていると答えましたが、その神が何かは特定されていません。けれども天国を信じるのは五二％だけ、地獄を信じるのははるかに少なく――三二％――つまり多くの者は明らかにムスリムでもキリスト教徒でもありません。一二％は無神論者、一四％は不可知論者と答えました。そして六八％は魂を信じていました――神を信じる人より多かったわけです。

しかしながら多くの人――MORI調査によれば二四％――が自らを「霊的《スピリチュアル》」ではあるがどこの宗教にも所属していないと表明しています。宗教に入っていない人にとっての「霊的なもの」の定義は、次の二つに近いものでしょう。一つはダライ・ラマによる定義で、「共感的な行動、思考、感情」。もう一つは（本書のコンテクストにおいては最も適切と思える定義ですが）、「個人の人生に深遠な方向性、意味、目的を与えるもの」。この定義によれば、あらゆる人が霊的欲求を持つことになります。そしてこれこそ、現代のホスピス運動の創設者であるデイム・シシリー・ソーンダースの教えの中核にあるものなのです。

看護・医療業界で――そして広く社会一般で――「霊的」と「宗教的」は通常は同義語と考えられています。しかし前記の観点からみれば、そうではないことは明らかです。たとえばNHS（ナショナル・ヘルス・サービス）患者憲章は宗教の聖職者への接触を確保することで患者の霊的ニーズに応《こた》えたと信じています。ホスピスの目的は患者一人一人を個人として取扱い「自分自身として死ぬまで十全に生かし(6)」、望む形で死ねるよう手助けすることです。「われわれは、患者や家族がわれわれと意見を同じくすべきとは考えない。彼らが自らの内なる価値の強さを見出すべきと考える(7)」。

和解

「善き死」への最大の障害の一つはやり残した仕事であり、逆に最も有効なのは――必須と言っても良いかもしれませんが――和解です。平穏に死ぬためには他者を許し、相手の許しを求め、そして自分の至らぬ点や誤解を許さねばなりません。あなたが死に逝《ゆ》く人の世話をしているなら、彼らのためにしてやれる最も価値あることは、どんなに遅くなったとしても、壊れた人間関係を修復する機会を確保することです。やり残した仕事、家族間の亀裂、未解決の人間関係の問題などがある場合、みんなでそれを癒《いや》そうとすることが大切です。「すみません」「許します」「愛してます」と言いましょう。そうすれば死に逝《ゆ》く人が平穏な心になれるだけではなく、残された人もまた平和で罪悪感のない別れができるのです。これが如何に大切かは、次のレス・ウィルソンにも明らかです。これは四〇年前、当時二一歳だった彼の身に起こった出来事です。

父と私は全く馬が合わず、学校を出て半年後の一六の時に家を出ました。どうにかこうにか仕事を見つけ、イングランド南部に落ち着き、運送業に勤めました。それから五年、一度も実家には顔も出しませんでしたし、ヨークシャーに残してきた家族のことを考えることもありませんでした。

しかし、とある朝七時三〇分、長年やって来たように仕事に向かう途上で、普段なら左に曲って職場へ行く道を、突然右に曲っていたのです。そしてロンドンへ、さらに北を目指しました。理由はわかりません。ただ突然、ヨークシャーの実家を訪ねないといと思ったのです。なぜか突然、そんな気がしたのです。

両親宅の玄関前に着くと、母さんが泣きながら駆け出してきて、両腕で私を抱きしめながら言いました、「神様、よく来てくれたわ……連絡のつけようがなくて、お父さんが癌で死にそうなの、あと顔を見せていないのはあなただけなのよ」。

私は二階に上がり、父さんと和解しました。彼は、これで家族全員と顔を合せたので、もう逝《ゆ》けると言いました。そして翌朝、兄に呼ばれていくと、父さんはベッドで死んでいました。私はこの現象を説明できません。それからずっと気に掛かっていました。

私たちの研究で面談した看護師たちの多くが、死のプロセスそれ自体が、どういうわけか個人的な葛藤の解決を容易にする条件をつくり出すようだと述べています。死の二・三日前になると室内が驚くほど平穏になり、愛の感覚で満たされます。そうなると、家族にとっても葛藤を解決しやすい雰囲気になり、和解が達成されるのだそうです。いつもそうなるわけではありませんが、試してみる価値はあるといいます。

福祉施設の職員も、疎遠になった家族の和解を促進して、入所者が安心したかのような成就の感覚を味わったそうです。次の話は、このような和解が家族の喪のプロセスの助けになることを示しています。

ピーター・ベレスフォードと妻のスージー、それに子供たちは常に彼の母親と角逐《かくちく》していました。彼女は常に考えの相違や不一致について話し合うことを拒絶したので、問題は常に未解決のままでした。彼の言うように、それはこの上なく厄介で込み入った人間関係で、死後に解決するなんてできそうもなかったのですが、ホスピスの看護師の親切のお陰で、これを解決するチャンスに恵まれました。この看護師は彼女が死んだ夜に付き添っていて、その夜の会話を書き留めて送ってくれたのです。彼の母親はずっと自分の過去の話や、やりたくてもできなかったことについての話をしたくてたまらなかったのです。彼はその時の思いの丈を「ガーディアン」紙に寄稿しています(8)。

看護師の手紙で素晴らしかったのは、ここにはまさに墓場からの声、一種の臨終の告白があったということです。それについてメッセンジャーは不純な動機もなく、偏見のない第三者として手伝おうという以外の意図は何もなかったのです。別に裁きを受けているわけではない、それは母親にとってもそうだったと思います。つまり、それまでには起こったことのないことが、その時ばかりは起こったのです。私たちは母親からの本物の暖かい声を聞きました……もちろん……そのコメントの一部は依然として自分勝手に見えましたが。けれども彼女の言葉の中には感謝があり、お礼があり、弁解があり、そして何よりもスージーに対する優しさがありました……それ以来ずっと私は母の正直な姿を思い描き、その死を悼《いた》むことができるようになりました。そしてそれは看護師の単純で勤勉で寛大な行為のお陰なのです。

逝《ゆ》く時を選ぶ

何人かのホスピスの看護師に聞いたところ、入所者は死が迫っていることを直観的に知るのだそうです。「何かが告げたかのようです、「もうすぐ近くまで来ている、ただ落ち着きなさい、何かが起こるから」と」。また別の証言によれば、「死に逝《ゆ》く人は最後に、何かが起こることを正しく知っているようです」。

最後が近づくと、動揺した状態が平穏になり、ただ静かに横になるようになります。時には突然エネルギーが溢《あふ》れ、最後に家族と話せたりすることもあります。「死の直前、突然元気になることがよくあります。また元気になって——親戚にさよならが言えるようになるのです……本当に不思議なのですが、これから逝《ゆ》くという直前に何だか別腹のエネルギーが出て来たかのようなのです。頭もしゃんとして……そしてそれから逝ってしまうのです(9)」。

自分自身の死を受け入れた人にとっては良くあることなのですが、それは自分で決めた決断のように見えるのです。近しい人に、淡々ともう逝《ゆ》く時が来た、友人が迎えに来たのでもうここにはいられない、などと告げるのです。次の話はシルヴィアと友人のグウェンの体験です。グウェンは癌で死にかけていました。その苦痛は甚だしく、しばしばすっかり落ち込んでいましたが、死ぬのを恐れていて、死について話そうとしませんでした。グウェンの人生の最後の二週間、シルヴィアと夫は毎日ホスピスを見舞っていました。

七〇を越えていましたが、グウェンは髪を自慢にしていました。漆黒です。一本でも白髪があれば苦悶するのです。毎週火曜日にヘアドレッサーが来るのですが、それが一週間のハイライト。一九九二年七月六日月曜日の夜、私たちは彼女と話しました。苦しんでいましたが、意識ははっきりしていました。明日の朝ヘアドレッサーが来るの、とたずねると、彼女は「いいえ」と答えました。たぶんあまりにも痛すぎるのねと思いましたが、彼女によれば「何人かの人」が来て、火曜日に連れて行くと約束したのだそうです。どこへ行くのかは知らなかったのですが、迎えに来ると約束したと言うのです。

看護師は、誰も来ていないし、グウェンはどこへも行っていないと断言しました。彼女によれば、グウェンは強い薬を投与されたので、意識が混乱しても不思議はないとのことでした。けれども、混乱しているようにはとても見えませんでした。

翌朝、ホスピスに電話しましたが、医師はグウェンには安静が必要だ、薬で安静にしているので面会は謝絶している、などと言いました。彼女の家族はその日遅くに行くことになっていました。翌朝、もう一度電話をしましたが、何と言われるかはわかっていました。本当にグウェンは、一九九二年七月七日火曜日の夜に平穏に死んだのです。

グウェンが、自分は「どこか」へ連れて行かれるという期待を持っていたことは明らかです。興味深いことに、これは彼女にとっては奇妙なことではありませんでした――「この人たち」が何者なのか、知らなかったらしいのにも関わらず。これは他の話の中でも何度も出て来ます――臨終者が自分を迎えに来るのが誰なのか知らなくとも、その知らない人は脅威でもなんでもなく、臨終者は喜んで付いて行くのです。

とある看護師が次のような話をしてくれました。マンチェスターの病院で夜勤をしていた時のことです。

老夫婦が交通事故に遭いました。夫は重傷でしたが、妻の方は主としてショックと擦《す》り傷でした。

真夜中に休憩して、また仕事に戻る時、旦那の方は怪我で死にましたが奥様にはまだ報《しら》せていない、と言われました。私は彼女のベッドサイドへ行って、お茶は如何ですかとたずねました。彼女は興奮して、夫がたった今、私に会いに来ていて、午前四時に戻るから一緒に家に帰ろうと言った、と言いました。たぶんまだショックの影響が出てるんだわと思いました。午前三時三〇分頃、彼女の血圧は突然落ちて、看護婦次長が医者を呼びました。

彼女は依然として熱心にドアを見ていました。夫を待っているのです。医者によれば彼女は急激に悪化していて、医者はあらゆる手立てを講じました。彼女はにっこりして、誰かを見ていましたが、その後すぐに逝《ゆ》きました。死亡時刻は午前四時でした。

興味深いことに、時に臨終者には死亡時刻が正確に判《わか》るようで、それを話している時点では死亡の徴候が全くない場合でもそうなることがあります。血圧が落ち始めてもいないのに、どうやって彼女は自分が午前四時に「逝《ゆ》く」と知ったのでしょうか？

死の直前に訪れる束《つか》の間の明晰《めいせき》な時間に関する話も数多く寄せられています。彼らは突然昏睡から目覚めたり、ずっと麻痺していた手足を――次の例のように――動かしたり、何ヶ月も寝たきりだったのにベッドに身を起こしたりするのです。場合によっては、長期にわたる重篤《じゅうとく》な認知症の後に、突然家族を認識して、自分を連れに来た人に対してはっきりと語りかけることもあります。それ以前には話すことも認識することもなかったというのに。明らかに、死の直前の時間はとても特別な時間なのです。次の話を聞かせてくれた女性は、リンパ腺癌で死ぬ父の隣に四八時間、付き添っていました。この時看護師たちは、彼女の父が言及した「人たち」というのは単に記憶が甦《よみがえ》ってきているだけだ、と言いました。けれども、彼女にとってはそれとは別の解釈の方が有益で、慰《なぐさ》められるものでした。

彼が死ぬ前の午前三時頃、私には見えませんでしたが、三人の人たちが部屋に入ってきました。彼は急に元気になり、一年以上も動かせなかった腕まで動かしました。いったい誰なのと訊《き》くと、彼は答えました、「トーマス（亡くなった親友）とエリザベス（とても仲の良かったおばさん）とフィリス（亡くなった私の母）だ」と。この人たちは三時間ほど彼と一緒にいて、彼は笑って、とても幸せそうでした。午前六時頃、彼は手を振ってさよならを告げました（そして投げキッスをしました）。その目は、彼らがドアを出て行くのを追っていました。もう寝ますかとたずねると、彼は「ああ」と言いました。その瞬間、彼の顔は輝き、彼は彼らが再び入ってくるのを見ました。彼らはさらに一時間そこにいて、立ち去りました。彼は午後二時一五分に死にました。

死が近づいて不可避となった場合についても、多くのホスピスや病院の職員が同じことを言いました――末期患者は旅立ちの時を何らかの形で支配できるようだ、最後のスイッチは随意に切れるようだと。彼らによれば――あらゆる予想を覆《くつがえ》して――一部の入所者は、特定の親族がベッドサイドに来るまで生にしがみつくそうです。ヴェロニカ・スタントンは、祖母が死んだ日に病院を訪ねました。姉がちょうど合衆国から戻って来て、直接病院へ行ったばかりでした。祖母は姉に言いました、「おまえにさよならを言えるように、あの人たちに待ってくれるよう頼んだのよ」。家族は「あの人たち」というのが誰なのかわかりませんでした。説明しないまま祖母は死んだのです。

この遅延戦術はまま起こります。たとえばクリス・オークロックの父（三七―三八頁）は、天使的訪問者が、息子が別れを告げに来るまで待つように説得しているのを聞きました。ジェフリー・ワトソンもまた、義母が死ぬ際の似たような話を語っています。

私の義母は病気で入院しており、身体《からだ》は弱っていましたが頭はしっかりしていました。ある日、夏至のイヴですが、ベッドが四つある病棟がヒルダ、つまり義母一人になりました。彼女はベッド上に身を起こし、私の妻と私にはっきり話し始めました。突然、しかもむっつりとして彼女は言いました。「あの人らはもう行くから。あたしゃまだ一緒に行くわけにはいかないから」。ベッドの端の病棟の壁の何もない空間を見て言っているのです。正直、狼狽《ろうばい》しました、職員が黙って入って来たのかと思ったのです。けれどもそこには誰もおらず、私にも妻にも何も見えませんでした。ヒルダは夏至の直前に死にました。彼女の姉妹たちと夫がここ二年の内に全員死んでいたので、私たちはヒルダが彼らを見たのかと思うことがよくあります。何だか狼狽《ろうばい》する話ですが。

愛する者が死ぬ時、そのそばにいて、手を握り、最後のお別れを言えなかった時、しばしば私たちは、自分にとっても相手にとっても残念な結果になったと感じます。けれども、多くの死を見てきたホスピスの職員によれば、彼らが看護した多くの人は愛する者に別れの挨拶をするまで旅立ちの時を延期できるが、中には一人で死ぬ時を選ぶ人もいると言います。ですから、これは彼ら自身の選択だということを思い起こしましょう。次の話のように――

娘のエレノアは、乳癌が心臓に転移して病院で死にかけていました。彼女が昏睡状態に陥った時、私たちはそばにいて、医者がもうすぐご臨終ですと言いました。彼女は三日間も昏睡状態でしたが、午前四時頃、ごく普通に起き上がって、もう一人の娘に言いました、「私の霊がベッドの端に座ってる、だから思ったの、「もう逝《ゆ》く?」、でも思った、「いや、まだよ」」。エレノアはそれから四週間生きて、日によって眠ったり話したりを繰り返しました。彼女はあの世を垣間見たかのように話しました。とても貴重な時間で、もっと早く死んでれば残念に思っていたでしょう。まだ早すぎるし、まだ話し足りないと感じたでしょう。エレノアは落ち着いていて平穏で、全く恐れている様子はありませんでした。

彼女は再び昏睡状態に陥り、マクミラン・ナースは、彼女はたぶん私たちがそこにいない時に逝《ゆ》きますと言いました。わけがわかりませんでした、と言うのも私たちは昼も夜もベッドのそばにいたからです。最後にナースが来て、逝《ゆ》かせてあげましょうと言いました。私たちは談話室に移り、椅子にかけたかと思った瞬間、私たちが部屋から出ている間にエレノアが死んだと呼び戻されました。マクミラン・ナースはこういうのをよく見ているというのです。臨終者が一人で旅立ちたがっているかのように、親しい人が部屋を出た時に死ぬのだそうです。

一方で、死は誰の意のままにもならないということも忘れてはなりません。多くの人が死を切望し、歓迎していますが、それでも何ヶ月も何年も生かされるということもあるのです。どれほど高齢で、疲弊していて、病状が重くとも。数時間や数日なら旅立ちの時間を動かせるとしても、たぶんそれ以上ではありません。次の話は、さらに長期の生が許された珍しい事例です。

一九九七年六月一〇日、父と私は母があと数時間から数日だと告げられました。彼女は特別心臓治療室にいて、深刻な状況でした。けれども、別の病棟に移れるくらいには回復しました。

死ぬ二週間ほど前、見舞いに行った私たちを、彼女は驚くほど明るく、嬉《うれ》しそうに迎えました。彼女の話を聞いて父は笑い飛ばしていましたが、私は疑わしく思い、さらに質問しました。以下が彼女の話です。

エルシー（七五歳）は、看護師詰所と本棟へ続く短い廊下の突き当たりの一人部屋にいました。朝の早い時間で（午前四時頃）、寝返りを打った時に酸素チューブに起こされて、眠れなくなりました。突然、廊下がこれ以上もない明るく白い光に満たされました。そして白衣の貴婦人が彼女に近づいて来ました。その人はエルシーが見たこともないほど美しい女性でした。光は明るかったのですが、エルシーにはその女性がはっきりと見えました。女性は近づいて来てにっこりし、エルシーに一緒に行きましょうと言いました。彼女はエルシーを素晴らしい庭へ連れ出し、エルシーは長い間病気に苦しんで来ましたけどよく頑張ってきたので、もう少し家族と過す時間をあげます、と言いました。二人はエルシーの部屋に戻り、女性は立ち去りました。

母はすっかり変わりました。初めて病室で髪を洗い、カットし、スタイリングもしてもらいました。よく食べ、陽気になりました。最後の二週間、エルシーの家族のほとんどが彼女に会いに来て、彼女は特に曾孫との時間を楽しんでいました。長い間会っていなかったので、最後の日々は少し悲しいものになっていたのです。自分が死ぬことも知っていましたが、家に帰ることを望みました。急いで手配し、七月三日の午後、エルシーは帰宅しました。

帰宅した翌日の朝八時五五分にエルシーはかなり苦しい状況で死にましたが、私は神が彼女の命を取られたのだと確信しています。エルシーは信心深い人ではありませんでしたが、あの貴婦人は神の使いであり、愛する者と過ごす数日の猶予をくれたのだと信じていました。それが彼女の最後の二週間をこんなにも変えたのです。

送り出す

しばしば死と向き合うのを嫌がるのは死にかけている当人ではなく、家族の方だったりします。とある病棟看護婦は、長年病に伏せっていた若い患者の話をしてくれました。「ある日、彼の母さんがベッドサイドを去った時、彼は私を見て言いました、「今逝ってもOK?」。私がそこに座っている間に彼は死にました」。

しばしば臨終者は旅立つ「許可」を必要としているように見えます。リンダ・スチュワートの祖母の話です――

一九五三年、父方の祖母が心臓病で末期でした。自宅にいるより、彼女と祖父は私と両親のところに来ることを決めました。母は祖母の面倒を見るのが上手だったのです（地区巡回看護婦の助けも借りて）。可能な限り祖母を快適にしていました。たくさん触れたりなでたり、手を取り、快適でいられるようにして、また死ぬ直前には祖母は時々意識をなくしていましたが、それでも話しかけたりしていました。

ある日、母は祖母が話しているのを聞きました。ちょっと説明すると、祖母の兄はグラッドストーンと呼ばれていました――略して「グラッディ」です。祖母ははっきり言いました、「行きたいよ、グラッディ、けどみんなが行かせてくれないの」。母はこのことを巡回看護婦に言いました。彼女は中年で、経験豊富です。看護婦は言いました、「そういう時はね、できるだけ引き留《と》めないようにするのよ。ただ清潔に、快適にするだけにして、引き留《と》めないように。もう行きたがっているのだから」。母はこの提案を守り、祖母はその後すぐに、安らかに死にました。

死が迫っている人に、死について話すべきでしょうか？　相手を見て判断しましょう。相手がそうしたがっているなら、気軽に話せる雰囲気を心がけて――その話題を避けようとしすぎないこと。トニー・ウォルター(10)は、有能な看護師は彼の言う「治療的凝視」を駆使すると述べています――患者の介護歴を聴取する時に、単に症状や状況に関する事実だけを聞き出すのではなく、当人が感じていることを明らかにさせる能力です。そのコツは、自由回答式の質問をすることです（つまり、単にイエスやノーでは答えられない質問です）。そうすれば当人は病気と、それが人生に与えた影響について話そうという気になります。これによって、ごく自然に、死が迫っていることを自覚しているか、それを悲しんでいるか否《いな》かがわかります。

苦痛緩和施設での研究で面談した看護師たちによれば、[11]患者にとって家族に死について話すことは難しいと言います。なぜなら家族にとって患者の死を受け入れるのは困難で、それについて話すことに絶えられないからです。だから看護師だけが話し相手となるのです。

マリ・ド・エヌゼルはパリの病院で初の苦痛緩和医療に従事した心理学者で、死が迫った人の感情的・霊的ニーズと、それに応える術について賢明かつ繊細に記述しています。

死を迎えた時の最悪の孤独とは、愛する人に自分は死ぬと告げることではない。死が迫っているのを感じながら、それについて話せない、あるいは自分の中のこの暇乞い《いとまごい》の感覚を人と共有できないでいると、しばしば直接の精神崩壊、一種の譫妄《せんもう》、あるいは話すことが許されないという苦痛の発現に至る。

さらに彼女は、通常、死が迫った人は知っている、と指摘しています。彼らに必要なのは、その知識をはっきり言うための手助けなのです。けれども、みんなが憂鬱になるために話しづらくなるのです――死ぬ人は基本的に、生きる人を守らなければならない立場に置かれるのです。「これから死ぬわ」と言うことができれば、マリ・ド・エヌゼルによれば、彼らは「死の犠牲者ではなく、自らの死における主人公となれる[12]」。

ですから、時には親族たちの方が、送り出すための意識的な努力をしなければなりません。死が差し迫っていることを認め、死ぬ当人に旅立つ許可を出さねばなりません。キャスリーン・ロソーは、父の死を「許す」と伝えなければならなかったときの心境を次のように語っています。

父は肉体的にも精神的にも強靱な人でした。母が死んで三年、ある日、唐突に彼は言いました、「キャスリーン、もう疲れた。もうこれ以上は無理だ」。私は彼がこれまでずっと私を支えて頑張ってくれていたことに気づきました――私たちは母親のことが大好きで、その悲しみは大変なものでした。私はもうOKだから、もう頑張らなくていいからと言いました。二週間後、彼は肺感染症に罹《かか》り、二度と回復しませんでした。彼が死ぬ前の晩、私は彼の部屋に出入りしていましたが、彼が身を起こして言いました、「キャスリーン、しばらく一人にしてくれ。ちょっと休みなさい。一人になりたいんだ」。二・三時間ほど後に彼の部屋に戻ると、すでに死んでいました。

死ぬ人に付き添う

私たちは互いに、死という観念を隠蔽しなければならないと信じることに慣れていますので、死は互いに隠蔽するものではなく乗り越えていくものだと気づくには文化的な変化が必要でしょう。私たちは出産の際の「出産コンパニオン」［出産に関するアドバイスやサポートを行う女性。医療スタッフではないが自らの経験を基に、出産時や出産後の母親に対する支援を行う］の価値を知っています。たぶん今の私たちは「臨終コンパニオン」もまた同様に重要だと考えるべきなのです。看護者と臨終者との間の交流は両者に深遠な影響を及ぼします。父の死を看取ったジェラルディーン・イングリッシュは述べています、「父の人生の最後の数週間を彼と過ごせたのは特権だと考えています。私はほとんど、私たち（私と母と元夫）は『産婆』のような働きをしたと感じています」。

死にかけている人と一緒にいる時、必要なのはそこにいることであって、何かをすることではありません。実際的には、周りの環境を平穏で明るいものにすること。その場を仕切らず、何でも自分で決めず、常に相手に選択の余地を残すということです。

常に念頭に置くべきは、死ぬ人の体験については私たちはほとんど何も知らないということ。末期状態では良くあることですが、その人が明らかに意識を失っていても、私たちの想像以上に声を聞き、反応はなくても触覚はあるかもしれません。手を握って語りかけることは、想像以上の慰《なぐさ》めを与えているかもしれません。正確には判《わか》りませんが、その人の人生に愛情深い告別で応《こた》えようとするのは、少なくとも私たち自身にとって慰《なぐさ》めとなります。

何より、このような時には人は歩くのにもそろそろと忍び足で、極力おかしなことを言わないように気を付けていますので、しばしば言うべきことも口に出さないままになってしまうものです。そして後になって、もうそれを言う機会は二度とないのだと気づいて、またしても悲しみに暮れることになります。

臨終期体験が示すのは、死のプロセスは確実に起こっているということ、臨終者はしばしば、それまで考えられていた以上によくわかっているということ、そしてこの時点での家族のサポートは莫大な価値を持つということです。この現象自体も魅力的ですが、どれほど説明しようとしても、誰もがそれを体験するわけではありません。これまで死について学んできたことの全ては、究極的に重要な何かの存在を示しています。私たち全員に影響を及ぼす何かです。そして善き死を迎えるための本物の障害は、家族との葛藤のようなやり残した仕事、罪悪感や憎悪のような未解決の個人的問題であり、愛する者が平穏で「善き」死を迎えるのを助けるのに最も効果的なのは、和解のプロセスを助けることなのです。

マリ・ド・エヌゼル[13]は、死ぬ直前のフランソワ・ミッテランと交わした会話を記録しています。まず始めに時間について話しました。生きる意志と、残された時間について。彼女は、生きたいという強い願いが医学的な見通しを越えることがしばしばある、死を前にしても冷静であり続けることができる、最後の最後まで生きるということが重要なのだ、と指摘します。「死ぬ前に死んでしまってはいけません」。さらに、信仰のある者はない者よりも平穏に死と直面できるかを論じます。彼女は、自分が立ち会った、絶対的に平穏な死を迎えた女性の話をします。その女性は言いました、「私は信仰は持っていないんです。でも死んだ後どうなるかには興味があるわ」。そしてマリ・ド・エヌゼルは言います、「信仰ではなく、その人の背景にある人生の豊かさがあって初めて、人は死の手に身を委《ゆだ》ねることができるのです」。

第14章

ここではないどこかへの旅——死と折り合いをつける

はじめ、長い間、岸なんか、皆目見えないことを、覚悟していなければ、新しい土地など発見できやしない。

（アンドレ・ジイド、一八六九—一九五一）

不運なことに、死という現象は本質的に、それを生き延びた人はいません。それが実際にはどのようなものかを語れる人はいないのです。私たちにわかるのはそれが避けられないものであり、私たちの存在の終焉であるということだけ。私たちは——私たちの身体は——もはや「存在」しなくなります。

私たちは死を恐れますが、また魅了されもします。『バーレット引用句辞典』には、死に関するエントリが一一コラム近くもあり、魂に関しては六コラム、不死に関しては一コラムとなっています。死は今なおしばしばタブーな主題とされますが、証拠からすると現在では禁句というよりホットな主題となっているようです。一九八七年の「シンプソン英語著作目録」によれば、死に関する本が三〇〇〇冊以上も出版されています。トニー・ウォルター(1)は死への興味の復活に耳目《じもく》を集めました。彼はホスピス運動の成功、遺族カウンセリングの成長、英国と合衆国における死に関する書籍やTV番組や記事の氾濫、「キャンサー・リサーチ」のような死に関するチャリティの成功、過去三〇年にわたって合衆国において死に関する一〇〇〇を越える大学の講座があったという事実、等を挙《あ》げています。遺族へのインタヴューはメディアには常に登場しますし、英国では何人かのジャーナリストが、自分自身の末期症状について個人的で感動的な話を書いています。

臨終者ではない私たちは、死の接近を脅威と捉え、困惑します。私たちが最も恐れるのは自分の死に、、方であり、苦痛であり、死は免れないと気づいてから死ぬまでの時間です。私たちが死を恐れるのは永続への固執ゆえであり、死とは終わりで、愛したものと者の全てを失い、置き去りにすることです。それは未知であり、不可逆です。「私」という個人的感覚の消滅です——生涯を通じて慈しみ、鍛え上げてきた私たち自身の自我が解体され、それから無になります。人間の人生について、絶対的な終わりのある直線的なものという考えに固執するのではなく、死と再生が同じサイクルの一部である周期的なものだという考えを持っていたなら、もっと楽だったでしょう。

死に逝《ゆ》く人の死の準備を手伝えないのは、たぶん私たち自身の恐怖のせいです。死に備える、あるいはそれを画するための特別な儀式はほとんどありません。高齢者を相手に仕事をしているアン・リデルは、この準備の必要性を訴えました。医療従事者もまた家族もしばしばそれを無視します。「ジャワに住んでいた時、人生のあらゆる段階がとても美しい特別なやり方で準備されていました——赤ん坊が最初に足で大地に触れた時ですら、特別なお祝いと儀式で画されるのです——ここに戻って来た時には、いつもショック状態になります……この国での高齢者の扱いは、彼らにとって全く不可解なものです」。

子供たちと遺族

死に逝《ゆ》く人の死の準備を手伝うのが困難であるのみならず、多くの人は自分や自分の子供たちが先立つことの準備もできていません。子供にとって、親の死を簡単に考えることなど不可能ですが、もしも死が不可避であることがわかっているなら、子供を「守るため」という名目でそれに対する準備をさせないのは間違いなく事態を悪化させます。次の手紙はそのことをはっきり物語っています。

私の父は私が一一歳の時に死にました。母は父の死が近いことを知らされていました――けれど私には伏せられていました――父の病気がどれほど重いのか、何も知らなかったのです。医師たちは彼女に、今夜は越せそうにないと言ったので、私は名付け親のところに送られました。何が起こっているのかなんて露知らず、私は楽しい夜を過ごし、いつもの時間に就寝しました。真夜中に目覚めました。悲しみに打ちのめされていました。静かに横になりながら、心の底から泣きました。父が死んだのがわかったのです。そのまま泣き寝入りしてしまいました。翌朝、名付けの母親が来て、優しく私を起こしました。ベッドサイドにひざまずいて、未明に父が死んだと言ったのです。それ以来、父が私にさよならを告げに来たのだと信じています。

私は子供で、状況の深刻さがわかっていませんでした。ごく普通に、手術の後は帰ってくるものと思い込んでいたのです。三〇年前の話ですが、いつもあの晩に起こったことについて考えてしまいます。あれはこの上なくパワフルな体験でした――それ以前にもそれ以後も、あんなことは起こったことがありません。

一つの見え透《す》いた説明もできるでしょう――この人は何らかの形で周囲の大人の感情に感づいていて、父が重病だということも知っていたのだ、と。ですから彼女にたずねました、この説はどうですかと。もう一つ、お父さんの訪問で悲しみは癒されましたかと。なぜなら、この話にはこのような「別れの訪問」を受けたほとんどの人が述べている「慰《なぐさ》めの要素」が明らかに欠けていたからです。彼女の返事は――

その可能性は否《いな》めません。その感情はとても強かったでしょうから。けれども断言できますが、彼が死にそうだなんて私は全く知りませんでした。もしも何かを感づいていたのなら、それは無意識のうちのことだったと思います。

周囲の大人は――父も含めて――状況の真実から私を「遮断」しようと必死だったのでしょう。父はクリスマスの前の週に死んだのですが、その前に母とクリスマスの買い物に行った時、私は父のためのクリスマス・プレゼントを買ったのです。父が末期状態だなんて何も知らなくて。クリスマスには帰ってくると思っていました――そう思わない理由なんてありませんでしたし。

別れの訪問のお陰で、悲しみが和らいだか？　そんなことは絶対にありません。私は父にさよならを言いませんでした。夜の闇の中で彼が一人、予告も無しに旅立つところに遭遇したのです。本当にショックでした、いきなりでしたし。大人になった今にして思えば、あの体験は悲しみのプロセスを終らせたかもしれません。周囲の人ほどには悲しみませんでしたから。長年の間、父が一緒にいてくれていると信じていました。父の死を悲しむようになったのは二〇代初め頃からです。その頃までには、私がなぜあんなに泣いていたのか、わかる人は誰もいなかったでしょう。私の悲しみは全く唐突に生じたもので、誰にも説明できません。唐突に悲しみが生じるのは良いことだとは思いません——たぶん、周囲のみんなにとって耐えがたいものになるからです。

私にとって一番の困難は、話したり一緒に泣いたりする人がいなかったことです。そのせいで感情が抑圧され、長く混乱した悲しみのプロセスが続き、それに折り合いをつけるのに何年も掛かりました。今でも家族にこのことを話せないでいます。

そんなわけで、たぶんこの話から引き出すべき真の教訓は、家族に末期状態の人がいる場合、子供たちにはその現実と折り合いを着けさせた方が良いということです。完全に現実から遮断するよりも、最終的な結末に対する準備を徐々にさせていくべきでしょう——そして何より大切なことに、彼らにも最後のさよならを言わせてやるべきです。彼らを闇の中に放置しても何にもなりません。ただ自分の悲しみと同様子供の悲しみにも対処できそうにないと感じている大人たちに、一時的な感情的猶予を与えるだけのことです。子供たちにには自由に訊《き》きたいことを訊《き》かせ、できる限り正直に答えてやりましょう。

愛する者が死んだ事実を子供に伝えねばならない時には、親か、信頼している誰かが告げるべきです。できるだけ早く単刀直入に。婉曲表現や回りくどい言い方をせず、守られていることの慰《なぐさ》めを与えましょう。涙が出るのは普通のことです。先の手紙でも強調されていたように、子供と一緒に悲しんであげられる誰か、話せる誰かの存在はこの上なく重要です。子供が遺体を見て安心できるなら見せるべきです。それは死の絶対性に気づかせ、最後のさよならを言う機会を与えます。彼らにも参加できる何らかのシンプルな儀式を行うのも善いことです。お別れの手紙を書いたり、お気に入りの玩具やものを選んで柩《ひつぎ》に入れるのもよいでしょう。これら全ては、彼らが抱えている感情を表現し、現実を受け入れるのに役立ちます。何れも先立たれたことと折り合いをつけるのに必要なものです。

人生の締め括《くく》り

臨終者の多くは孤独を感じます。なぜなら私たちの多くは、死ぬ人に対しても、また残される友人たちに対しても、何を言ってやればいいのかわかっていないからです。死ぬ人の友人や家族として、私たちはディラン・トマスのように、死とは最後の最後まで戦うべきものだと考えがちです。「死に絶えゆく光に向かって、憤怒せよ、憤怒せよ」。けれども死ぬ人自身はそれに対してもっと哲学的になっているかもしれません。エリザベス・キューブラー・ロスは(2)、死の五段階を定義しました——拒絶、憤怒、交渉、憂鬱、最終的な受容——これらの段階を経て、死ぬ人は自らの死という事実と折り合いをつけます。これを提唱した時、彼女は末期癌の患者たちを担当していました。その多くはおそらく、早死にを余儀なくされた若い人々だったのでしょう。彼女は慎重にも、全ての人が全ての段階を通過するわけではないとも述べています——そして実際、高度の訓練を受けた人でなければその段階を認識することすら必ずしも容易ではないのです。たとえば拒絶と見えるものは実際には、患者が自らの状況の現実から愛する者を守ろうとしているだけであったりします。

けれども現在の西洋に住むほとんどの人は、高齢で死にます。そしてほとんどの高齢者は「死に絶えゆく光に向かって憤怒」する必要は感じないのです。彼らはもっとはるかに落ち着いて死に対処します。むしろ高齢が重荷となっている場合は、それを歓迎すらするのです。年を取るに従って、ほとんど本能的に死に対する備えを必要とするようになります――人生を振り返り、評価するのです。昔のことを語り、人生のある段階で重要な役割を果たしてくれたけれども長く連絡が取れない古い友人を探す――これら全ては人生を締め括《くく》る準備的行動と見なせます。

死が自由に論議され、さらなる体験のための踏み台と見なされているような文化の出身者なら、間違いなく死に対する恐怖は薄いでしょう。また、信仰によって死と向き合う術を学んだ人、瞑想のような霊的修行を学んで、浮世を超越する存在の可能性を確信している人なら、やはり恐怖はあまりないでしょう。人口の一〇%は深遠かつ強力な超越体験を持っています（質問票の「自然の根源的構造を見通したことがある」の項目）。そんな人はこの人生は体験のほんの一部であり、超越こそが体験の根源的な本質であることを知っています。

とはいうものの、多くの人は信仰もないままにどうにかして平静に死と向き合わねばなりません――マリ・ド・エヌゼル(3)の患者のように（二九五頁）。彼女は言いました、「私は信仰は持っていないんです。でも死んだ後どうなるかには興味があるわ」。そして彼女は、死に直面して「物事の展開をこんなふうに信じるということ」は、その人個人が心の底から本気で信じているわけではないもの［形式的信仰］よりも重要だと示唆《しさ》しています。

もしも私たちが、本書でご紹介したような体験の証拠を受け入れる準備ができているなら、死の恐怖は無根拠な恐怖だと思えるでしょう。臨死・臨終期体験の共通の要素は、肉体の死の後も存在は継続し、リアリティは非物理的存在の中にあるという確信です。ですから、これらの体験の最も普遍的な帰結が、死の恐怖の喪失であることは何の不思議もありません。

けれどもさらに興味深いことがあります。ブルース・グレイソン[4]によれば、これと同じ死の恐怖の喪失は九死に一生を得る体験をした人には誰にでも当て嵌《は》まるというのです。ヴァン・ロンメル[5]は、心停止状態に陥ってほとんど死にかけた患者の集団を研究し、その中で臨死体験を体験するのは一〇%に過ぎないが、全員が死の恐怖の減退を示したことを発見しました。同じことは臨終期視像の体験者にも言えます。それが何であれ、彼らの体験は死に直面した際の静謐《せいひつ》へと導くようなのです。また彼らの親族にとっても、これらの体験を目撃したり話を聞いたりすることは彼ら自身の死に対する態度に深遠な影響を及ぼします。けれどもおそらく最も重要な結果は、死に直面した人は誰であれその体験が現在の生き方に影響を及ぼしているということでしょう。彼らはもはや生に執着することなく生の価値を認めるようになります。その日その日を、人生最後の日であるかのように尊重するようになります。エリザベス・ロジャーズは、臨死体験がもたらした影響を次のように述べています。

> 今や私は、毎日が新たな贈り物のように感じています。物質的なものは昔のようには重要ではなくなり、死ぬ日の平安と喜びとを楽しみにするようになりました。あれ（臨死体験）以前の私は実際に死を恐れていたわけではありませんが、それについて考えるのは嫌でした。けれども今の私は、死ぬこと、死を楽しみにしています。それは全然恐怖ではないのです。最近たずねられたのですが、今死なねばならないと言われたらどうしますかと。私の答えは、「『今』だなんて、素晴らしいわと答えるでしょうね……」。

今にあることを受け入れ、生きることによって、生と死に対する態度は変容します。この真実を誰よりも感動的に、あるいははっきりと表現したのは、脚本家のデニス・ポッターです。一九九四年三月のメルヴィン・ブラッグのインタヴューで、彼は次のように答えています。この時の彼は数週間前に末期癌であることを告げられたばかりで、余命はあと数週間でした。

どんなに決まり切った明日でも……何らかの予想外な要素はある。「あなたの知らないこと」がね。あなたが確実に知ってるのは現在だけだ。そして今であることは僕にとって、あまりにも鮮《あざ》やかなものになった。お陰でほとんど片意地なまでに、僕は静謐《せいひつ》なんだ。いいかい、生を祝福できるんだ。窓の下のロスに……花が満開だよね、今……それを見てると、「オー、ナイスな花だね」という代わりに、僕はこれまでに存在した花の中で最高に純白で、最高につまらなくて、最高に花的な花を見る……物事はこれまでにないほどつまらなくて、そしてこれまでにないほど大切だ。つまらなさと大切さの違いなんて実にどうでも良いのさ。でもあらゆるものが今だというのが絶対的に素晴らしい……実際には、現在形で見るならだ、いいかい、それが見えるってこと！　そしていいか、それを祝福できるってことだ。

「今」、現在の瞬間の力は、エックハルト・トールの作品に幅広く書かれています。彼は第12章で触れた超越論哲学者の新種の一人です。「今に意識を集中させるということは、人生ですべきことを、等閑にして構わないという意味ではありません。あくまでも、何が重要かを認識することです……今を自分の敵に回すのではなく、友とするのです。今を認識してください。今を尊んでください」。

超越的な体験をしたことがなければ、超越的な存在とはどのようなものか、あるいは実際にそれは単なる理論的な可能性以上のものなのか、論理的に考えるしかありません。けれどもこれらの体験を直接得た人の話に耳を傾けることで、より多くのことを学べるでしょう。ですから最初の一歩はただシンプルに受け入れることとです。アルフレッド・ラッセル・ウォレスならそう言っていたでしょう、このようなことは正気で分別のある人にも確かに起こるのだと。たとえ今の私たちが、それに当て嵌《は》めることのできる満足な枠組みを見出すことができないとしても。結局のところ、一つのジグソー・パズルに対する二つのアプローチがあるのです。一つは外枠から始めて、構造的な枠を作っていき――空は上の方へ、緑の野は下の方へと――その枠内に残りの絵を当て嵌《は》めるやり方です。これは普通の大人のやり方です。けれども、小さな子供にパズルをやらせてみましょう。きっと絵全体の概観などお構いなしに、ランダムなピースを組み合わせていくでしょう。現時点での私たちは、多かれ少なかれこの子供の立場にいます。私たちはまだ、満足できるコンテクスチュアルな枠組みを築く概念を持っていません――結局のところ、私たちはまだ、意識とは何かすら知らないのです――私たちにできるのはせいぜい、手許《てもと》のピースをよく見て、一貫した全体を作るためにどこまで当て嵌《は》められるかを見るだけです。

そんなわけで、本書の旅を概観し、どのあたりまでジグソーを完成させたかを見てみることにしましょう。私たちはまず、現在の科学が主観的経験を正しく理解していないことを認めるところから始めました。けれども、伝統的な科学の枠組みを使わずに、主観的体験と「正気で分別ある人々」の観察を額面通りに受け入れるなら、これらのデータは意識というものが脳に限定されるのではなく、その外へと広がっており、現実的なやり方で近しく愛情深い関係を築いている人同士を繋《つな》ぎ合わせているということを示しています。次に私たちは、日常の意識状態で普通に認識している宇宙観が極めて限定的なものに過ぎないのかもしれないということを見ます。最近亡くなりましたが、二〇代の始め頃に超越的体験をした芸術家シーティス・ブラッカーの言葉を借りれば、「それは私たちが体験しうるもののほんの小さな欠片《かけら》、小さな一部、一つの小さな原子に過ぎない」。この超越的な宇宙は、それを見た人にとっては愛と光に満ちたものに見えます。そして奇妙なことに、私たちは全員がその一部であり、そこから離れることはないと思えるのです。

ジグソー・パズルの次のピースは、心停止中の死の体験です。これは臨床的に言えば、すでに死の旅を開始した人の精神状態に最も近いものです。彼らの体験が示しているのは、死が近づくと、私たちはエネルギーに満ち満ちた霊的領域に入るということ。強烈な個人的意味を持つ領域であり、超越的・神秘的体験をした人が語っている愛と平和、光という超越的なリアリティに対する洞察を反映しています。時には霊的な存在が現れることもあり、それは光で構成されていると報告されています。

本書で述べた臨終期視像・暗合はこのジグソーの隅に上手《うま》く当て嵌《は》まります。臨終者の中には、心停止の「死」の体験をした人の報告と酷似した光と愛の領域へと上昇する人もいます。この領域内で、そして時にはそれとは独立して室内に顕現する場合もありますが、人の姿が現れます。通常は死んだ親族で、その目的はこの世から別のところへ向かう臨終者の旅に付き添うこと。彼らの存在は臨終者にとってはとてもリアルで強烈で、完全に意識を失っていたり辛《かろ》うじてはっきりしている場合でも、死の直前、最後に束《つか》の間意識がはっきりして身を起こし、自分たちを助けて旅に導いてくれる見えない存在を歓迎するために手を差しのべたりします。

最後の瞬間が近づくと、臨終者は新たな霊的領域に入ります。それは周囲にいる人、臨終者に近しい人にも影響を及ぼします。室内に居る人で、肉体的にも感情的にも臨終者に近しい人もまた臨終者と同じ光とそれに伴《ともな》う平穏な感覚を体験することがあります。このことは、少なくともこの場においては意識が実際に脳を越えて拡張した場合にしか到達し得ない意識の繋《つな》がりが生じたことを示しています。死の瞬間に臨終者が感情的に近しい誰かを「訪問」し、最後の別れを告げたり「何もかも大丈夫だ」と安心させたりする現象は、意識の拡張という観点からしか説明できないでしょう。そしてもしもその訪問を受けた側が訪問者の重病や臨終を知らない場合、あるいはそもそも何年にもわたってその人のことを考えたことすらないという場合、これはその「訪問」を惹《ひ》き起こしているのが臨終者であると思われます——そして論理的推論として、その人の意識の一部が肉体の死の後も何らかの形で生き延びると考えられます。臨終者の意識が肉体を離れる際、友人や家族に届き痕跡を残すだけではありません。猫や犬もまた臨終者の意識を感じ取れるようです。また時にはそれが物質にまで到達することもあります——時計は止まり、ベルは鳴ります——このことは、私たちが現時点で理解している宇宙の構造そのものに対する疑問を投げかけます。

私たちに寄せられた体験の全てが、死は構造化された補完的なプロセスの一部であることを示しています。また死ぬ時に何が起こるのかを理解すれば、死の恐怖を除去し、新たな旅の新たな始まりの可能性を開くことができる、ということも——臨終者がしばしば、最後の挨拶に「旅に関する用語」を使うという事実もまた念頭に置くべきでしょう。ここここそが臨終者からの証言が私たちを導いていく場所です。もっとも現時点ではその旅がどこへ続いているのか、何も示されてはいませんが。
このジグソーを完成させるには、現在の科学の枠組みを拡張する必要があるでしょう。それによって説明が与えられることが期待されます。これらの体験自体が価値あるものであり、そのパワフルな感情的・霊的インパクトにおいて意味のあることだという事実に気づくこともまた重要です。それを体験した人だけが、その個人的な意味を判断できる資格を持つのです。これらの体験は強く画然たる印象を遺族に残し、その後長い年月にわたって慰安の源となります。二〇八―二〇九頁で引用したアリと同様、彼らもまた、それのお陰で愛する者の死と折り合いを着けられたことを知りました。それはもはや絶対的な喪失ではないのです。

この体験――実際、体験という言葉を使ってよいのかどうかもわかりませんが――は、今の私の人生に大きな意味を与えてくれました。私が見たと思っているものを本当に見たり感じたりしたにせよそうでないにせよ、それは死のプロセスについて、死ぬことについて、特に死の瞬間についてのとてもポジティヴな見方、慰《なぐさ》められる理解を残してくれました。私は今では、恐れるものは何もないと知っています。それはとても平穏で優美な瞬間であり、疑いなく、霊や魂は間違いなく、身体《からだ》の外に実在することを証明してくれました。だって見たんですから！

この証拠は、私たちが単なる脳の機能だけの存在ではないこと、単なる被造物の欠片《かけら》などではなく、それを魂と呼ぼうと意識と呼ぼうと何か別の形で存在し続け「ここではないどこか」へ向かって旅する存在であるという事実を示しています。その光の中に入る時、私たちは原郷に戻り、宇宙の内なる領域に触れるという事実を示しています。それは普遍的な愛で構成された宇宙です。(6) これこそ、臨終者の領域です。それまで私たちにできる最善のことはひたすら生き続けること、死に備えること、そして死のプロセスについて学んだことをガイドラインとすることです。そして次の禅の物語を憶《おぼ》えておきましょう。この話はいかにも禅らしく、私たちの注意を今を生きることに向け直します。なぜなら、生きる者にとって、死は他人のご馳走なのですから。

とある貴人が白隠和尚《はくいんおしょう》に尋ねた――


「悟りを開いた人が死ぬとどうなりますか？」

「なぜ私に訊《き》く？」

「禅師だからです」

「それはそうだが、私はまだ死んではおらん」

翻訳者あとがき

本書は、ピーター・ブルック・カドガン・フェンウィック＆エリザベス・フェンウィック著『往生術——ここではないどこかへの旅』(Dr. Peter Brooke Cadogan Fenwick & Elizabeth Fenwick, *The Art of Dying ; A Journey to Elsewhere*, Bloomsbury, London, 2008) の全訳です。著者の一人であるピーター・フェンウィックはケンブリッジ大学トリニティ・カレッジで神経科学を学んだ神経精神病理学者・神経生理学者。癲癇《てんかん》を初めとする脳疾患の権威であり、セント・トマス病院、ウェストミンスター病院、サウサンプトン大学などを経て、原書発行の時点でロンドン大学キングズ・カレッジ主任講師、モーズリ病院およびジョン・ラドクリフ病院顧問などを務めていました。本文中にもちらりと出て来ますが、日本の理化学研究所の客員教授の資格も有しており、日本で働いていた経験もあるようです。共著者のエリザベス・フェンウィックはピーターの夫人で、医師、著述家。健康や家庭問題、妊娠、子育てなどのテーマを中心として多くの著書を執筆しています。

原題の The Art of Dying はラテン語の Ars Moriendi の英訳です。本文中でも述べられている通り、Ars Moriendi とは中世のペスト・パンデミックの余波を受けて一五世紀に登場した書物で、「善き死」を迎えるための儀礼と手順を説いたマニュアル。活版印刷術の発明と相俟《あいま》って、当時の大ベストセラーとなりました。その表題を受け継いでいることからも明らかなように、本書はまさしく二一世紀のための新たな「往生術」とも言うべき書物であり、この日本語版では省かれてしまいましたが、それを意識して原書では各章の冒頭に一五世紀版『往生術』の各ページを飾っていた木版画が掲げられていました。

さて、本書の主要部分は、緩和ケアに携わる看護師や医師、ホスピスや介護施設のスタッフなどを対象とした広範な聞き取り調査と、著者がＢＢＣの番組でその調査結果に言及した後に寄せられた多数の体験談から構成されています。著者の言う臨終期視像（deathbed visions）や臨終期暗合（deathbed coincidences）に関する膨大な証言の数々はどれをとっても実に生々しく、死という現象に関する常識的・機械的な通念を揺るがす力に満ちています。このような現象は得てして超自然的なものと見なされ、多くは眉唾物として片付けられがちですが、本書に収録された証言を見れば、こうした現象がわれわれの想像以上に頻繁に生じていること、そしてこれを非科学的と一蹴《いっしゅう》すること自体が体験者の心を傷付け、それらを隠蔽する原因の一つとなっていることは明らかでしょう。

さらに興味深いことに、著者は自らの医師という立場を活用して、サウサンプトン病院の冠状疾患集中治療室で蘇生措置を受けた人を対象にした臨死体験の研究を実施します。「臨死体験」という現象については立花隆氏のベストセラー『臨死体験』（文藝春秋）などによって我が国でも夙《つと》に知られていますが、これまではことの性質上、それぞれの臨死体験者の体験時の状況は当然ながら千差万別であり、広範な研究のための統一条件の策定は極めて困難でした。また、個々の体験の記録も多くは実際の体験後、かなり時間を経過した後の回想が主体であり、厳密に客観的なものとは言いがたいという弱点がありました。

これに対して著者の研究は、同一の病院の集中治療室の患者群を対象とすることで、研究条件の統一を可能としました。何しろ被験者は全員が同様に心停止に陥り、同じ医療と同じ蘇生措置を受けた患者たちです。さらに、意識を回復した被験者から著者自身が即時的に聞き取りを行うことで、研究は可能な限り科学的に厳密な形を採ることとなりました。その結果、被験者となった患者の一〇％が、心停止中に何らかの臨死体験をした記憶を持っていることが判明したのです（余談ですが、興味深いことに本書では臨死体験者の多くが「英国式庭園」を見た、と証言しています。これは被験者が英国人であることによるためで、日本ならば三途《さんず》の川やお花畑などが登場するところでしょう）。

これらの膨大な研究結果を踏まえて、フェンウィック博士は、「意識」は通常考えられているように個人の「脳」のみに限定されるものではない、という驚くべき結論に至りました。意識とは単なる脳の機能ではなく、むしろ一種の「場」であって、個人の脳を越えてその外の領域へと拡がっているというのです。さらにまた、意識は既存の科学によって記述されたことのない方法で他者の意識と繋《つな》がりあっているばかりか、肉体の死をも超越しており、「肉体の死の後も何らかの形で生き延びると考えられます」と博士は主張しています。言い換えれば、実際には死は終わりではなく、「新たな旅の新たな始まり」である、というわけです。

虚心坦懐に本書を読むならば、個人の意識や生命の終焉《しゅうえん》としての「死」の概念は一変し、読者は死というものを単なる「移行」のプロセスとして受け入れざるを得なくなるでしょう。そして死の瞬間に訪れるとされる圧倒的な慰藉や平安の感覚、強烈な共感や愛や光といった現象を知れば、もはや読者は、いたずらに死を恐れる必要すらないということをご理解いただけるでしょう。

元来の『往生術』が制作された一五世紀から見れば、現代の医療は想像を絶するほどの長足の進歩を遂《と》げました。とは言うものの、いざ死を目前にした時の人間の恐れや不安は、今もなおあの頃と何ら変わるものではありません。また中国に端を発して昨今世界を揺るがしている新型コロナ禍の事例は、この二一世紀においてすら、われわれの社会が未知の疫病に対して如何に脆弱《ぜいじゃく》なものであるかを改めて思い起こさせました。ある意味では、現代のわれわれはペスト禍の後の中世人と同じく、真摯《しんし》に死と向き合う手引き書を必要としているのではないでしょうか。

この昏迷の時代に、本書が刊行される意義はまことに大なるものがあると信ずる所以《ゆえん》です。

二〇二〇年四月

翻訳者識

9. van Lommel, P., van Wees, R., Meyers, V. and Elfferich, I. (2001) 'Near-death experience in survivors of cardiac arrest: a prospective study in the Netherlands', *Lancet* **358**, 2042.
10. Schwaninger, J., Eisenberg, P. R., Schechtman, K. B. and Weiss, A. N. (2002) 'A prospective analysis of near-death experiences in cardiac arrest patients', *Journal of Near-Death Studies* **20**(4), 215-32.
11. Greyson, B. (2003) 'Incidence and correlates of near-death experiences on a cardiac care unit', *General Hospital Psychiatry* **25**, 269-76.
12. Sartori, P. (in press) *A Five-Year Clinical Study of Near-Death Experiences in a Welsh Intensive Therapy Unit*, Edwin Mellen Press.
13. Sartori, *A Five-Year Clinical Study*; Sartori, P., Badham, P. and Fenwick, P. (2006) 'A prospectively studied near-death experience with corroborated out-of-body perceptions and unexplained healing', *Journal of Near-Death Studies*, **25**(2), 69-84.
14. Sabom, M. (1982) *Recollections of Death: A Medical Investigation*, Simon & Schuster.
15. Ring, K. and Cooper, S. (1997) 'Near-death and out-of-body experiences in the blind', *Journal of Near-Death Studies*.
16. Sartori, *A Five-Year Clinical Study*; Sartori *et al.*, 'A prospectively studied near- death experience'.

第 13 章

1. Morse, M. and Perry, P. (2001) *Transformed by the Light*, HarperOne.
2. Department of Health (2003) *Building on the Best: Choice, Responsiveness and Equity in the NHS.*
3. Kubler Ross, E. (1969) *On Death and Dying*, Macmillan.
4. Saunders, C. (1970) 'The moment of truth: care of the dying person', in L. Person (ed.), *Death and Dying*, The Press of Case Western University.
5. Brayne, S., Lovelace, H. and Fenwick, P. (2008) 'End-of-life experiences and the dying process in a Gloucestershire nursing home as reported by nurses and care assistants', *European Journal of Palliative Care* (in press).
6. Saunders, C. (1965) 'The last stages of life', *American Journal of Nursing* **65** (March), 1-3.
7. Saunders, C. (1992) in T. Walter (1994) *The Revival of Death*, Routledge, p. 29.
8. *Guardian* (18 August 2007), Family Section, 2.
9. Brayne *et al.*, 'Perceptions of nursing home carers'.
10. Walter, T. (1994) *The Revival of Death*, Routledge.
11. Brayne, S., Farnham, C. and Fenwick, P. (2006) 'An understanding of the occurrence of deathbed phenomena and its effect on palliative care clinicians', *American Journal of Hospice and Palliative Care*, January/February.
12. de Hennezel, M. (1997) *Intimate Death*, Little, Brown & Co.
13. de Hennezel, *Intimate Death*.

第 14 章

1. Walter, T, (1994) *The Revival of Death*, Routledge.
2. Kubler Ross, E. (1970) *On Death and Dying*, Tavistock.
3. de Hennezel, M. (1997) *Intimate Death*, Little, Brown & Co.
4. Greyson, B. (2003) 'Incidence and correlates of near-death experiences on a cardiac care unit', *General Hospital Psychiatry* **25**, 269-76.
5. van Lommel, P., van Wees, R., Meyers, V. and Elfferich, I. (2001) 'Near-death experience in survivors of cardiac arrest: a prospective study in the Netherlands', *Lancet* **358**, 2042.
6. Tolle, E. (2003) *Stillness Speaks*, New World Library.

13. Schwartz, J. M., Stapp, H. P. and Beauregard, M. (2005) 'Quantum physics in neuroscience and psychology: a neurophysical model of mind-brain interaction', *Philosphical Transactions of the Royal Society of London: B, Biological Sciences* 29, 360 (1458), 1309-27.
14. Goswami, A., Reed, R. E. and Goswami, M. (1995) *Self-aware Universe: How Consciousness Creates the Material World*, Tarcher.
15. Clarke, C. (1996) *Reality Through the Looking Glass: Science and Awareness in the Post-Modern World*, Floris Books; Lockwood, M. (1989) *Mind, Brain, and the Quantum*, Oxford University Press; Penrose, R. (2001) 'Consciousness, the brain, and spacetime geometry: an addendum. Some new developments on the Orch OR model for consciousness', *Annals of the New York Academy of Science* **929**, 105-10; Hameroff, S., Nip, A., Porter, M. and Tuszynski, J. (2002) 'Conduction pathways in microtubules, biological quantum computation, and consciousness', *Biosystems* **64**, 1-3, 149-68.
16. Radin, D. (2006) *Entangled Minds: Extrasensory Experiences in a Quantum Reality*, Pocket Books, Simon & Schuster Inc.
17. Radin, D. (1997) *The Conscious Universe: The Scientific Truth of Psychic Penomena*, HarperCollins.
18. Achterberg, J., Cooke, K., Richards, T., Standish, L.J., Kozak, L. and Lake, J. (2005) 'Evidence for correlations between distant intentionality and brain function in a functional magnetic resonance imaging analysis', *Journal of Alternative and Complementary Medicine* **11**(6), 965-71.
19. Orme-Johnson, D., Dillbeck, M. C., Wallace, R. K. and Landreth, G. S. III (1982) 'Inter-subject EEG coherence. Is consciousness a field?', *International Journal of Neuroscience* **16**(3-4), 203-9.
20. Sheldrake, R. and Smart, P. (2003), 'Experimental tests for telephone telepathy', *Journal of the Society for Prychical Research* **67**(July), 184-99.
21. Benor, D. J. (2002) *Spiritual Healing*, Vision Publications.
22. Huxley, A. (2004) *The Perennial Philosophy*, HarperPerennial.
23. Wei Wu Wei (2004) *Open Secret*, Sentient Publications.
24. Merrill-Wolff, F. (1994) *Experience and Philosophy: A Personal Record of Transformation and a Discussion of Transcendental Consciousness*, State University of New York Press.
25. Tolle, E. (2001) *The Power of Now*, Group West.
26. Forget, A. (2006) *How to Get Out of this World Alive*, http://bethechange. org.uk.

第12章

1. Moody, R. (1973) *Life After Life*, Bantam Books.
2. Grey, M. (1985) *Return from Death*, Arkana.
3. Fenwick, P. and Fenwick, E. (1996) *Truth in the Light: An Investigation of over 300 Near-Death Experiences*, Headline.
4. Fenwick and Fenwick, *Truth in the Light*; Ring, K. (1984) *Heading Toward Omega: In Search of the Meaning of the Near-Death Experience*, William Morrow; Sutherland, C. (1992) *Transformed by the Light: Life After, Near-Death Experiences*, Bantam Books; Nichol,G., Stiell,I.G., Hebert,P., Wells, G.A., Vandemheen, K. and Laupacis, A. (1999) 'What is the quality of life for survivors of cardiac arrest? A prospective study', *Academic Emergency Medicine* 6, 95-102.
5. Nichol *et al*, 'What is the quality'.
6. Sabom, M. (1982) *Recollections of Death: A Medical Investigation*, Simon & Schuster.
7. Parnia, S., Waller, D., Yeates, R. and Fenwick, P. (2001) 'A qualitative and quantitative study of of the incidence, features and aetiology of near-death experiences in cardiac arrest survivors', *Resuscitation* **48**, 149-56.
8. Parnia, S. (2005) *What Happens When We Die*, Hay House.

第8章

1. Radin, D. (1997) *The Conscious Universe*, Harper.
2. Playfair, G. (1980) *This House is Haunted: An Investigation of the Enfield Poltergeist*, Souvenir Press; Fontana, D. (1991) 'A responsive poltergeist: a case from South Wales', *Journal of the Society for Psychical Research* **58**, 341-50; Fontana, D. (1992) 'The responsive South Wales poltergeist: a follow-up report', *Journal of the Society for Psychical Research* **58**, 827, 225-31.
3. Howarth, G. (2000) 'Dismantling the boundaries between life and death', Morality **5**(2), 127-38.
4. Kellehear, A. (2000) *Eternity and Me: The Everlasting Things in Life and Death*, Hill of Content.
5. Sheldrake, R. (1999) *Dogs That Know When Their Owners Are Coming Home*, Arrow Books.
6. Dosa, D. M. (2007) 'A day in the life of Oscar the cat', *New England Journal of Medicine*, **357**(4), 328-9.
7. Brayne, S., Lovelace, H. and Fenwick, P. (2008) 'End-of-life experiences and the dying process in a Gloucestershire nursing home as reported by nurses and care assistants', *American Journal of Hospice and Palliative Medicine* (in press).

第10章

1. Vanstone, James W. (1974) *Athapaskan Adaptations: Hunters and Fishermen of the Sub-Arctic Forests*, Aldine Publishing Company.
2. Birket-Smith, Kaj (1930) *Contributions to Chipewyan Ethnology: Report of the Fifth Thule Expedition 1921-24*, Vol. VI, No. 3, Gyldendal.
3. Levy, Jerrold E. (1998) *In the Beginning: The Navajo Genesis*, University of California Press.
4. Kluckhohn, C. and Leighton, D. (1946) *The Navajo*, Oxford University Press.
5. Aristotle, *De Anima* 1.2, 405a, 19-21.
6. Walter, T. (1994) *The Revival of Death*, Routledge.
7. http://www.religioustolerance.org/rel_comp.htm.
8. Dalai Lama (1997) *Sleeping, Dreaming and Dying: An Exploration of Consciousness*, Wisdom Publications.
9. Qu'ran Surah, Chapter 3: Al-Imran, verse 185.
10. Sanford, J. A. (1991) *Soul Journey*, Crossroad, p. 64.
11. Grof, S. and Halifax, J. (1977) *The Human Encounter with Death*, Clarke, Irwin and Co.

第11章

1. Dennett, D. C. (1991) *Consciousness Explained*, Penguin.
2. Koch, C. and Greenfield, S. (2007) 'How does consciousness happen?', *Scientific American*, October, 50-7.
3. Nagel, T. (1974) 'What is it like to be a bat?', *Philosophical Review* **83**, 435-50.
4. Searle, J. (1992) 'The problem of consciousness', in P. Nagel (ed.), *CIBA Foundation Symposium No. 174, Experimental and Theoretical Studies of Consciousness*, pp. 61-80, John Wiley.
5. Velman, M. and Schneider, S. (eds) (2007) *The Blackwell Companion to Consciousness*, Blackwell.
6. Bennett, M. R. and Hacker, P. M. S. (2003) *Philosophical Foundations of Neuroscience*, Blackwell.
7. Kuhn, T. (1962) *The Structure of Scientific Revolutions*, University of Chicago Press.
8. Kuhn, T. (1967) *The Essential Tension: Selected Studies in Scientific Tradition and Change*, University of Chicago Press.
9. Velman, M. (ed.) (2000) *Investigating Phenomenal Consciousness*, John Benjamins Publishing Company.
10. Wallace, A. R. ([1874] 1975) *On Miracles and Modern Spiritualism*, Arno Press.
11. Tarnas, R. (2006) *Cosmos and the Psyche*, Viking Press.
12. Carr, B. (ed.) (2006) *Universe or Multiverse*, Cambridge University Press.

Progress in Brain Research **150**, 299-308.
2. Houran, J. and Lange, R. (1997) 'Hallucinations that comfort: contextual mediation of deathbed visions', *Perceptual and Motor Skills* **84**, 1490-1504.
3. Barrett, Sir William (1926) *Deathbed Visions*, Rider and Co.
4. Brayne S., Lovelace, H. and Fenwick, P. (2006) 'An understanding of the occurrence of deathbed phenomena and its effects on Palliative Care Physicians', *American Journal of Hospice and Palliative Care* **23**(1), 17-24.
5. Brayne S., Lovelace, H. and Fenwick, P. (2008) 'Perceptions of nursing home carers on the spiritual experiences of residents at the end of life', *European Journal of Palliative Care* (in press).
6. Houran and Lange, 'Hallucinations that comfort'.
7. Lerma, J. (2007) *Into the Light*, Career Press Inc.
8. Osis, K. and Haraldsson, E. ([1977] 1986) *At the Hour of Death*, Hastings House.
9. Betty, L. Stafford (2006) 'Are they hallucinations or are they real? The spiriturality of deathbed and near-death visions', *Omega* **53**(1-2), 37-49.
10. Fontana, D. (2005), Is *There an Afterlife?*, O Books.

第6章

1. Sheldrake, R. and Smart, P. (2003) 'Experimental tests for telephone telepathy', *Journal of the Society for Psychical Research* **67** (July), 184-99.
2. Fenwick, P. and Fenwick, E. (1995) *The Truth in the Light*, Headline; Levine, S. (1982) *Who Dies?*, Doubleday; Moody, R. A. (1975) *Life After Life*, Mockingbird Books.
3. Kelly, R.E. (1992) 'Present at the moment of death: implications for counseling of emergency service personnel', T*he Forum Newsletter: Newsletter of the American Association of Death Education and Counseling* **17**(4), 1 and 17-19.
4. Kelly, R. E. (2002) 'Post mortem contact by fatal injury victims with emergency service workers at the scenes of their death', *Journal of Near-Death Studies* **21**(1), Fall 2002, Human Sciences Press, Inc., 25.
5. Parnia, S., Waller, D., Yeates , R. and Fenwick, P.A. (2001) 'Qualitative and quantitative study of the incidence, features and aetiology of near-death experiences in cardiac arrest survivors', *Resuscitation* **48**, 149-56; van Lommel, P., van Wees, R., Meyers, V. and Elfferich, I. (2001) 'Near-death experience in survivors of cardiac arrest: a prospective study in the Netherlands', *Lancet* **358**, 2042; Schwaninger, J., Eisenberg, P.R., Schechtman, K. B. and Weiss, A. N. (2002) 'A prospective analysis of near-death experiences in cardiac arrest patients', *Journal of Near-Death Studies* **20**(4), 215-32; Greyson, B. (2003) 'Incidence and correlates of near-death experiences on a cardiac care unit', *General Hospital Psychiatry* **25**, 269-76.
6. http://www.biomindsuperpowers.com/Pages?CIA-InitiatedRV.html..
7. Utts, J. and Josephson, B. (1996) *The Journal of Scientific Exploration* **10**(1) (http://www-stat.ucdavis.edu/users/utts/).
8. Tarnas, R. (1991) *The Passion of the Western Mind*, Ballantine Books.
9. Tarnas, R. (2007) *Cosmos and the Psyche: Intimations of a New World View*, Plume.

第7章

1. Greeley, A. M. (1975) *Sociology of the Paranormal: A Reconnaissance*, Sage.
2. Haraldsson, E. *et al.* (1976) 'National survey of psychical experiences and attitudes towards the paranormal in Iceland', in W. G. Roll, R. L. Morris and J. D. Morris (eds), *Research in Parapsychology*, The Scarecrow Press.
3. Guggenheim, B. and Gugenheim, J. (1996) *Hello from Heaven*, Bantam Books.
4. Dewi Rees, W. (1971) 'The hallucinations of widowhood', *British Medical Journal* **4**, 37-41.
5. Fontana, D. (2005) *Is There an Afterlife?*, O Books.

原注

第 1 章

1. Kellehear, A. (2007) *A Social History of Dying*, Cambridge University Press.
2. Gurney, E., Myers, F. W. and Podmore, F. ([1886] 2005) *Phantasms of the Living*, Adamant Media Corporation.
3. Barrett, Sir William (1926) *Deathbed Visions*, Rider and Co.
4. Osis, K. and Haraldsson, E. ([1977] 1986) *At the Hour of Death*, Hastings House.
5. Parnia, S., Waller, D., Yeates, R. and Fenwick, P. (2001) 'A qualitative and quantitative study of the incidence, features and aetiology of near-death experiences in cardiac arrest survivors', *Resuscitation* **48**, 149-56.
6. van Lommel, P., van Wees, R., Meyers, V. and Elfferich, I. (2001) 'Near-death experience in survivors of cardiac arrest: a prospective study in the Netherlands', *Lancet* **358**, 2042; Swaninger, J., Eisenberg, P.R., Schechtman, K. B. and Weiss, A. N. (2002) 'A prosective analysis of near-death experiences in cardiac arrest patients', *Journal of Near-Death Studies* **20**(4), 215-32; Greyson, B. (2003) 'Incidence and correlates of near-death experiences on a cardiac care unit', *General Hospital Psychiatry* **25**, 269-76; Sartori, P. (in press) *A Five-Year Clinical Study of Near-Death Experiences in a Welsh Intensive Therapy Unit*, Edwin Mellen Press.
7. Osis, K. (1961) *Deathbed Observations by Physicians and Nurses*, Parapschology Foundation Inc.; Osis and Haraldsson, *At the Hour of Death*.

第 2 章

1. Dewi Rees, W. (1971) 'The hallucinations of widowhood', *British Medical Journal* **4**, 37-41; McCready, W. C. and Greeley, A. M. (1976) *The Ultimate Values of the American Population*, Sage; Osis, K. and Haraldsson, E. (1977) 'Deathbed observations by physicians and nurses: a cross-cultural survey', *The Journal for the American Society for Psychical Research* **71**(3).
2. Weisman, A.D. (1972) *On Dying and Denying: A Psychiatric Study of Terminality*, Human Sciences Press; Callanan, M. and Kelley, P. (1992) *Final Gifts: Understanding the Special Awareness, Needs and Communications of the Dying*, Hodder & Stoughton; Heyse-Morse, L. H. (1996) 'On spiritual pain of dying', *Mortality* **1**(3), 297-315; Patterson, E. M. (1997) *The Experience of Dying*, Prentice-Hall; Brayne S., Lovelace, H. and Fenwick, P. (2006) 'An understanding of the occurrence of deathbed phenomena and its effects on Palliative Care Physicians', *American Journal of Hospice and Palliative Medicine* **23**(1), 17-24.
3. Seravalli, E. (1988) 'The dying patient, the physician and the fear of death', *New England Journal of Medicine*, 29 December, 1728-30.
4. Patterson, *The Experience of Dying*.

第 3 章

1. Osis, K. and Haraldsson, E. ([1977] 1986) *At the Hour of Death*, Hastings House.
2. Osis, K. and Haraldsson, E. (1977) 'Deathbed observations by physicians and nurses: a cross-cultural survey', *The Journal for the American Society for Psychical Research* **71**(3).
3. Osis and Haraldsson, 'Deathbed observations'.
4. Brayne S., Lovelace, H. and Fenwick, P. (2006) 'An understanding of the occurrence of deathbed phenomena and its effects on Palliative Care Physicians', *American Journal of Hospice and Palliative Medicine* **23**(1), 17-24.

第 5 章

1. Kircher T. T. and Thienel, R. (2005) 'Functional brain imaging of symptoms and cognition in schizophrenia',

著者

ピーター・フェンウィック Peter Fenwick

1935 年生まれ。神経精神病理学者・神経生理学者。ロンドン大学キングズ・カレッジ主任講師、モーズリ病院およびジョン・ラドクリフ病院顧問、英国王立精神科医学会フェロウなどを歴任。英国における臨死体験に関する医学的研究の第一人者であり、終末期体験の研究を支援する団体である〈ホライズン・リサーチ・ファウンデーション〉総裁、〈国際臨死研究協会〉英国支部長も務める。レイモンド・ムーディの『かいまみた死後の世界』に触発され、臨死体験に興味を持ち、自らの患者に対する聞き取り調査などを通じてその信憑性を確認。意識は単なる脳の機能ではなく、肉体の死後も生存可能との見解に至る。
妻であるエリザベス・フェンウィックとの共著多数（いずれも未訳）。

エリザベス・フェンウィック Elizabeth Fenwick

医師、著述家。1970年代から〈ワールド・メディスン〉誌などに寄稿。健康、家庭問題、妊娠、子育てなどのテーマを中心として著者多数。ラジオ番組や〈カンパニー〉誌において、性の問題に関する身の上相談にも応じている。
著書に The Complete Book of Mother and Babycare（Dk、2011）、Understanding Feeding Your Baby（Family Doctor Publications Ltd、1996）、Healthy Pregnancy（DK、2004）、Sexual Happiness For Women（DK、1986）など多数。

翻訳者

松田和也　まつだ・かずや

翻訳家。主要翻訳書に、スティーヴン・ネイフ＆グレゴリー・ホワイト・スミス『ファン・ゴッホの生涯』（国書刊行会）、ケリー・デインズ『犯罪者の心のなかでは何が起きているのか（青土社）、バート・D・アーマン『書き換えられた聖書』（筑摩書房）、エイミー・ゴールドスタイン『ジェインズヴィルの悲劇』、ダニエル・レヴィン『喜劇としての国際ビジネス』、スコット・クリスチャンソン『図説 世界を変えた 100 の文書』（いずれも創元社）などがある。

装　丁　森 裕昌

イラスト　fuuyanm

死《し》後《ご》も生《い》きる〈意《い》識《しき》〉
ここではないどこかへの旅《たび》

2020年6月30日　第1版第1刷発行

著　者　ピーター・フェンウィック、エリザベス・フェンウィック
翻訳者　松田和也
発行者　矢部敬一
発行所　株式会社創元社
https://www.sogensha.co.jp/
〔本　　社〕〒541-0047 大阪市中央区淡路町 4-3-6
Tel. 06-6231-9010 Fax. 06-6233-3111
〔東京支店〕〒101-0051 東京都千代田区神田神保町 1-2 田辺ビル
Tel. 03-6811-0662
印刷所　株式会社太洋社

ISBN978-4-422-41097-5 C0047